Berichte zur
Resistenzmonitoringstudie
2008

Berichte zur Resistenzmonitoringstudie 2008

Resistenzsituation bei klinisch wichtigen tierpathogenen Bakterien

Berichte gemäß § 77 Abs. 3 AMG

BVL-Reporte

IMPRESSUM

Bibliografische Information der Deutschen Bibliothek

Die Deutsche Bibliothek verzeichnet diese Publikation in der Deutschen Nationalbibliografie; detaillierte bibliografische Daten sind im Internet über http://dnb.ddb.de abrufbar.

ISBN 978-3-0348-0422-6
ISBN 978-3-0348-0423-3 (eBook)
DOI 10.1007/978-3-0348-0423-3
ISBN 978-3-0348-0422-6   Springer Basel Dordrecht London New York

Herausgeber:	Bundesamt für Verbraucherschutz und Lebensmittelsicherheit (BVL) Dienststelle Berlin Mauerstraße 39–42 D-10117 Berlin
Koordination und Schlussredaktion:	Frau Dr. S. Dombrowski, Frau N. Banspach (beide BVL, Pressestelle)
Redaktion:	Frau Dr. H. Kaspar (BVL, Referat 503), Frau Dr. A. Römer (BVL, Abteilung 3), Frau Dr. U. Steinacker (BVL, Referat 503), PD Dr. J. Mankertz (BVL, Referat 503), Frau Dr. P. Gowik (BVL, Referatsgruppe Untersuchungen)
ViSdP:	Frau N. Banspach (BVL, Pressestelle)
Umschlaggestaltung:	Gestaltwandler, Bonn und Birkhäuser
Titelbild:	Frau Dr. H. Kaspar (BVL, Referat 503)
Satz:	le-tex publishing services GmbH

Springer Basel AG, Postfach 133, CH-4010 Basel, Schweiz
Ein Unternehmen der Fachverlagsgruppe Springer Science+Business Media

Gedruckt auf säurefreiem und chlorfrei gebleichtem Papier
Printed in Germany
BVL-Reporte, Band 7, Heft 1

9 8 7 6 5 4 3 2 1   www.springer.com

Inhaltsverzeichnis

Abbildungsverzeichnis

Tabellenverzeichnis

Einleitung

Die Anwendung von antibakteriell wirksamen Substanzen in der Veterinärmedizin erfolgt zum einen aus Gründen des Verbraucherschutzes, zum anderen zur Erhaltung der Tiergesundheit. Gleichzeitig führt jeder Einsatz von Antibiotika zur Selektion von bereits bestehenden Resistenzen, auch wird das Entstehen neuer Resistenzmechanismen begünstigt.

Aus diesen Gründen müssen nachhaltig wirksame Managementmaßnahmen ergriffen werden, um den Eintrag von resistenten Bakterien insbesondere durch Lebensmittel liefernde Tiere in die menschliche Nahrungskette möglichst gering zu halten bzw. zu vermeiden. Zur Beurteilung der aktuellen Resistenzsituation und -entwicklung ist die Erhebung valider Empfindlichkeitsdaten für tierpathogene Bakterien erforderlich. Das Bundesamt für Verbraucherschutz und Lebensmittelsicherheit (BVL) erhebt diese Daten im Rahmen des Nationalen Resistenzmonitorings (GERM-Vet) seit 2001. Diese Daten ermöglichen es, koordinierende Maßnahmen zu ergreifen und Entscheidungshilfen zur kalkulierten Therapie zu geben.

In jedem Studienjahr wird ein dezidierter Stichprobenplan erstellt, der sich an den Ergebnissen der vorangegangenen Studien orientiert und der aktuellen Situation angepasst wird. Es werden im gesamten Zeitraum des Studienjahres entsprechende Isolate durch die einsendenden Labore an das BVL übermittelt, diese werden asserviert und nach Abschluss der Sammlung auf ihre Empfindlichkeit gegenüber 24 antibakteriellen Wirkstoffen untersucht. Im vorliegenden Bericht werden die Ergebnisse der im Rahmen der Studie 2008 asservierten und nachfolgend untersuchten Isolate zusammengestellt, analysiert und bewertet.

Berichte zur Resistenzmonitoringstudie 2008, DOI 10.1007/978-3-0348-0423-3_1,
© Bundesamt für Verbraucherschutz und Lebensmittelsicherheit (BVL) 2012

2.1 Studienumfang und Stichprobenplan

Die Isolate wurden vom 01.01.2008 bis 12.12.2008 von den teilnehmenden Laboren eingesandt. An der Studie waren 31 Labore aus 13 Bundesländern (Baden-Württemberg, Bayern, Berlin, Brandenburg, Hessen, Mecklenburg-Vorpommern, Niedersachsen, Nordrhein-Westfalen, Sachsen, Sachsen-Anhalt, Schleswig-Holstein, Rheinland-Pfalz, Thüringen) beteiligt. Es handelte sich um staatliche und private Labore sowie um universitäre Einrichtungen (s. Anhang, Tab. 1, Liste der Labore).

Die Labore sammelten Bakterienstämme entsprechend des Stichprobenplans. Es wurden ausschließlich Isolate von klinisch erkrankten, nicht antibiotisch vorbehandelten Tieren berücksichtigt.

2.2 Identifizierung der Bakterienstämme

Die Diagnostik der Bakterienstämme erfolgte in den externen, an der Studie beteiligten Laboren nach den dort

Tab. 2.1 Bakterienspezies vom Rind (Kalb, Jungrind, Mastrind, Milchrind)

Indikation	Altersstufe	Bakterienspezies
Respiratorische Erkrankungen	Kalb Jungrind Mastrind Milchrind	*Mannheimia haemolytica* *Pasteurella multocida*
Mastitis	Milchrind	*Klebsiella* spp. *Enterococcus faecalis* *Enterococcus faecium*
Enteritis	Kalb	*E. coli* *Salmonella* spp.
Genitaltrakt-infektionen	alle	*E. coli* *S. aureus*
Septikämie	alle	*S. aureus* *E. coli*

Tab. 2.2 Bakterienspezies vom Schwein (Ferkel, Läufer, Mastschwein, Zuchtschwein)

Indikation	Altersstufe	Bakterienspezies
Respiratorische Erkrankungen	Ferkel Läufer Mast-schwein	*P. multocida* *Actinobacillus pleuropneumoniae* (APP) *Bordetella bronchiseptica* *Streptococcus suis* *Actinobacillus suis*
Enteritis	Ferkel Läufer Mast-schwein	*E. coli* *S. aureus* *Salmonella* spp.
Genitaltraktin-fektionen	alle	*E. coli* *S. aureus*
Septikämie	alle	*E. coli*

Tab. 2.3 Bakterienspezies von Tauben

Indikation	Bakterienspezies
alle	*E. coli* *Staphylococcus* spp. *Salmonella* spp.

Tab. 2.4 Bakterienspezies von Süßwasserfischen (Nutz- und Zierfische)

Indikation	Bakterienspezies
alle	*Aeromonas* spp. *Pseudomonas* spp. *Yersinia ruckeri* *Vibrio* spp.

gültigen Differenzierungsmethoden. Zur Qualitätssicherung wurde im BVL eine zufällige Stichprobe von 10 % der Isolate einer Überprüfung unterzogen. Die Stämme wurden unter Berücksichtigung der Koloniemorphologie, der mikroskopischen, biochemischen bzw. serologischen Eigenschaften nach den im BVL etablierten Methoden differenziert. Zusätzlich erfolgte eine Differenzierung im BVL bei unstimmiger Koloniemorphologie, bzw. wenn die Isolate von den Laboren nicht bis

Berichte zur Resistenzmonitoringstudie 2008, DOI 10.1007/978-3-0348-0423-3_2,
© Bundesamt für Verbraucherschutz und Lebensmittelsicherheit (BVL) 2012

Tab. 2.5 Bakterienspezies vom Geflügel (Pute, Huhn, Ente, Gans)

Indikation	Tierart/ Altersstufe	Bakterienspezies
Respiratorische Erkrankungen	Masthahn Legehenne Pute Ente Gans	*P. multocida* *E. coli* *B. avium* *B. bronchiseptica*
Urogenitaltraktinfektionen	Masthahn Legehenne Pute Ente Gans	*E. coli* *Staphylococcus* spp. *Pseudomonas aeruginosa*
Nabel- und Dottersackentzündung	Pute Huhn Ente Gans	*E. coli* *Staphylococcus* spp. *Ps. aeruginosa*
Septikämie	Pute Huhn Ente Gans	*E. coli* *Staphylococcus* spp. *Ps. aeruginosa*
Gastritis, Enteritis	Masthahn Legehenne Pute Ente Gans	*E. coli* *Salmonella* spp. *Ps. aeruginosa*
Arthritis	alle	*E. coli* *S. aureus* *Streptococcus* spp.
Polyserositis	alle	*E. coli* *S. aureus* *Streptococcus* spp.

Tab. 2.6 Bakterienspezies von Hund und Katze

Indikation	Tierart	Bakterienspezies
Respiratorische Erkrankungen	Hund Katze	*P. multocida* *B. bronchiseptica*
Enteritis	Hund Katze	*E. coli*
Genitaltraktinfektionen	Hund Katze	*E. coli* *Ps. aeruginosa*
Haut-, Schleimhautinfektionen	Hund Katze	*S. aureus* *P. multocida* *Staphylococcus* spp.

zur Speziesebene ausdifferenziert waren. Konnte eine Diagnose bei den überprüften Isolaten nicht bestätigt werden, wurde das Isolat aus der Studie ausgeschlossen.

Tab. 2.7 Bakterienspezies von Schaf und Ziege

Indikation	Tierart	Bakterienspezies
Respiratorische Erkrankungen	Schaf Ziege	*P. multocida* *M. haemolytica*
Septikämie	Schaf Ziege	*E. coli* *M. haemolytica*
Mastitis	Schaf Ziege	*E. coli, S. aureus* *M. haemolytica*

Tab. 2.8 Bakterienspezies vom Pferd

Indikation	Tierart	Bakterienspezies
Urogenitaltraktinfektionen	Pferd	*E. coli*
alle	Pferd	*E. coli, S. aureus* *P. multocida* *B. bronchiseptica* *Pseudomonas* spp. *Klebsiella* spp.

2.3 Empfindlichkeitsprüfungen

Die Überprüfung der Empfindlichkeit der Bakterienstämme gegenüber den verschiedenen antibakteriellen Wirkstoffen (Bestimmung der minimalen Hemmkonzentration, MHK) erfolgte mittels Bouillon-Mikrodilution nach den Vorgaben des Dokuments „Approved Standard M31–A3" des Clinical Laboratory and Standards Institute (CLSI, 2008)[1].

Die Auswahl der getesteten Antibiotika orientierte sich an veterinär- und humanmedizinischen Therapieansätzen. Da aus technischen Gründen für grampositive und gramnegative Bakterien gleiche Plattenlayouts verwendet wurden, wurden teilweise auch Wirkstoffe überprüft, die für die jeweiligen Bakterienspezies keine Bedeutung haben. Es wurden industriell gefertigte Mikrotiterplatten verwendet, die die Wirkstoffe in vakuumgetrockneter Form enthielten (Trek Diagnostics).

Zur Herstellung des Inoculums wurde kationenausgeglichene Müller-Hinton Bouillon verwendet, zur Empfindlichkeitstestung von *Streptococcus* spp., *Enterococcus* spp., *P. multocida* und *M. haemolytica* wurde 2 % lysiertes Pferdeblut supplementiert. Die Testung von *Actinobacillus* spp. erfolgte mit Veterinary Fastidious Medium (VFM).

---

[1] **Clinical and Laboratory Standards Institute (CLSI):** Performance standards for antimicrobial disk and dilution susceptibility tests for bacteria isolated from animals; approved standard. 3rd Edition. CLSI document M31–A3. National Committee for Clinical Laboratory Standards, Wayne, PA, USA, 2008

Tab. 2.9 Eingesetzte Wirkstoffe und Wirkstoffkombinationen

Wirkstoffklasse	Wirkstoff	Abkürzung	Testbereich (mg/L)
Penicilline	Amoxicillin/Clavulansäure 2 : 1	AUG	0,03/0,015–64/32
	Ampicillin	AMP	0,03–64
	Oxacillin + 2 % NaCl	OXA	0,015–8
	Penicillin G	PEN	0,015–32
Cephalosporine	Cefoperazon	FOP	0,06–32
	Cefotaxim	FOT	0,015–32
	Cefquinom	CEQ	0,015–32
	Ceftiofur	XNL	0,03–64
	Cephalothin	CEP	0,06–128
Tetracycline	Tetracyclin	TET	0,12–256
	Doxycyclin	DOX	0,06–128
Makrolide	Erythromycin	ERY	0,015–32
	Tilmicosin	TIL	0,06–128
	Tylosintartrat	TYL	0,06–128
	Spiramycin	SPI	0,06–128
	Tulathromycin	TUL	0,03–64
Lincosamide	Clindamycin	CLI	0,03–64
	Pirlimycin	PIR	0,03–64
Aminoglykoside	Gentamicin	GEN	0,12–256
	Apramycin	APR	0,03–64
	Spectinomycin	SPE	0,12–256
Phenicole	Florfenicol	FFN	0,12–256
	Chloramphenicol	CHL	0,5–256
(Fluor)chinolone	Enrofloxacin	ENR	0,008–16
	Nalidixinsäure	NAL	0,06–128
Diaminopyrimidine	Trimethoprim	TMP	0,06–128
Polypeptide	Colistin	COL	0,03–16
Glykopeptide	Vancomycin	VAN	0,015–32
Streptogramine	Quinupristin/Dalfopristin	SYN	0,015–32
Pleuromutiline	Tiamulin	TIA	0,03–64
potenzierte Sulfonamide	Trimethoprim/Sulfamethoxazol	SXT	0,015/0,29–32/608

Die Inokulumsdichte von $2\text{–}8 \times 10^5$ CFU/ml wurde nach CLSI Vorschrift eingestellt und regelmäßig durch Keimzahlbestimmung überprüft.

Die inokulierten Mikrotiterplatten wurden mit einer Folie verschlossen, 18–24 h aerob bei 34–38 °C (Inkubation von fischpathogenen Bakterienspezies bei 22 °C, Inkubation von *Actinobacillus* spp. unter 5 % CO_2) inkubiert und danach halbautomatisch abgelesen.

Zur Qualitätssicherung wurden folgende Referenzstämme mit in die Empfindlichkeitsprüfung einbezogen: *Escherichia coli* DSM 1103, *Staphylococcus aureus* DSM 2569, *Enterococcus faecalis* DSM 2570. Die in der Studie 2008 verwendeten Antibiotika und der jeweils geprüfte Konzentrationsbereich sind in Tab. 2.9 aufgeführt.

2.4 Grenzwerte

Die Einstufung der Bakterien als „empfindlich", „intermediär empfindlich" oder „resistent" erfolgte ausschließlich anhand der klinischen Grenzwerte des CLSI. Im Dokument M31-A3 sind veterinärspezifische Grenzwerte für zahlreiche Tierarten/Erkrankungen/Bakte-

Tab. 2.10 MHK-Grenzwerte für veterinärpathogene Bakterien nach CLSI

Wirkstoff	Tierart/ Bakterienspezies	MHK-Grenzwerte (mg/L)			Anmerkung
		empfindlich (S)	intermediär (I)	resistent (R)	
Ampicillin	*Enterobacteriaceae*	≤ 8	16	≥ 32	
	Staphylococcus spp.	≤ 0,25		≥ 0,5	
	Streptococcus spp.	≤ 0,25	0,5–4	≥ 8	
	Enterococcus spp.	≤ 8		≥ 16	
	Hund				
	S. intermedius	≤ 0,25		≥ 0,5	
	E. coli	≤ 0,25	0,5	≥ 1	
Amoxicillin/ Clavulansäure	*Staphylococcus* spp.	≤ 4/2		≥ 8/4	
	andere Bakterien	≤ 8/4	16/8	≥ 32/16	
Apramycin					kein Grenzwert verfügbar
Cefoperazon					kein Grenzwert verfügbar
Cefotaxim					kein Grenzwert verfügbar
Cefquinom					kein Grenzwert verfügbar
Ceftiofur	Rind				
	M. haemolytica *P. multocida*	≤ 2	4	≥ 8	
	Mastitis *S. aureus* *E. coli*	≤ 2	4	≥ 8	
	Schwein *APP* *P. multocida* *Sc. suis*	≤ 2	4	≥ 8	
Cephalothin		≤ 8	16	≥ 32	
Chloramphenicol	*Streptococcus* spp.	≤ 4	8	≥ 16	
	andere Bakterien	≤ 8	16	≥ 32	
Clindamycin					kein Grenzwert verfügbar
Colistin					kein Grenzwert verfügbar
Doxycyclin					kein Grenzwert verfügbar
Enrofloxacin	Hühner/Puten *P. multocida* *E. coli*	≤ 0,25	0,5–1	≥ 2	
	Rind *M. haemolytica* *P. multocida*	≤ 0,25	0,5–1	≥ 2	
Erythromycin	*Enterococcus* spp. *Staphylococcus* spp.	≤ 0,5	1–4	≥ 8	
	Streptococcus spp.	≤ 0,25	0,5	≥ 1	
Florfenicol	Rind *M. haemolytica* *P. multocida*	≤ 2	4	≥ 8	
	Schwein *APP* *B. bronchiseptica* *P. multocida* *Sc. suis*	≤ 2	4	≥ 8	

Fortsetzung

Wirkstoff	Tierart/ Bakterienspezies	MHK-Grenzwerte (mg/L)			Anmerkung
		empfindlich (S)	intermediär (I)	resistent (R)	
Gentamicin		≤ 4	8	≥ 16	
	Hund Enterobacteriaceae Ps. aeruginosa	≤ 2	4	≥ 8	
Nalidixinsäure					kein Grenzwert verfügbar
Oxacillin	S. aureus	≤ 2		≥ 4	
	Staphylococcus spp.	$\leq 0,25$		$\geq 0,5$	
Penicillin	Staphylococcus spp.	$\leq 0,12$		$\geq 0,25$	
	Streptococcus spp.	$\leq 0,12$	0,25–2	≥ 4	
	Enterococcus spp.	≤ 8		≥ 16	
Pirlimycin	Rind, Mastitis S. aureus Sc. agalactiae Sc. dysgalactiae Sc. uberis	≤ 2		≥ 4	
Quinupristin/ Dalfopristin		≤ 1	2	≥ 4	humanmedizinischer Grenzwert
Spectinomycin	Rind M. haemolytica P. multocida	≤ 32	64	≥ 128	
Spiramycin					kein Grenzwert verfügbar
Tetracyclin	Bakterien außer Streptokokken	≤ 4	8	≥ 16	
	Streptococcus spp. außer Sc. pneumoniae	≤ 2	4	≥ 8	
	Rind M. haemolytica P. multocida	≤ 2	4	≥ 8	
	Schwein APP P. multocida Sc. suis	$\leq 0,5$	1	≥ 2	
Tiamulin	Schwein APP	≤ 16		≥ 32	
Tilmicosin	Rind M. haemolytica	≤ 8	16	≥ 32	
	Schwein P. multocida APP	≤ 16		≥ 32	
Trimethoprim					kein Grenzwert verfügbar
Trimethoprim/ Sulfamethoxazol	Staphylococcus spp. Enterobacteriaceae	$\leq 2/38$		$\geq 4/76$	
Tulathromycin	Rind M. haemolytica P. multocida	≤ 16	32	≥ 64	

Fortsetzung

Wirkstoff	Tierart/ Bakterienspezies	MHK-Grenzwerte (mg/L)			Anmerkung
		empfindlich (S)	intermediär (I)	resistent (R)	
Tylosin					kein Grenzwert verfügbar
Vancomycin	*Enterococcus* spp.	≤ 4	8–16	≥ 32	
	Streptococcus spp.	≤ 1			
	Staphylococcus spp.	≤ 4	8–16	≥ 32	

rienspezies aufgeführt. Dennoch ist für viele Kombinationen kein veterinärspezifischer Grenzwert verfügbar. Stand kein Grenzwert aus diesem Dokument zur Verfügung, wurde auf eine Einstufung verzichtet. In diesen Fällen erlaubt der MHK_{90}-Wert eine Beurteilung der Empfindlichkeitslage sowie eine Einschätzung der therapeutischen Wirksamkeit. Die verwendeten Grenzwerte sind in Tab. 2.10 aufgeführt. Der klinische Grenzwert wurde hier verwendet, um Behandlungshinweise für die praktizierenden Tierärzte zu geben und eine Aussage über die Therapierbarkeit einer Infektionskrankheit zu treffen. Der epidemiologische Cut-off hingegen dient dazu, eine sensible Wildtyp-Population von einer veränderten Population mit einer möglichen Resistenzentwicklung zu unterscheiden.

Ergebnisse

3

3.1 Datenübersicht

An der Resistenzmonitoringstudie 2008 nahmen 31 Labore (Veterinäruntersuchungsämter, Tiergesundheitsdienste, Universitäten und private Labore; s. Anhang) aus 13 Bundesländern teil. Ausschlusskriterien trotz Übereinstimmung mit dem Stichprobenplan waren u. a. Vorliegen einer Mischkultur, keine Bestätigung der vom externen Labor diagnostizierten Bakterienspezies, fehlendes Wachstum nach der Rekultivierung. Zudem konnten die Daten einiger Tierarten bei einigen Indikationen aufgrund zu geringer Probenanzahl nicht ausgewertet werden (z. B. Exoten, Wildtiere). Die Anzahl der untersuchten Bakterienstämme sowie die geographische Verteilung nach Bundesländern sind in Tab. 3.1 aufgelistet. Aus den Bundesländern Hamburg, Bremen und dem Saarland wurden keine Isolate eingesandt.

Insgesamt 3.713 rekultivierbare, dem Studienplan entsprechende Isolate wurden eingesandt, von denen 3.433 Isolate in die Auswertung kamen. Hierbei stammten 979 Isolate von Rindern, 1.116 von Schweinen, 637 vom Geflügel, 141 vom kleinen Wiederkäuer, 308 vom Kleintier, 74 vom Pferd, 154 von Fischen und 10 von Exoten.

3.2 MHK-Häufigkeitsverteilungen sowie Verhältnis der empfindlichen zu den resistenten Stämmen in der Studie 2008

In Tab. 2 bis 46 sind die Empfindlichkeitsdaten der untersuchten Bakterienisolate zusammengestellt. Die Tabellen enthalten für jedes untersuchte Antibiotikum bzw. für jede untersuchte Wirkstoff-Kombination die Verteilung der MHK-Werte, die kumulative Verteilung in Prozent sowie die Verteilung auf die drei Bereiche sensibel, intermediär und resistent (in den Fällen, in denen Grenz-werte zur Verfügung stehen). Ein Vergleich der Daten über die letzten drei Studienjahre erfolgt in Form eines Diagramms, die MHK_{90}-Werte werden tabellarisch dargestellt. In den Tabellen finden sich auch die jeweils untersuchte Anzahl der Isolate. Wurden zu wenig Isolate eingesandt ($n < 20$), so wurde i. d. R. auf eine Auswertung verzichtet. In den MHK_{90}-Tabellen wurden i. d. R. nur diejenigen Wirkstoffe aufgeführt, bei denen keine intrinsische Resistenz vorlag.

Im Folgenden wird die Resistenzsituation bei den einzelnen Bakterienarten/Tierarten/Erkrankungen zusammenfassend betrachtet.

3.2.1 *Actinobacillus pleuropneumoniae* beim Schwein (respiratorische Erkrankung) (Tab. 2)

Es wurden 63 APP-Isolate vom Schwein untersucht. Das untersuchte Kollektiv wurde hier nicht nach den einzelnen Produktionsstufen getrennt ausgewertet, da hier jeweils ähnliche Untersuchungsergebnisse vorlagen.

Erhöhte MHK_{90}-Werte konnten insbesondere gegenüber den Aminoglycosiden und Tulathromycin festgestellt werden. Die übrigen, für Therapie von Atemwegsinfektionen beim Schwein wichtigen Wirkstoffe wie Amoxicillin/Clavulansäure, Florfenicol, Cefquinom und Enrofloxacin zeigten niedrige Resistenzraten bzw. lassen von ihren MHK_{90}-Werte auf eine gute Wirksamkeit schließen.

Im Vergleich mit den in vorherigen Studien ermittelten Ergebnissen konnte eine leicht ansteigende Resistenzrate gegenüber Tetracyclin festgestellt werden. Für die übrigen Wirkstoffe liegt das Resistenzniveau, bis auf wenige Ausnahmen, mit niedrigeren Resistenzraten bzw. MHK_{90}-Werten (Tiamulin, Enrofloxacin, Trimethoprim/Sulfamethoxazol), für APP auf fast gleichem Niveau.

Berichte zur Resistenzmonitoringstudie 2008, DOI 10.1007/978-3-0348-0423-3_3,

Tab. 3.1 Anzahl und geographische Verteilung nach Bundesländern der im Studienzeitraum 2008 eingesandten Bakterienstämme

Bundesland	Bakteriengattung/-spezies																Σ
	Aero-monas spp.	APP	Borde-tella spp.	E. coli	Entero-coccus spp.	Kleb-siella spp.	KNS	M. haemo-lytica	P. multo-cida	Pseudo-monas spp.	Salmo-nella spp.	S. aureus	Andere Staph. spp.	Sc. suis	Vibrio spp.	Y. ruckeri	
Baden-Württemberg	2	0	9	106	5	11	0	8	26	7	29	16	9	7	0	1	**236**
Bayern	2	14	32	119	31	38	0	24	78	26	29	186	26	9	0	3	**617**
Berlin	11	0	0	0	0	0	0	0	1	4	0	0	6	0	1	0	**23**
Brandenburg	0	0	11	13	0	0	0	17	27	0	0	7	6	12	0	0	**93**
Bremen	0	0	0	0	0	0	0	0	0	0	0	0	0	0	0	0	**0**
Hamburg	0	0	0	0	0	0	0	0	0	0	0	0	0	0	0	0	**0**
Hessen	8	0	1	5	13	6	6	5	10	1	31	181	3	12	0	0	**282**
Mecklenburg-Vorpommern	0	1	0	25	0	0	0	5	2	0	26	17	1	0	0	0	**77**
Niedersachsen	68	9	19	117	25	38	5	4	32	46	57	128	1	50	3	1	**603**
Nordrhein-Westfalen	1	9	27	463	9	9	0	10	80	15	62	120	37	22	0	0	**864**
Rheinland-Pfalz	0	0	0	6	17	19	0	0	4	1	2	39	0	0	0	0	**88**
Saarland	0	0	0	0	0	0	0	0	0	0	0	0	0	0	0	0	**0**
Sachsen	0	2	2	37	5	2	0	5	21	2	23	54	0	0	0	0	**153**
Sachsen-Anhalt	10	0	12	133	0	5	0	12	47	0	44	10	62	12	0	0	**347**
Thüringen	9	5	1	37	0	0	0	21	13	3	18	6	3	5	0	3	**124**
Schleswig-Holstein	0	26	13	74	0	0	4	12	27	1	8	19	0	22	0	0	**206**
Summe	**111**	**66**	**127**	**1.135**	**105**	**128**	**15**	**123**	**368**	**106**	**329**	**783**	**154**	**151**	**4**	**8**	**3.713**

Tab. 3.2   Anzahl der in der Studie 2008 eingesandten Gramnegativen Bakterienstämme, aufgeteilt nach Bakteriengattung/-spezies und Tierart/Nutzungsrichtung

Tierart/Nutzungsrichtung	Bakteriengattung/-spezies									Σ
	Aeromonas spp.	APP	*Bordetella* spp.	*E. coli*	*Klebsiella* spp.	*M. haemo-lytica*	*P. multo-cida*	*Pseudo-monas* spp.	*Salmonella* spp.	
Ferkel	0	8	47	245	0	0	56	0	41	**397**
Läufer	0	25	26	54	0	0	63	0	26	**194**
Mastschwein	0	30	18	55	0	0	87	0	61	**248**
Kalb	0	0	0	166	0	28	40	0	59	**311**
Jungrind	0	0	0	0	0	15	19	0	0	**15**
Mastrind/Rind	0	0	0	32	0	4	16	0	0	**52**
Milchrind	0	0	0	0	95	7	0	0	23	**125**
Kleiner Wiederkäuer	0	0	0	0	0	68	12	0	0	**80**
Legehenne	0	0	0	179	0	0	0	0	19	**198**
Truthuhn	0	0	10	133	0	0	0	11	3	**157**
Küken (Truthuhn)	0	0	0	0	0	0	0	2	0	**2**
Masthahn	0	0	0	21	0	0	0	2	2	**59**
Küken (Masthahn)	0	0	0	34	0	0	0	0	1	**63**
Wassergeflügel	0	0	0	12	0	0	0	2	6	**20**
Taube	0	0	0	20	0	0	0	0	69	**89**
Kleintier	0	0	10	76	0	0	22	28	0	**136**
Pferd	0	0	0	26	17	0	0	8	0	**51**
Wildtier	0	0	0	21	0	0	0	0	0	**21**
Fisch	104	0	0	0	0	0	0	50	0	**154**
Exoten	0	0	0	0	0	0	0	0	10	**10**
Summe	**104**	**63**	**111**	**1.074**	**112**	**122**	**315**	**103**	**320**	**2.345**

Tab. 3.3 Anzahl der in der Studie 2008 eingesandten Grampositiven Bakterienstämme, aufgeteilt nach Bakteriengattung/-spezies und Tierart/Nutzungsrichtung

Tierart/Nutzungsrichtung	Bakteriengattung/-spezies					Σ
	Enterococcus spp.	KNS	*S. aureus*	Andere *Staphylococcus* spp.	*Sc. suis*	
Ferkel	0	1	79	0	71	**146**
Läufer	0	1	22	0	29	**52**
Mastschwein	0	3	35	0	33	**59**
Kalb	0	0	16	0	0	**16**
Milchrind	59	4	396	0	0	**459**
Kleiner Wiederkäuer	0	14	47	0	0	**61**
Legehenne	0	9	11	0	0	**20**
Truthuhn	0	1	40	0	0	**41**
Küken (Truthuhn)	0	2	0	0	0	**2**
Masthahn	0	2	6	0	0	**8**
Küken (Masthahn)	0	0	5	0	0	**5**
Wassergeflügel	0	0	3	0	0	**3**
Taube	0	4	0	0	0	**4**
Kleintier	0	11	75	86	0	**172**
Pferd	0	0	23	0	0	**23**
Summe	**59**	**52**	**758**	**86**	**133**	**1.088**

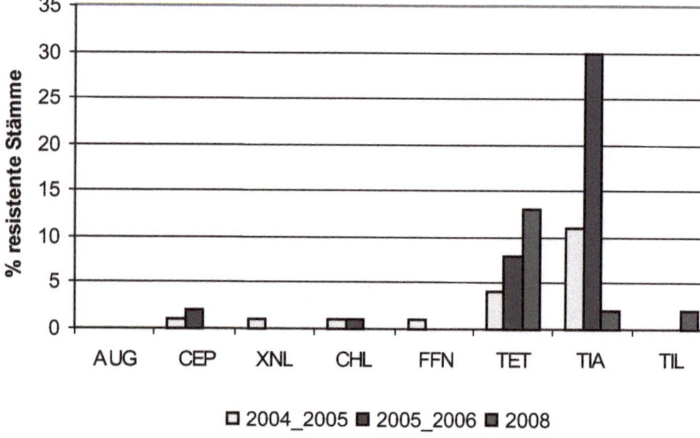

Abb. 3.1 Resistenzraten von APP vom Schwein, Indikation: respiratorische Erkrankungen

3.2.2 *Aeromonas* spp. beim Süßwasserfisch (Tab. 3)

Es wurden insgesamt 104 *Aeromonas*-spp.-Isolate von Süßwasserfischen mit unterschiedlichen Indikationen untersucht. Davon gehörten 37 Isolate der Spezies *A. hydrophila* und 41 der Spezies *A. sobria* an, 14 Isolate waren als *Aeromonas* spp. klassifiziert. Hinzu kamen 12 Isolate von *A. salmonicida*. Die Resistenzraten für die Wirkstoffe, die nach CLSI-Kriterien bewertet werden können, lagen mit Ausnahme von Cephalothin (43 % resistente Isolate) unter 20 %. Bei der Wirkstoffkombination Amoxicillin/Clavulansäure ist jedoch trotz der niedrigen Re-

Tab. 3.4 MHK₉₀-Werte von APP vom Schwein, Indikation: respiratorische Erkrankungen

MHK$_{90}$ (mg/L)	Studienjahr		
Wirkstoffe, für die keine klinischen GW vorhanden sind	2004/2005	2005/2006	2008
Ampicillin	0,25	0,5	0,25
Cefotaxim	–	–	0,015
Cefquinom	0,03	0,03	0,03
Doxycyclin	1	2	1
Enrofloxacin	0,06	0,5	0,12
Gentamicin	32	32	16
Nalidixinsäure	4	4	4
Spectinomycin	128	128	64
Spiramycin	128	128	64
Trimethoprim	0,25	0,25	0,12
Trimethoprim/ Sulfamethoxazol	0,12	4	0,12
Tulathromycin	64	≥ 64	32
n =	124	95	63

sistenzrate von 3 % zu beachten, dass 45 % der Isolate als intermediär resistent eingestuft worden sind.

Die MHK₉₀-Werte für die neueren Cephalosporine sowie Enrofloxacin lassen auf eine gute Wirksamkeit schließen. Auch der MHK₉₀-Wert für Trimetho-

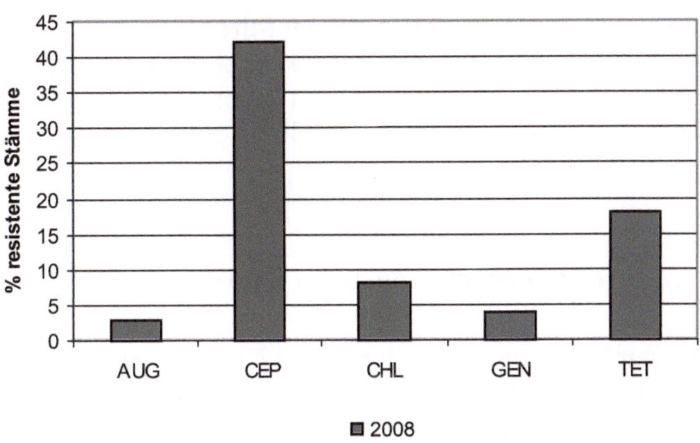

Abb. 3.2   Resistenzraten von *Aeromonas* spp. beim Süßwasserfisch, verschiedene Indikationen

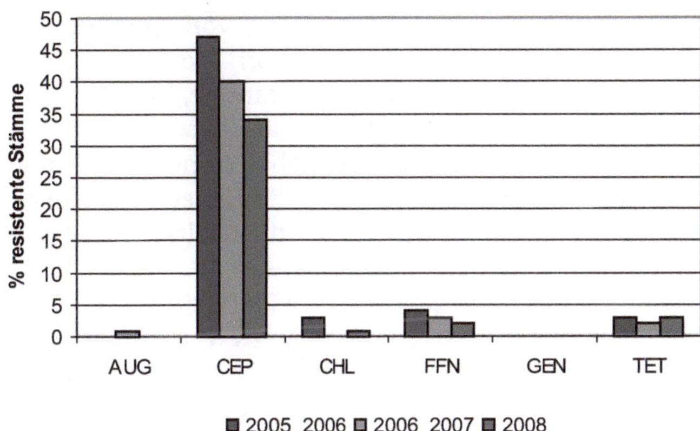

Abb. 3.3   Resistenzraten von *B. bronchiseptica* beim Schwein, Indikation: respiratorische Erkrankung

Tab. 3.5   MHK$_{90}$-Werte von *Aeromonas* spp. beim Süßwasserfisch, verschiedene Indikationen

MHK$_{90}$ (mg/L)	Studienjahr
Wirkstoffe, für die keine klinischen GW vorhanden sind	2008
Ampicillin	$\geq$ 64
Apramycin	8
Cefotaxim	0,12
Cefquinom	0,06
Ceftiofur	2
Colistin	8
Doxycyclin	4
Enrofloxacin	1
Florfenicol	1
Nalidixinsäure	128
Spectinomycin	128
Trimethoprim/Sulfamethoxazol	0,5
Trimethoprim	4
Tulathromycin	$\geq$ 64
n =	104

Tab. 3.6   MHK$_{90}$-Werte von *B. bronchiseptica* beim Schwein, Indikation: respiratorische Erkrankung

MHK$_{90}$ (mg/L)	Studienjahr		
Wirkstoffe, für die keine klinischen GW vorhanden sind	2005/2006	2006/2007	2008
Ampicillin	32	32	32
Cefotaxim	–	$\geq$ 32	$\geq$ 32
Cefquinom	$\geq$ 16	32	32
Ceftiofur	$\geq$ 64	$\geq$ 64	$\geq$ 64
Enrofloxacin	0,5	0,5	0,5
Nalidixinsäure	8	8	8
Spectinomycin	$\geq$ 512	$\geq$ 256	$\geq$ 256
Spiramycin	$\geq$ 128	$\geq$ 128	128
Tiamulin	$\geq$ 64	$\geq$ 64	$\geq$ 64
Tilmicosin	–	–	32
Trimethoprim	16	16	8
Trimethoprim/ Sulfamethoxazol	4	8	4
Tulathromycin	8	8	16
n =	159	134	93

prim/Sulfamethoxazol, dem einzigen in Deutschland zur Behandlung von Nutzfischen zugelassenen Wirkstoff, liegt mit 0,5 mg/L im günstigen Bereich.

3.2.3   *Bordetella bronchiseptica*

Bordetella bronchiseptica beim Schwein (respiratorische Erkrankung) (Tab. 4)

Es wurden insgesamt 93 *B.-bronchiseptica*-Isolate von Schweinen mit respiratorischer Symptomatik untersucht. Auch hier wurde auf eine Auswertung getrennt nach Produktionsstufen verzichtet, da die Resistenzdaten der einzelnen Stufen auf ähnlicher Höhe lagen.

Gegenüber den getesteten β-Lactamantibiotika zeigten sich zahlreiche Resistenzen bzw. hohe MHK$_{90}$-Werte, so dass von einer Behandlung mit Cephalosporinen oder Penicillinen abzuraten ist. Hingegen lagen die Ergebnisse für Tetracyclin, Amoxicillin/Clavulansäure und Gentamicin unter 5 % resistenter Isolate. Allerdings liegt der MHK$_{90}$-Wert für Nalidixinsäure, die als Indikator einer beginnenden Fluorchinolonresistenz anzusehen ist, bei 8 mg/L. Zwar ist dieser Wert nunmehr seit drei Studienjahren unverändert, eine weitere Beobachtung ist jedoch unerlässlich.

Gegenüber dem zur Behandlung von Atemwegserkrankungen zugelassenen Wirkstoff Florfenicol zeigten sich zwar 2 % resistente Stämme, jedoch liegt der Anteil, welcher als intermediär resistent einzustufen ist, bei 33 %. Auch eine Behandlung mit Trimethoprim/Sulfamethoxazol sollte bei einer MHK_{90} von 4 mg/L erst nach erfolgter Empfindlichkeitsprüfung aufgenommen werden.

Ein Vergleich der Studienjahre 2005/2006, 2006/2007 und 2008 zeigt in etwa gleiche MHK-Verteilungen, die nur geringfügig schwanken.

Bordetella bronchiseptica beim Kleintier (respiratorische Erkrankung) (Tab. 5)

Aufgrund der geringen Probenzahl muss auf eine detaillierte Auswertung der Daten verzichtet werden. Als Hinweis auf mögliche Trends können die errechneten MHK_{90}-Werte verwendet werden. Aus diesen lässt sich ersehen, dass bei einer Vielzahl von β-Lactamantibiotika mit einer verminderten Wirksamkeit zu rechnen ist. Von einer guten Empfindlichkeitslage ist hingegen bei Amoxicillin/Clavulansäure, Enrofloxacin, Gentamicin und Tetracyclin auszugehen, hier liegen keine resistenten Isolate vor. Für die Cephalosporine gilt gleiches wie bei der Tierart Schwein. Im Vergleich zur vorhergehenden Studie liegen die MHK_{90}-Werte auf gleichem Niveau.

Tab. 3.7 MHK_{90}-Werte von *B. bronchiseptica* beim Kleintier, Indikation: respiratorische Erkrankung

MHK_{90} (mg/L)	Studienjahr	
Wirkstoffe, für die keine klinischen GW vorhanden sind	2006/2007	2008
Ampicillin	32	16
Cefotaxim	≥ 32	≥ 32
Cefquinom	32	32
Ceftiofur	≥ 64	≥ 64
Doxycyclin	0,25	0,5
Florfenicol	4	4
Nalidixinsäure	16	16
Spectinomycin	256	512
Tiamulin	≥ 64	≥ 64
Tilmicosin	–	64
Trimethoprim	16	16
Trimethoprim/Sulfamethoxazol	8	4
Tulathromycin	16	16
n =	34	10

Bordetella bronchiseptica bei der Pute

Es wurden in der Studie 2006/2007 sieben Isolate, in der Studie 2008 zehn Isolate von den Laboren eingesandt, so dass hier keine Auswertung möglich war.

3.2.4 *Enterococcus* spp. beim Rind (Mastitis)

Es wurden insgesamt 89 Isolate als *Enterococcus* spp. von Milchrindern mit einer Mastitis eingesandt. Davon wurden in einer speziesspezifischen PCR 39 Isolate als *E. faecalis* und 20 Isolate als *E. faecium* bestätigt.

Enterococcus faecalis (Tab. 6)

Die Daten der 39 *E.-faecalis*-Isolate zeigten für Ampicillin, Amoxicillin/Clavulansäure und Penicillin eine sehr gute Wirksamkeit, Resistenzen wurden nicht festgestellt. Auch für Enrofloxacin und Trimethoprim/Sulfamethoxazol ist aufgrund des niedrigen MHK_{90}-Wertes eine gute Wirksamkeit anzunehmen. Erwartungsgemäß zeigten Oxacillin, Lincosamide sowie die Cephalosporine eine stark eingeschränkte Wirksamkeit, da *Enterococcus* spp. eine intrinsische Resistenz gegenüber diesen Wirkstoffen aufweisen.

Resistenzraten von über 10 % wurden gegenüber Tetracyclin (62 %) und Erythromycin (13 %) gefunden. Kein Isolat war gegenüber Vancomycin resistent. Über die Studienjahre hinweg betrachtet bewegten sich die Empfindlichkeitsdaten auf gleich hohem Niveau. Im Gegensatz zur Studie 2006/07 (2 Isolate) konnten in der Studie 2008 keine High-level Aminoglycosid-Resistenzen gefunden werden.

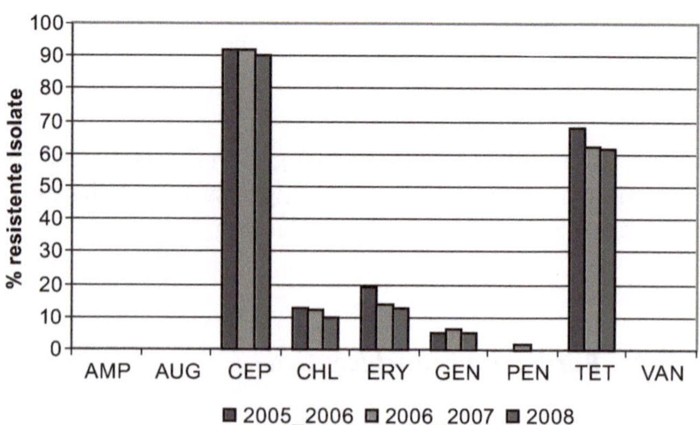

Abb. 3.4 Resistenzraten von *E. faecalis* vom Milchrind, Indikation: Mastitis

Tab. 3.8   MHK₉₀-Werte von *Enterococcus* spp. vom Milchrind, Indikation: Mastitis

MHK$_{90}$ (mg/L)	*E. faecalis*			*E. faecium*		
Wirkstoffe, für die keine klinischen GW vorhanden sind	2005/2006	2006/2007	2008	2005/2006	2006/2007	2008
Cefoperazon	32	$\geq$ 32	$\geq$ 32	32	$\geq$ 32	$\geq$ 32
Cefotaxim	–	–	$\geq$ 32	–	$\geq$ 32	$\geq$ 32
Cefquinom	8	8	$\geq$ 64	4	$\geq$ 32	$\geq$ 32
Ceftiofur	$\geq$ 64	$\geq$ 64	$\geq$ 64	$\geq$ 32	$\geq$ 64	$\geq$ 64
Enrofloxacin	1	1	1	8	8	8
Clindamycin	$\geq$ 64	$\geq$ 64	$\geq$ 64	8	16	16
Oxacillin	16	$\geq$ 8	$\geq$ 8	$\geq$ 16	$\geq$ 8	$\geq$ 8
Pirlimycin	$\geq$ 64	$\geq$ 64	16	8	16	16
Tilmicosin	$\geq$ 64	$\geq$ 128	$\geq$ 128	16	16	16
Trimethoprim/Sulfamethoxazol	0,03	0,25	0,25	0,03	0,5	1
n =	62	50	39	31	30	20

Enterococcus faecium (Tab. 7)

Es wurden die Daten von 20 *E.-faecium*-Isolaten von Milchrindern mit einer Mastitis ausgewertet.

Hinsichtlich der Kombination Trimethoprim/Sulfamethoxazol sowie Oxacillin und den Cephalosporinen zeigten die *E.-faecium*-Isolate vergleichbare Ergebnisse zu den *E.-faecalis*-Isolaten. Ansteigende Resistenzraten werden hingegen gegenüber Ampicillin, Amoxicillin/Clavulansäure, Gentamicin, Penicillin und Tetracyclin beobachtet, wobei die Gentamicin-Resistenzen auch hier im Low Level-Bereich lagen.

Demgegenüber weist der vergleichsweise hohe MHK₉₀-Wert von Enrofloxacin für die *E.-faecium*-Isolate auf eine verminderte Wirksamkeit hin. Für Tetracyclin und Erythromycin dagegen wurden deutlich niedrigere Resistenzraten als bei *E. faecalis* ermittelt. Keine Resistenzen traten gegenüber Vancomycin auf.

3.2.5   *Escherichia coli*

Escherichia coli beim Kalb (Enteritis) (Tab. 8)

Es wurden insgesamt 166 *E.-coli*-Stämme von Kälbern mit Enteritis untersucht, wobei teilweise hohe Resistenzraten gefunden wurden.

Die höchsten Resistenzraten zeigten sich bei Ampicillin (70 %), Tetracyclin (71 %), Chloramphenicol (51 %) und Trimethoprim/Sulfamethoxazol (51 %). Auch gegenüber weiteren relevanten Wirkstoffen lagen die Resistenzraten zwischen 16 % (Amoxicillin/Clavulansäure) und 22 % (Gentamicin). Hohe MHK₉₀-Werte für Doxycyclin (64 mg/L) und Enrofloxacin ($\geq$16 mg/L) weisen ebenfalls auf eine reduzierte Wirksamkeit hin. Ein starker Anstieg der MHK₉₀-Werte ist für mehrere Cephalosporine der neueren Generation festzustellen: für Ceftiofur (von 2 auf 64 mg/L) und für Cefotaxim (von 1 auf 16 mg/L). Sowohl

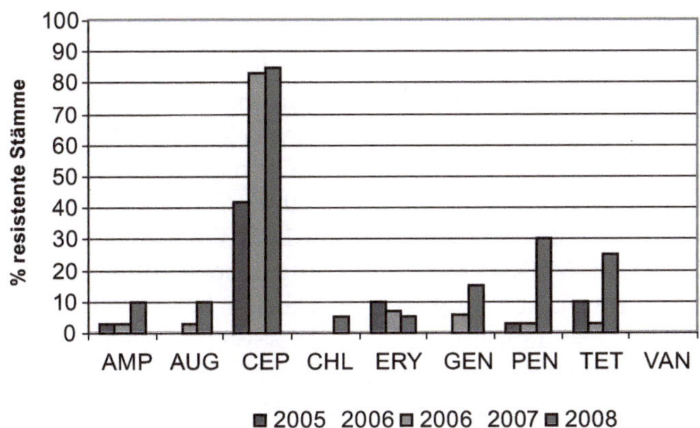

Abb. 3.5   Resistenzraten von *E. faecium* vom Milchrind, Indikation: Mastitis

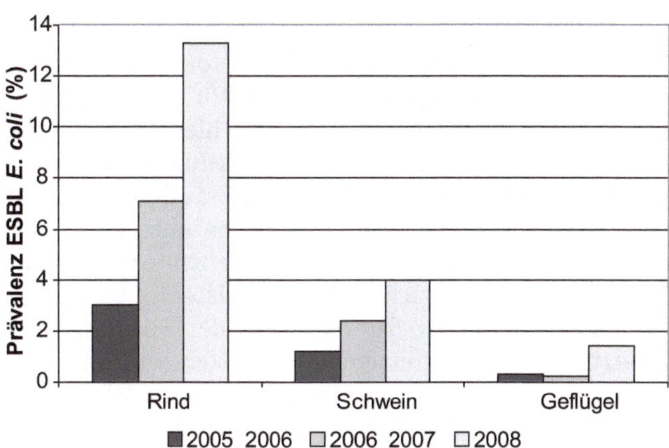

Abb. 3.6   Prävalenz ESBL-bildender *E. coli*, drei Studienjahre im Vergleich

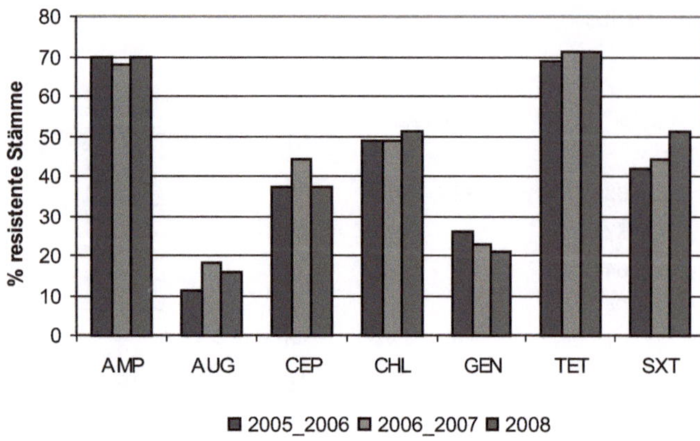

Abb. 3.7 Resistenzraten von *E. coli* vom Kalb, Indikation: Enteritis

Tab. 3.9 MHK$_{90}$-Werte von *E. coli*, vom Kalb, Indikation: Enteritis

MHK$_{90}$ (mg/L)	Studienjahr		
Wirkstoffe, für die keine klinischen GW vorhanden sind	2005/2006	2006/2007	2008
Apramycin	16	16	$\geq$ 32
Cefotaxim	1	1	16
Cefquinom	8	8	16
Ceftiofur	2	2	64
Colistin	0,5	0,5	0,5
Doxycyclin	32	64	64
Florfenicol	256	256	256
Enrofloxacin	$\geq$ 16	$\geq$ 16	$\geq$ 16
Nalidixinsäure	$\geq$ 128	$\geq$ 128	$\geq$ 128
Spectinomycin	512	$\geq$ 256	$\geq$ 256
Spiramycin	$\geq$ 128	$\geq$ 128	$\geq$ 128
Trimethoprim	$\geq$ 128	$\geq$ 128	$\geq$ 128
Tulathromycin	32	16	32
n =	274	154	166

Tab. 3.10 MHK$_{90}$-Werte von *E. coli*, Kalb und adultes Rind, Enteritis, Studie 2008

MHK$_{90}$ (mg/L)	Produktionsstufe	
Wirkstoffe, für die keine klinischen GW vorhanden sind	Kalb	Rind
Apramycin	$\geq$ 32	8
Cefotaxim	16	0,12
Cefquinom	16	0,25
Ceftiofur	64	0,5
Colistin	0,5	0,5
Doxycyclin	64	32
Enrofloxacin	$\geq$ 16	1
Nalidixinsäure	$\geq$ 128	$\geq$ 128
Spectinomycin	$\geq$ 256	$\geq$ 256
Spiramycin	$\geq$ 128	$\geq$ 128
Trimethoprim	$\geq$ 128	$\geq$ 128
Tulathromycin	32	32
n =	166	32

mindest für die Cephalosporine und für Enrofloxacin ein deutlich niedrigeres Resistenzniveau bei den adulten Rindern zu erkennen.

Insbesondere beim Kalb sollten zur Behandlung von Enteritiden Cephalosporine und Fluorchinolone nur wenn unbedingt notwendig und nach vorheriger Empfindlichkeitstestung eingesetzt werden.

Escherichia coli beim Schwein (Enteritis) (Tab. 10)

Es wurden insgesamt 341 *E.-coli*-Stämme von Schweinen mit Enteritis untersucht, der größte Anteil stammte von Ferkeln (240 Isolate), danach folgten Läufer (54 Isolate) und Mastschweine (39 Isolate). 21 Isolate stammten von Zuchtschweinen mit einer Erkrankung des Urogenitaltraktes. Die verschiedenen Produktionsstufen zeigten kaum Unterschiede in ihrer MHK-Verteilung, so dass beispielhaft die Produktionsstufe „Ferkel" dargestellt wird.

Hohe Resistenzraten wurden für Tetracyclin (73 %), Ampicillin (67 %) und Trimethoprim/Sulfamethoxazol (50 %) festgestellt. Resistenzraten von 26 bzw. 19 % wurden für Chloramphenicol bzw. Cephalothin gefunden. Für Amoxicillin/Clavulansäure und Gentamicin lagen die Resistenzraten deutlich unter 10 %. Für Colisitin kann bei einem MHK$_{90}$-Wert von 0,5 mg/L noch von einer guten Wirksamkeit ausgegangen werden, bei Enrofloxacin (MHK$_{90}$ = 1 mg/L) ist der MHK$_{90}$-Wert um eine Tierstufe angestiegen, es kann auch hier noch von einer guten Wirksamkeit ausgegangen werden. Gleichfalls kann bei den Cephalosporinen von einer Wirksamkeit ausgegangen werden, hier bewegen sich die MHK$_{90}$-Werte zwischen 0,12 und 0,5 mg/L im niedrigen Bereich. Be-

der Anstieg der MHK$_{90}$-Werte für Cefotaxim wie auch die steigende Resistenzrate für den Wirkstoffkombination Amoxicillin/Clavulansäure sind hier als Hinweise für das vermehrte Auftreten von ESBL-Bildnern zu werten. Dieses Bild spiegelt sich in den Prävalenzdaten für ESBL-bildende *E. coli* beim Rind (siehe Abb. 3.6) wider. Hier zeigte sich ein Anstieg der Prävalenzrate von 7,1 auf 13,3 % bei den untersuchten Rinderisolaten.

Demgegenüber ist das häufig in der Therapie eingesetzte Colistin mit einem MHK$_{90}$-Wert von 0,5 mg/L nach wie vor gut wirksam. Für die weiteren Wirkstoffe zeigte sich ein ähnlich hohes Niveau wie in den vorherigen Studien.

Bei einem direkten Vergleich der Produktionsstufen Kalb–adultes Rind in der Indikation Enteritis ist zu-

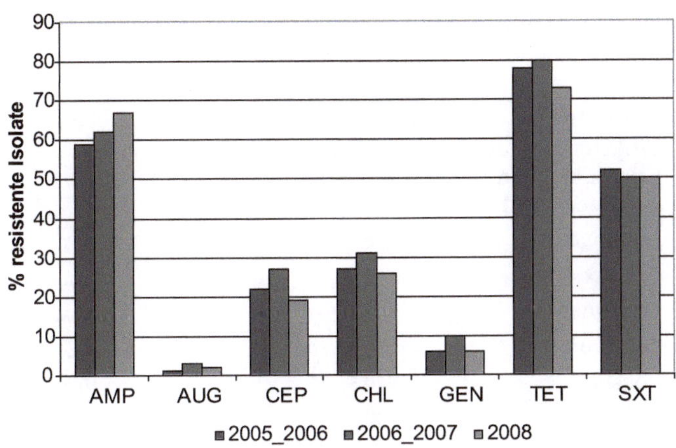

Abb. 3.8 Resistenzraten von *E. coli* vom Ferkel, Indikation: Enteritis

Tab. 3.11 MHK$_{90}$-Werte von *E. coli*, Ferkel, Enteritis

MHK$_{90}$ (mg/L)	Studienjahr		
Wirkstoffe, für die keine klinischen GW vorhanden sind	2005/2006	2006/2007	2008
Apramycin	8	32	8
Cefotaxim	0,12	0,12	0,12
Cefquinom	0,12	0,12	0,12
Ceftiofur	0,5	0,5	0,5
Colistin	0,5	4	0,5
Doxycyclin	32	32	64
Florfenicol	8	8	16
Enrofloxacin	0,5	0,5	1
Nalidixinsäure	64	128	≥ 128
Spectinomycin	≥ 512	512	≥ 512
Spiramycin	≥ 128	≥ 128	≥ 128
Trimethoprim	≥ 128	≥ 128	≥ 128
n =	332	345	240

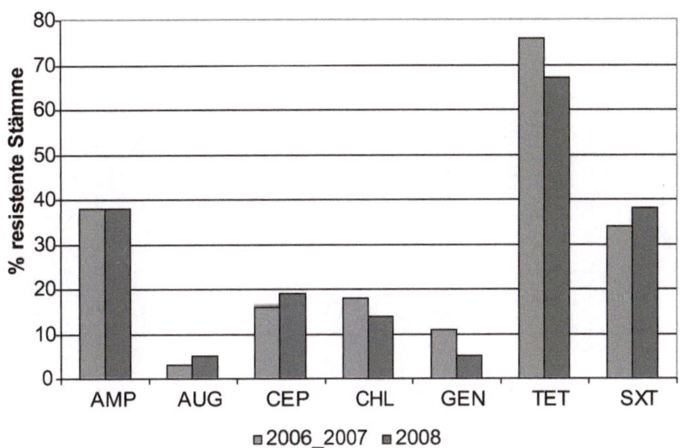

Abb. 3.9 Resistenzraten *E. coli* vom Zuchtschwein, Indikation: Erkrankungen des Urogenitaltraktes

Tab. 3.12 MHK$_{90}$-Daten *E. coli* vom Zuchtschwein, Indikation: Erkrankungen des Urogenitaltraktes

MHK$_{90}$ (mg/L)	Studienjahr	
Wirkstoffe, für die keine klinischen GW vorhanden sind	2006/2007	2008
Apramycin	16	8
Cefotaxim	0,12	2
Cefquinom	0,12	2
Ceftiofur	0,5	1
Colistin	0,5	0,5
Doxycyclin	32	64
Florfenicol	8	16
Enrofloxacin	2	0,12
Nalidixinsäure	≥ 128	8
Spectinomycin	≥ 512	≥ 256
Spiramycin	≥ 128	≥ 128
Trimethoprim	≥ 128	≥ 128
n =	38	21

sonders beachtet werden müssen auch hier die sehr hohen MHK$_{90}$-Werte für Nalidixinsäure (≥128 mg/L), zumal auch der MHK$_{90}$-Wert für Enrofloxacin um eine Titerstufe im Vergleich zur vorhergehenden Studie angestiegen ist. Nach Möglichkeit sollte auf einen Einsatz von Fluorchinolonen verzichtet werden.

Im Vergleich zu den beiden vorherigen Studien schwankten die Resistenzraten nur wenig, die MHK$_{90}$-Werte hingegen zeigten einen geringen Aufwärtstrend.

Die Resistenzraten bei den Isolaten, die aus dem Urogenitaltrakt vom Zuchtschwein stammten, blieben im Vergleich zur vorherigen Studie annähernd gleich, es traten nur geringe Schwankungen auf. Es sind gleichbleibend niedrigere Resistenzraten bei Ampicillin, Cephalothin, Chloramphenicol, Tetracyclin, Trime-

thoprim/Sulfamethoxazol auch im Vergleich zu den Resistenzdaten der zuvor beschriebenen *E.-coli*-Isolate vom Ferkel zu beobachten. Die Bewertung der MHK$_{90}$-Werte im Vergleich zeigt niedrigere Werte bei den Cephalosporin-Daten (insbesondere Cefotaxim, Cefquinom, Ceftiofur) vom Ferkel, umgekehrte Verhältnisse zeigten sich allerdings für Enrofloxacin und Nalidixinsäure.

Die Prävalenzdaten für ESBL-bildende *E. coli* (siehe Abb. 3.6) stiegen auch bei den Isolaten vom Schwein (2,4 % Studie 2006/2007; 4 % Studie 2008) an, allerdings nicht so stark wie die Prävalenzdaten beim Rind.

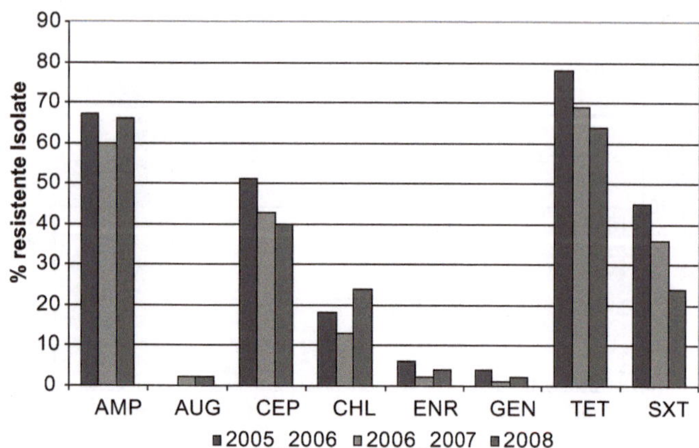

Abb. 3.10 Resistenzraten *E. coli* von der Pute, Indikation: Septikämie

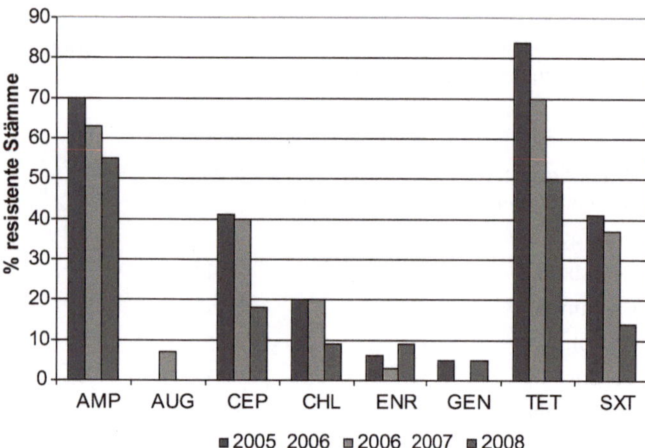

Abb. 3.11 Resistenzraten *E. coli* von der Pute, Indikation: Respiratorische Erkrankung

Escherichia coli beim Geflügel

Escherichia coli bei der Pute (Tab. 15 und 16)
Es wurden insgesamt 98 *E.*-*coli*-Isolate von adulten Puten mit einer Septikämie untersucht.

Die höchsten Resistenzraten wurden gegenüber Tetracyclin (64 %), Ampicillin (66 %), Cephalothin (40 %) und Trimethoprim/Sulfamethoxazol (24 %) gefunden. Gegenüber Amoxicillin/Clavulansäure, Enrofloxacin und Gentamicin lagen die Resistenzraten weit unter 10 %. Ein MHK$_{90}$-Wert von 0,5 mg/L lässt für Colistin auf eine weiterhin gute Wirksamkeit schließen. Trotz der noch guten Resistenzlage für Enrofloxacin muss diese aufgrund der hohen MHK$_{90}$-Werte für Nalidixinsäure weiterhin sorgfältig beobachtet werden.

Zusätzlich wurden 22 *E.*-*coli*-Isolate von Puten mit respiratorischen Erkrankungen untersucht. Das Resistenzniveau dieser Isolate unterschied sich nicht nennenswert von dem der Isolate aus septikämischen Erkrankungen.

Tab. 3.13 MHK$_{90}$-Werte *E. coli* von der Pute, Indikation: Septikämie

MHK$_{90}$ (mg/L)	Studienjahr		
Wirkstoffe, für die keine klinischen GW vorhanden sind	2005/2006	2006/2007	2008
Apramycin	8	8	8
Cefotaxim	0,12	0,12	0,12
Cefquinom	0,12	0,12	0,12
Ceftiofur	0,5	0,5	0,5
Colistin	0,5	0,5	0,5
Doxycyclin	32	64	32
Florfenicol	8	8	16
Nalidixinsäure	128	≥ 128	64
Spectinomycin	256	32	256
Spiramycin	≥ 128	≥ 128	≥ 128
Trimethoprim	256	≥ 128	≥ 128
Tulathromycin	16	16	16
n =	256	124	98

Tab. 3.14 MHK$_{90}$-Werte *E. coli* von der Pute, Indikation: Respiratorische Erkrankung

MHK$_{90}$ (mg/L)	Studienjahr		
Wirkstoffe, für die keine klinischen GW vorhanden sind	2005/2006	2006/2007	2008
Apramycin	8	8	8
Cefotaxim	0,12	0,12	0,12
Cefquinom	0,12	0,12	0,12
Ceftiofur	0,5	0,5	0,5
Colistin	0,5	4	0,5
Doxycyclin	32	32	32
Florfenicol	8	8	8
Nalidixinsäure	128	128	4
Spectinomycin	512	32	32
Spiramycin	≥ 128	≥ 128	≥ 128
Trimethoprim	≥ 128	≥ 128	≥ 128
Tulathromycin	32	16	16
n =	64	30	22

Beiden Indikationen gemeinsam ist der leichte Abwärtstrend der Resistenzraten bzw. die nunmehr seit drei Studienjahren so gut wie unveränderten MHK$_{90}$-Werte.

Escherichia coli bei der Jung- und Legehenne (Tab. 17)
Es wurden 176 *E.*-*coli*-Isolate von Jung- und Legehennen mit einer Septikämie untersucht. Das Resistenzniveau lag deutlich unter dem der Isolate von der Pute und vom Masthahn. Die höchsten Resistenzraten wur-

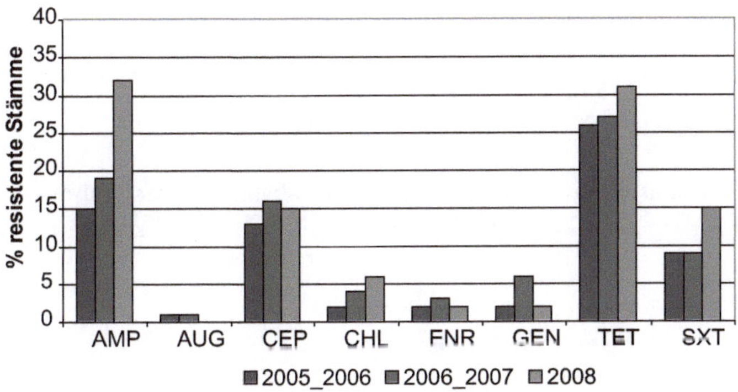

Abb. 3.12 Resistenzraten *E. coli* von der Legehenne, Indikation: Septikämie

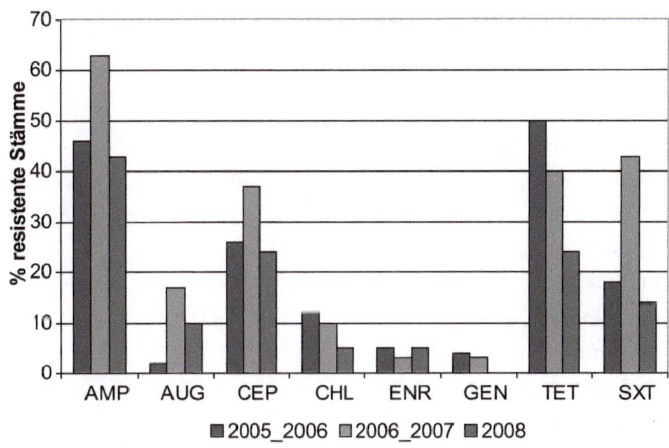

Abb. 3.13 Resistenzraten *E. coli* vom Masthahn, verschiedene Indikationen

Tab. 3.15 MHK$_{90}$-Daten *E. coli* von der Legehenne, Indikation: Septikämie

MHK$_{90}$ (mg/L)	Studienjahr		
Wirkstoffe, für die keine klinischen GW vorhanden sind	2005/2006	2006/2007	2008
Apramycin	8	8	8
Cefotaxim	4	0,12	0,12
Cefquinom	0,06	0,12	0,12
Ceftiofur	0,5	0,5	0,5
Colistin	0,5	0,5	0,5
Doxycyclin	32	32	32
Florfenicol	8	8	8
Nalidixinsäure	64	128	128
Spectinomycin	32	32	64
Spiramycin	≥ 128	≥ 128	≥ 128
Trimethoprim	2	≥ 128	≥ 128
Tulathromycin	16	16	32
n =	187	159	176

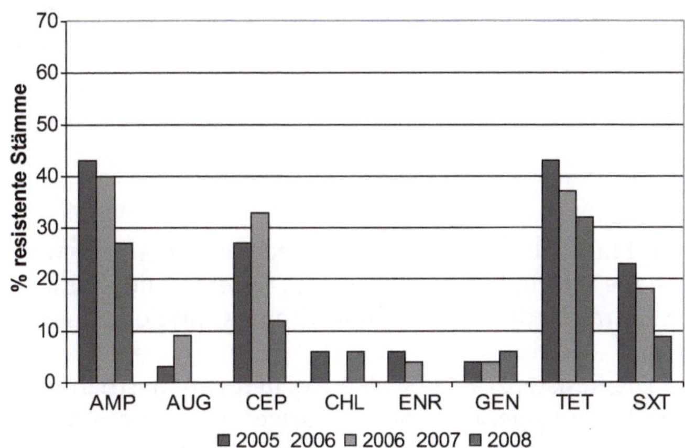

Abb. 3.14 Resistenzraten *E. coli* vom Masthahnküken, verschiedene Indikationen

Escherichia coli beim Masthahn/Masthahnküken (Tab. 18 und 19)

Es wurden 21 *E.-coli*-Isolate von Masthähnen und 34 *E.-coli*-Isolate von Masthahnküken isoliert. Davon stammte beim Masthahn die Mehrzahl der Isolate (15) aus der Indikation „Septikämie", beim Masthahnküken von Dottersackentzündungen (19). Die übrigen Isolate stammten aus unterschiedlichen anderen Indikationen (Infektionen des Bewegungsapparates, respiratorischen Erkrankungen).

Die Resistenzraten vom Masthahn nehmen insgesamt ab, wobei zu beachten ist, dass in der Studie 2008 lediglich 21 Isolate eingegangen sind. Die höchsten Resistenzraten wurden gegenüber Ampicillin (43 %), Cephalothin, Tetracyclin (jeweils 24 %) und Trimethoprim/Sulfamethoxazol (14 %) ermittelt. Bei den übrigen Wirkstoffen lagen die Resistenzraten unter 10 %, wobei 9 % der Isolate eine Resistenz gegenüber Amoxicillin/Clavulansäure zeigten. Mit 5 % resistenten Isolaten ist derzeit nicht mit ei-

den gegenüber Tetracyclin (31 %), Ampicillin (32 %), Trimethoprim/Sulfamethoxazol und Cephalothin (jeweils 15 %) gefunden. Die übrigen Werte lagen deutlich unter 10 %. Auch hier ist bei Colistin mit einem MHK$_{90}$-Wert von 0,5 mg/L von einer guten Wirksamkeit auszugehen.

Der Vergleich mit den Daten der vorangegangenen Studien zeigte einen Aufwärtstrend hinsichtlich der Resistenzraten von Ampicillin, Tetracyclin und Trimethoprim/Sulfamethoxazol. Die MHK$_{90}$-Werte blieben auf gleichem Niveau. Insgesamt gesehen stellt sich die Resistenzlage bei der Legehenne als günstiger als bei den anderen Nutzungsrichtungen dar.

Tab. 3.16 MHK$_{90}$-Daten *E. coli*, Masthahn/Masthahnküken, verschiedene Indikationen

| MHK$_{90}$ (mg/L) | Studienjahr | | | | | |
| Wirkstoffe, für die keine klinischen GW vorhanden sind | 2005/2006 | | 2006/2007 | | 2008 | |
	Masthahn	Masthahn-küken	Masthahn	Masthahn-küken	Masthahn	Masthahn-küken
Apramycin	8	8	16	8	8	8
Cefotaxim	16	0,12	2	0,12	0,12	0,12
Cefquinom	0,12	0,12	0,12	0,12	0,12	0,12
Ceftiofur	0,5	0,5	2	1	0,5	0,5
Colistin	0,5	0,5	0,5	0,5	0,5	0,5
Doxycyclin	32	32	16	32	16	32
Florfenicol	8	8	8	8	8	8
Nalidixinsäure	≥ 128	≥ 128	≥ 128	≥ 128	≥ 128	≥ 128
Spectinomycin	64	32	32	32	32	≥ 256
Spiramycin	≥ 128	≥ 128	≥ 128	≥ 128	≥ 128	≥ 128
Trimethoprim	≥ 128	≥ 128	≥ 128	≥ 128	≥ 128	2
Tulathromycin	64	32	16	16	16	32
n =	80	192	30	57	21	30

ner Fluorchinolonresistenz zu rechnen, dennoch weisen die sehr hohen MHK$_{90}$-Werte für die Nalidixinsäure (≥128 mg/L) deutlich auf eine erhöhte Chinolonresistenz hin.

Die Resistenzraten bei den Isolaten von Masthahnküken lagen insgesamt etwas niedriger als die vom Masthahn. Betroffen waren hierbei die Wirkstoffe Ampicillin, Amoxicillin/Clavulansäure, Cephalothin, Enrofloxacin und Trimethoprim/Sulfamethoxazol. Etwas höher, wenn auch immer noch deutlich unter 10 %, lagen die Raten von Chloramphenicol und Gentamicin. Höher als beim Masthahn war die Resistenz gegenüber Tetracyclin. Die MHK$_{90}$-Werte unterschieden sich kaum von denen des Masthahns, auch hier weisen die sehr hohen MHK$_{90}$-Werte für Nalidixinsäure (≥128 mg/L) deutlich auf eine erhöhte Chinolonresistenz hin.

Die Behandlung mit Enrofloxacin sollte nur in begründeten Ausnahmefällen erfolgen.

Die Prävalenzdaten für ESBL-bildende *E. coli* (siehe Abb. 3.6) stiegen auch bei den Isolaten vom Geflügel (0,2 % Studie 2006/2007; 1,4 % Studie 2008) an, allerdings liegt die Höhe der Prävalenzrate deutlich unter derjenigen für Rind und Schwein.

Escherichia coli beim Kleintier (Tab. 20 und 21)

Erstmals wurden in der Studie 2006/2007 Isolate vom Kleintier im Rahmen des Nationalen Resistenzmonitoring *GERM*-Vet untersucht, daher können nur zwei Studienjahre im Vergleich dargestellt werden. In der Studie 2008 wurden 38 Isolate aus der Indikation „Infektio-

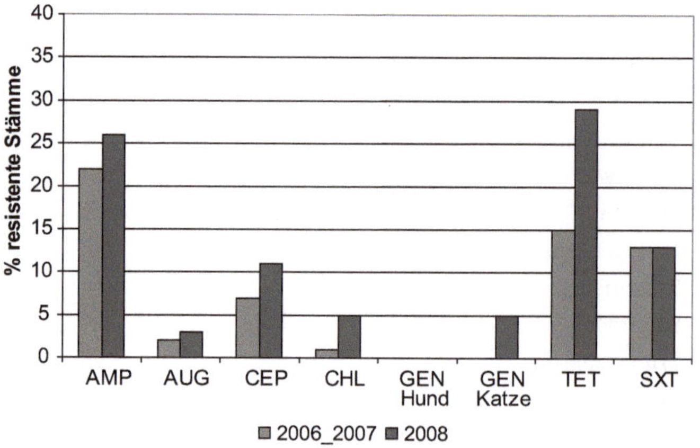

Abb. 3.15 Resistenzraten *E. coli* beim Kleintier, Indikation: Infektionen des Gastrointestinaltraktes

nen des Gastrointestinaltraktes (GIT)" und 28 Isolate aus der Indikation „Infektionen des Urogenitaltraktes (UGT)" von Hund und Katze untersucht.

Insgesamt gesehen sind die Resistenzraten bei Infektionen des Urogenitaltraktes etwas höher als diejenigen bei Infektionen des Gastrointestinaltraktes. Betroffen sind hierbei Ampicillin (36 %), Tetracyclin (32 %), Trimethoprim/Sulfamethoxazol (18 %) und Enrofloxacin: Hier liegt der MHK$_{90}$-Wert für die Katze bei ≥16 mg/L, beim Hund ist mit 11 % resistenten Stämmen zu rechnen. Der Indikatorwert Nalidixinsäure liegt ebenfalls sehr viel höher (≥128 mg/L) als bei *E. coli* aus dem Gastrointestinal-

Tab. 3.17   MHK$_{90}$-Daten *E. coli*, Kleintier, Indikationen: Infektionen des UGT/GIT

| MHK$_{90}$ (mg/L) | Studienjahr | | | |
| Wirkstoffe, für die keine klinischen GW vorhanden sind | 2006/2007 | | 2008 | |
	UGT	GIT	UGT	GIT
Apramycin	16	8	8	8
Cefotaxim	0,12	0,12	0,25	0,12
Cefquinom	0,12	0,06	0,12	0,06
Ceftiofur	0,5	0,5	1	0,5
Colistin	0,5	0,5	0,5	0,5
Doxycyclin	16	16	64	64
Enrofloxacin	0,06 (Katze)	0,06	≥ 16 (Katze)	0,5
Florfenicol	16	8	16	8
Nalidixinsäure	≥ 128	4	≥ 128	128
Spectinomycin	32	32	256	256
Spiramycin	≥ 128	≥ 128	≥ 128	≥ 128
Trimethoprim	≥ 128	≥ 128	≥ 128	≥ 128
Tulathromycin	16	16	32	16
n =	63	96	28	38

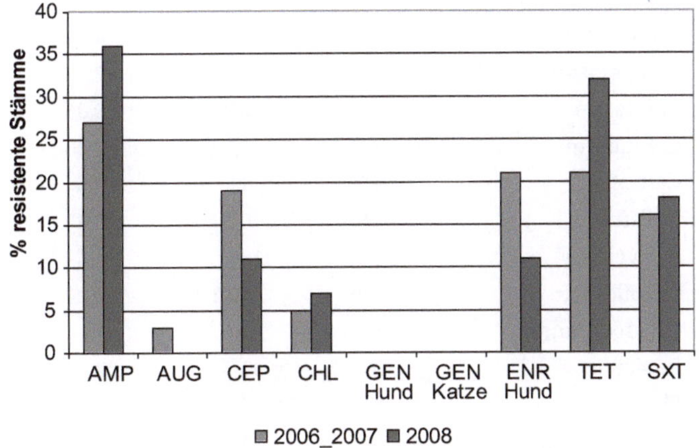

Abb. 3.16   Resistenzraten *E. coli* beim Kleintier, Indikation: Infektionen des Urogenitaltraktes

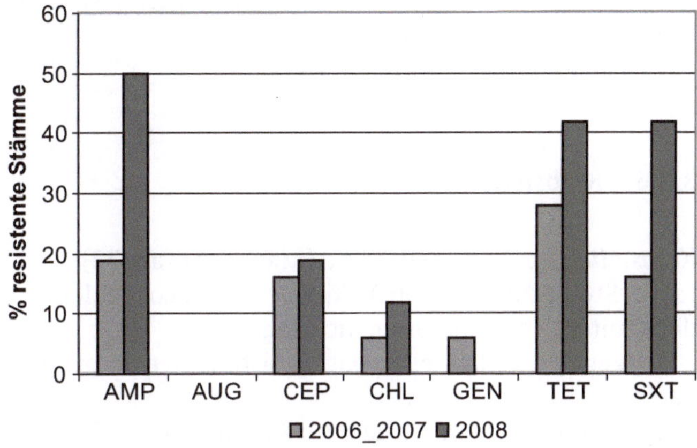

Abb. 3.17   Resistenzraten von *E. coli* vom Pferd, Indikation: Infektionen des Geschlechtsapparates

trakt. Auffällig ist jedoch auch für die Isolate aus der Indikation „Infektionen des Gastrointestinaltraktes", dass der MHK$_{90}$-Wert von 4 auf 128 mg/L angestiegen ist. Ebenso stieg der MHK$_{90}$-Wert für Enrofloxacin von 0,06 auf 0,5 mg/L. Hier ist zwar noch nicht mit einer verminderten Wirksamkeit zu rechnen, der Weg dorthin zeichnet sich jedoch möglicherweise bereits ab.

Von einer Behandlung mit Fluorchinolonen sollte bei Kleintier in den Indikationen „Infektionen des GIT bzw. UGT" nach Möglichkeit abgesehen werden. Falls diese notwendig sein sollte, sollte vorher eine Überprüfung der Empfindlichkeit durchgeführt werden.

Escherichia coli beim Pferd (Tab. 22)

Es wurden 26 *E.-coli*-Isolate vom Pferd untersucht. Hohe Resistenzraten wurden für die Wirkstoffe Ampicillin (50 %), Tetracyclin und Trimethoprim/Sulfamethoxazol (jeweils 41 %) detektiert. Bei diesen Wirkstoffen zeichnet sich ein Anstieg gegenüber den Vorjahresdaten ab. Die übrigen Wirkstoffe, die nach CLSI-Kriterien beurteilt werden konnten, liegen mit ihren Resistenzraten unter 20 %.

Auch für die neueren Cephalosporine und für Enrofloxacin stellt sich die Situation noch als günstig dar, wobei zu beachten ist, dass für Enrofloxacin ein Anstieg des MHK$_{90}$-Wertes von 0,06 auf 1 mg/L stattgefunden

Tab. 3.18 MHK$_{90}$-Daten von *E. coli* vom Pferd, Indikation: Infektionen des Geschlechtsapparates

MHK$_{90}$ (mg/L)	Studienjahr	
Wirkstoffe, für die keine klinischen GW vorhanden sind	2006/2007	2008
Apramycin	8	8
Cefotaxim	0,12	0,12
Cefquinom	0,06	0,12
Ceftiofur	0,5	0,5
Colistin	0,5	0,5
Doxycyclin	16	32
Enrofloxacin	0,06	1
Nalidixinsäure	4	≥ 128
Spectinomycin	64	≥ 256
Trimethoprim	≥ 128	≥ 32
n =	32	26

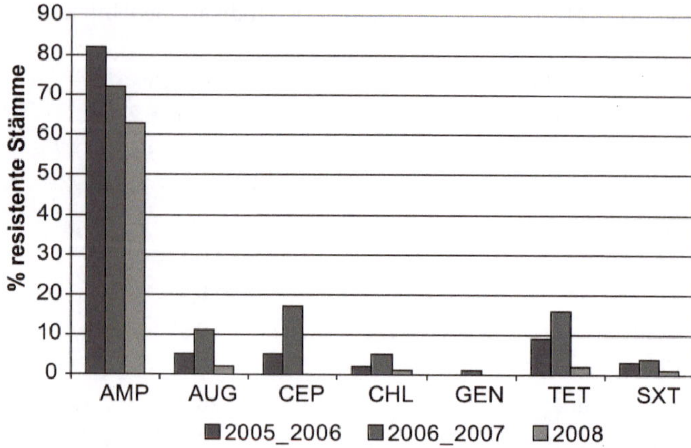

Abb. 3.18 Resistenzraten *Klebsiella* spp. beim Milchrind, Indikation: Mastitis

Tab. 3.19 MHK$_{90}$-Daten *Klebsiella* spp. beim Milchrind, Indikation: Mastitis

MHK$_{90}$ (mg/L)	Studienjahr		
Wirkstoffe, für die keine klinischen GW vorhanden sind	2005/2006	2006/2007	2008
Apramycin	4	4	4
Cefoperazon	2	2	2
Cefotaxim	–	0,25	0,06
Cefquinom	0,06	0,12	0,06
Ceftiofur	0,5	1	0,5
Colistin	0,5	0,5	0,5
Doxycyclin	4	16	4
Enrofloxacin	0,06	0,12	0,06
Nalidixinsäure	4	4	4
Penicillin	≥ 32	≥ 32	≥ 32
Florfenicol	8	8	8
Trimethoprim	1	2	1
n =	141	76	95

hat. Bei der Behandlung von Pferden sollten Fluorchinolone nur bei besonderer Indikation und nach Resistenztestung eingesetzt werden.

3.2.6 *Klebsiella* spp.

Klebsiella spp. beim Milchrind (Mastitis) (Tab. 23)

In der Studie 2008 kamen 95 *Klebsiella* spp. von Milchrindern mit Mastitis zur Untersuchung.

Insgesamt stellte sich das Resistenzniveau günstig dar.

Erwartungsgemäß wurden für Ampicillin und Penicillin eine hohe Resistenzrate bzw. ein hoher MHK$_{90}$-Wert (63 % bzw. MHK$_{90}$ ≥ 32 mg/L) ermittelt, da *Klebsiella* spp. eine natürliche Resistenz gegenüber Amino- und Benzylpenicillinen besitzen.

Die getesteten neueren Cephalosporine zeigten eine gute Wirksamkeit: Es wurden niedrige MHK$_{90}$-Werte ermittelt, auch beim Wirkstoff Cephalothin wurden keine resistenten Isolate gefunden. Auch die übrigen Resistenzraten lagen deutlich unter 10 %.

Bei einem Vergleich der Resistenzdaten für *Klebsiella* spp. aus der Indikation „Mastitis" beim Milchrind über die Jahre hinweg kann man von einer günstigen Resistenzsituation ausgehen: Die MHK$_{90}$-Werte zeigten sich bislang sehr stabil, bei den Resistenzraten war in der Studie 2006/2007 ein kurzer Anstieg zu verzeichnen, der in der Studie 2008 nicht mehr zu beobachten war. Bisher konnten keine ESBL-verdächtigen *Klebsiella* spp. detektiert werden.

Klebsiella spp. beim Pferd

Auf eine Auswertung der MHK-Daten der *Klebsiella*-spp.-Isolate wurde verzichtet. Die Probenanzahl (n = 17) war zu gering um eine aussagekräftige Bewertung der Daten zu ermöglichen.

3.2.7 *Mannheimia haemolytica*

Mannheimia haemolytica beim Rind (respiratorische Erkrankung) (Tab. 24)

Es wurden insgesamt 54 *M.-haemolytica*-Isolate von Rindern untersucht. Aufgrund der insgesamt geringen An-

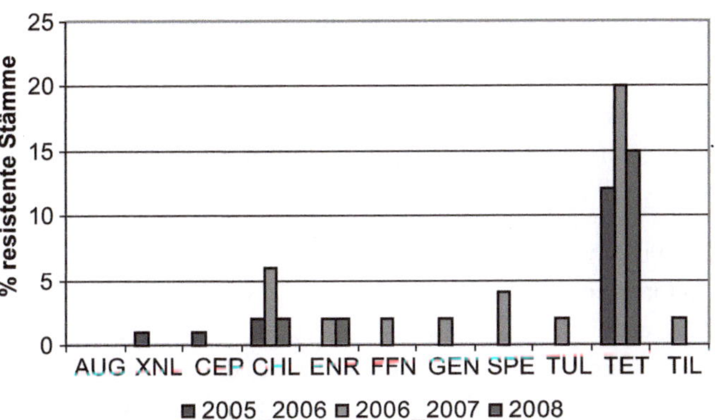

Abb. 3.19   Resistenzraten *M. haemolytica* beim Rind, Indikation: respiratorische Erkrankungen

Tab. 3.20   MHK$_{90}$-Daten *M. haemolytica* beim Rind, Indikation: respiratorische Erkrankungen

MHK$_{90}$ (mg/L)	Studienjahr		
Wirkstoffe, für die keine klinischen GW vorhanden sind	2005/2006	2006/2007	2008
Ampicillin	0,02	$\geq$ 64	32
Cefoperazon	0,12	0,25	0,12
Cefotaxim	–	0,015	0,015
Cefquinom	0,03	0,06	0,06
Colistin	1	0,25	0,25
Doxycyclin	4	8	4
Nalidixinsäure	32	128	128
Penicillin	0,5	32	$\geq$ 32
Spiramycin	64	128	128
Trimethoprim	0,25	0,5	0,5
Tulathromycin	2	8	16
Trimethoprim/Sulfamethoxazol	0,06	0,25	0,06
n =	108	55	54

Tab. 3.21   MHK$_{90}$-Daten *M. haemolytica*, kleiner Wiederkäuer, Indikation: respiratorische Erkrankungen

MHK$_{90}$ (mg/L)	Studienjahr	
Wirkstoffe, für die keine klinischen GW vorhanden sind	2006/2007	2008
Ampicillin	0,25	0,25
Cefotaxim	0,015	0,015
Cefquinom	0,03	0,03
Ceftiofur	0,03	0,03
Colistin	1	0,25
Doxycyclin	0,5	0,5
Florfenicol	1	1
Enrofloxacin	0,06	0,06
Nalidixinsäure	4	4
Penicillin	1	1
Spectinomycin	32	32
Spiramycin	64	64
Tiamulin	16	16
Tilmicosin	1	8
Trimethoprim	0,25	0,25
Trimethoprim/Sulfamethoxazol	0,03	0,03
Tulathromycin	4	8
n =	48	68

zahl der eingesandten Isolate wurde auf eine Auswertung getrennt nach Produktionsstufen verzichtet.

Das Resistenzniveau bei *M. haemolytica* von Rindern mit Atemwegserkrankungen ist insgesamt gering. Lediglich gegenüber Tetracyclin wurden ca. 15 % resistente Isolate ermittelt. Die Resistenzlage ist für Enrofloxacin mit 2 % resistenten Isolaten als gut zu bezeichnen; zu beachten und weiter zu beobachten ist jedoch die mit 13 % relativ hohe Rate an intermediär resistenten Isolaten. Entsprechend hoch stellt sich auch der MHK$_{90}$-Wert (128 mg/L) für Nalidixinsäure dar. Eine ähnliche Situation zeigt sich für Tulathromycin: Zwar wurden bisher nur in der Studie 2006/2007 2 % resistente Isolate detektiert, der MHK$_{90}$-Wert stieg aber innerhalb von drei Studien-

jahren von 2 auf 16 mg/L an. Beim Wirkstoff Tilmicosin zeichnet sich ebenfalls eine Verschiebung der bisherigen Resistenzlage ab: zwar wurden in der Studie 2008 keine resistenten Isolate gefunden, aber es wurden 19 % der Isolate als intermediär resistent eingestuft. Auch die MHK$_{90}$-Werte für Ampicillin und Penicillin stiegen innerhalb von drei Studienjahren von 0,02 bzw. 0,5 auf 32 bzw. $\geq$ 32 mg/L an.

Einer Behandlung mit diesen Wirkstoffen sollte eine Empfindlichkeitsbestimmung voraus gehen.

Mannheimia haemolytica beim kleinen Wiederkäuer (Tab. 25)

Es wurden 68 *M.-haemolytica*-Isolate vom kleinen Wiederkäuer untersucht. Dabei stammten 57 Isolate vom Schaf/Schaflamm, 11 Isolate von der Ziege.

Die Resistenzlage ist insgesamt sehr günstig, es wurden nur sehr wenige resistente Isolate gefunden. Die Resistenzrate lag für Tetracyclin bei 3 %, gegenüber Chloramphenicol wurden 2 % resistente Isolate gefunden. Es wurden keine resistenten Isolate für Amoxicillin/Clavulansäure, Cephalothin und Gentamicin detektiert.

Auch die MHK$_{90}$-Werte sind zum größten Teil über 2 Studienjahre hinweg stabil, eine Ausnahme davon sind Tilmicosin und Tulathromycin mit einem Anstieg des

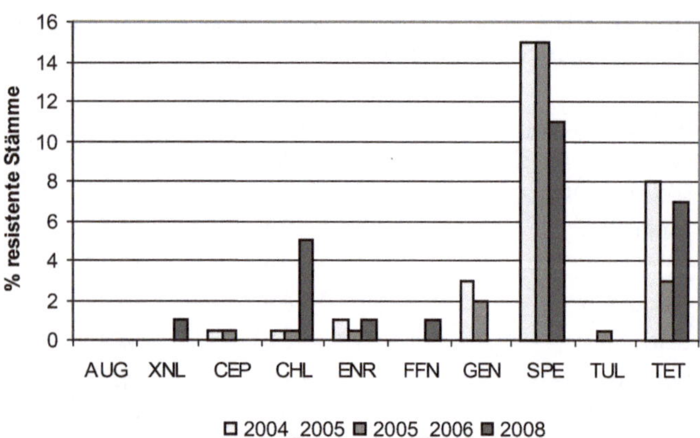

Abb. 3.20 *P. multocida* beim Rind, Indikation: respiratorische Erkrankungen

MHK$_{90}$-Wertes von 1 auf 8 mg/L bzw. von 4 auf 8 mg/L. Hier wird eine weitere sorgfältige Beobachtung notwendig sein.

3.2.8 Pasteurella multocida

Pasteurella multocida beim Rind (respiratorische Erkrankung) (Tab. 26)

Es wurden insgesamt 75 *P.-multocida*-Isolate von Rindern untersucht. Davon entfielen 40 Isolate auf Kälber, 19 Isolate auf Jungrinder sowie 16 Isolate auf adulte Rinder. Im Vergleich der verschiedenen Alters- bzw. Produktionsstufen konnten keine größeren Unterschiede in der Verteilung der MHK-Werte festgestellt werden. Daher wurde in der Auswertung auch im Hinblick auf die geringe Isolatanzahl nicht nach den einzelnen Produktionsstufen unterschieden.

Bei Atemwegsinfektionen der Rinder, hervorgerufen durch *P. multocida*, ist bei den meisten therapeutisch bedeutsamen Wirkstoffen mit einer guten bis sehr guten Wirksamkeit zu rechnen. Lediglich gegenüber Spectinomycin wurden ca. 11 % resistente Isolate gefunden. Gegenüber den übrigen getesteten Wirkstoffen lagen die Resistenzen weit unter 10 %. Die MHK$_{90}$-Werte bei den therapeutisch relevanten Wirkstoffen, für die keine Grenzwerte zur Verfügung stehen, lagen im unteren Bereich und deuten somit auf eine gute Wirksamkeit hin. In der Studie 2008 wurde erstmals beim Rind ein Florfenicol-resistentes Isolat gefunden.

Bei einem Vergleich der Studienjahre sind nur sehr wenige Änderungen in der Resistenzlage zu erkennen. Lediglich für Trimethoprim stieg der MHK$_{90}$-Wert von 0,5 auf 2 mg/L an, so dass festgestellt werden kann, dass noch nicht mit einer verminderten Wirksamkeit gerechnet werden muss.

Tab. 3.22 MHK$_{90}$-Daten *P. multocida*, Rind, Indikation: respiratorische Erkrankungen

MHK$_{90}$ (mg/L)	Studienjahr		
Wirkstoffe, für die keine klinischen GW vorhanden sind	2004/2005	2005/2006	2008
Ampicillin	0,25	0,25	0,25
Cefoperazon	0,06	0,06	0,06
Cefotaxim	–	–	0,015
Cefquinom	0,06	0,06	0,06
Colistin	4	4	4
Doxycyclin	2	2	1
Nalidixinsäure	4	2	4
Penicillin	0,25	0,25	0,25
Spiramycin	64	32	64
Tiamulin	32	32	32
Tilmicosin	–	–	8
Trimethoprim	0,5	0,5	2
Trimethoprim/ Sulfamethoxazol	0,12	0,12	0,5
n =	214	188	75

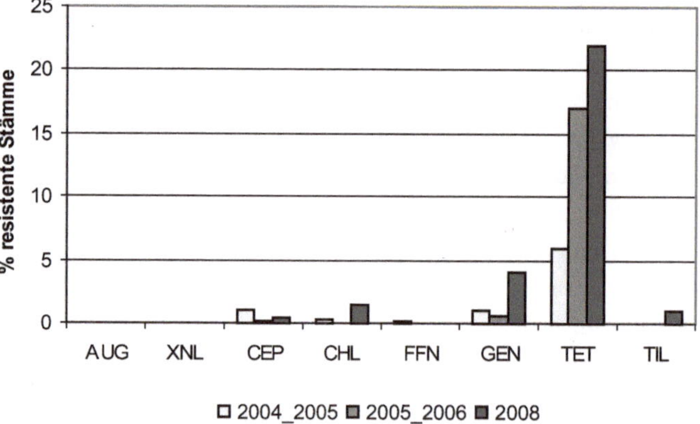

Abb. 3.21 Resistenzraten *P. multocida* beim Schwein, Indikation: respiratorische Erkrankungen

Pasteurella multocida beim Schwein (akute respiratorische Erkrankung) (Tab. 27)

Es wurden insgesamt 221 *P.-multocida*-Isolate von Schweinen untersucht: 56 Isolate vom Ferkel, 63 Isolate vom Läufer, 87 Isolate vom Mastschwein. Da größere Unterschiede zwischen den einzelnen Alters-/ Produktionsstufen nicht festgestellt wurden, wurde auf eine entsprechende Auftrennung verzichtet. In der Studie 2006/2007 wurden keine *P.-multocida*-Isolate vom Schwein untersucht, daher wurden die Studienjahre 2004/2005 bzw. 2005/2006 in die Auswertung einbezogen.

Tab. 3.23 MHK_{90}-Daten *P. multocida*, Schwein, Indikation: respiratorische Erkrankungen

MHK_{90} (mg/L)	Studienjahr		
Wirkstoffe, für die keine klinischen GW vorhanden sind	2004/2005	2005/2006	2008
Ampicillin	0,25	0,25	0,25
Cefoperazon	0,06	0,06	0,06
Cefotaxim	–	–	0,015
Cefquinom	0,06	0,06	0,06
Colistin	4	4	4
Doxycyclin	2	2	2
Enrofloxacin	0,03	0,03	0,03
Nalidixinsäure	2	2	2
Penicillin	0,25	0,12	0,25
Spectinomycin	64	32	64
Spiramycin	64	64	128
Tiamulin	32	32	32
Tulathromycin	2	1	4
Trimethoprim	1	1	1
Trimethoprim/Sulfamethoxazol	0,25	0,25	1
n =	635	471	221

Tab. 3.24 MHK_{90}-Daten *P. multocida*, Kleintier, Indikation: respiratorische Erkrankungen

MHK_{90} (mg/L)	Studienjahr	
Wirkstoffe, für die keine klinischen GW vorhanden sind	2006/2007	2008
Ampicillin	0,25	0,25
Cefoperazon	0,06	0,06
Cefotaxim	0,03	0,06
Cefquinom	0,12	0,06
Ceftiofur	0,03	0,06
Colistin	4	2
Doxycyclin	0,5	0,25
Nalidixinsäure	2	4
Penicillin	0,25	0,25
Spectinomycin	64	64
Spiramycin	64	128
Tiamulin	32	32
Tilmicosin	16	16
Trimethoprim	2	0,5
Trimethoprim/Sulfamethoxazol	0,25	0,06
Tulathromycin	4	8
n =	36	22

Ähnlich wie beim Rind erwiesen sich die meisten getesteten Wirkstoffe als hochwirksam. Die Resistenzraten lagen für die therapeutisch bedeutsamen Wirkstoffe meist unter 5 %, einzige Ausnahme war Tetracyclin mit ca. 21 % resistenten Isolaten, hier war auch ein weiterer Anstieg in der Resistenzrate von 2005/2006 zur Studie 2008 festzustellen. Die MHK_{90}-Werte zeigten sich über die verglichenen Studienjahre hinweg als stabil, hiervon ausgenommen war Tulathromycin mit einem Anstieg auf 4 mg/L und Trimethoprim/Sulfamethoxazol mit einem Anstieg auf 1 mg/L. Die genannten Wirkstoffe liegen damit noch im wirksamen Bereich, die weitere Entwicklung muss jedoch beobachtet werden.

Pasteurella multocida beim Geflügel
Auf eine Auswertung der MHK-Daten der *P.-multocida*-Isolate wurde verzichtet. Die Probenanzahl (n = 6, Geflügel insgesamt) war zu gering für eine Aufteilung nach den einzelnen Geflügelarten, die für eine aussagekräftige Bewertung der Daten erforderlich ist.

Pasteurella multocida beim Kleintier (Tab. 28)
Erstmals wurden in der Studie 2006/2007 Isolate vom Kleintier im Rahmen des Nationalen Resistenzmonitoring *GERM*-Vet untersucht, daher können nur zwei Studienjahre im Vergleich dargestellt werden. Es wurden insgesamt 22 *P.-multocida*-Isolate vom Kleintier, isoliert

aus respiratorischen Erkrankungen, untersucht: 20 Isolate von der Katze, 1 Isolat vom Hund, 1 Isolat vom Kaninchen. Für die Wirkstoffe Amoxicillin/Clavulansäure, Cephalothin, Chloramphenicol, Enrofloxacin und Gentamicin wurden weder in der Studie 2006/2007 noch in der Studie 2008 resistente Isolate gefunden, für Tetracyclin wurden in der Studie 2008 ca. 5 % resistente Isolate detektiert.

Die MHK_{90}-Werte zeigten sich beim Vergleich der beiden Studienjahre stabil, weiter zu beobachten ist der Wirkstoff Nalidixinsäure, der mit einem MHK_{90}-Wert von 4 mg/L als leicht erhöht anzusehen ist.

Pasteurella multocida beim kleinen Wiederkäuer
Auf eine Auswertung der MHK-Daten der *P.-multocida*-Isolate wurde verzichtet. Die Probenanzahl (n = 12, 11 Isolate vom Schaf, 1 Isolat von der Ziege) war zu gering für eine aussagekräftige Bewertung der Daten.

3.2.9   *Pseudomonas aeruginosa*

Pseudomonas aeruginosa bei Süßwasserfischen (Tab. 29)
In der Studie 2008 wurden erstmals fischpathogene *Ps.-aeruginosa*-Isolate untersucht. Es wurden 50 Isolate einbezogen, wobei diese aus verschiedenen Krankheitsge-

Tab. 3.25 MHK$_{90}$-Daten *Ps. aeruginosa*, Süßwasserfisch, verschiedene Indikationen

MHK$_{90}$ (mg/L)	Studienjahr
Wirkstoffe, für die keine klinischen GW vorhanden sind	2008
Ampicillin	$\geq$ 64
Apramycin	8
Cefoperazon	16
Cefotaxim	$\geq$ 32
Cefquinom	16
Ceftiofur	64
Colistin	$\geq$ 32
Doxycyclin	2
Enrofloxacin	1
Florfenicol	128
Nalidixinsäure	128
Penicillin	$\geq$ 32
Spectinomycin	256
Spiramycin	$\geq$ 128
Trimethoprim/Sulfamethoxazol	8
Trimethoprim	$\geq$ 128
Tulathromycin	$\geq$ 64
n =	50

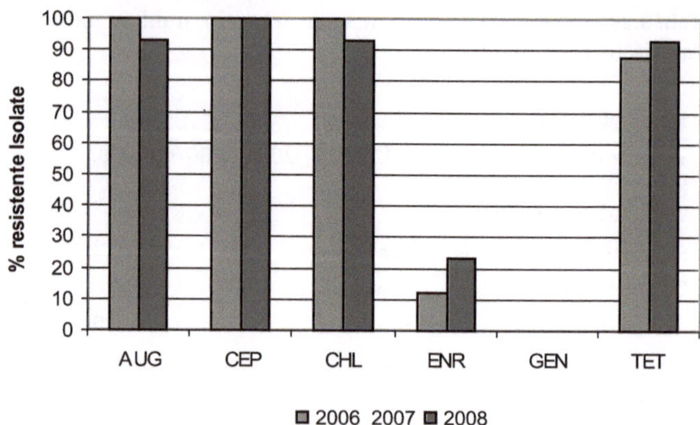

Abb. 3.22 Resistenzraten *Pseudomonas*-spp. vom Kleintier, Indikation: Hautinfektion

Tab. 3.26 MHK$_{90}$-Daten *Ps. aeruginosa*, Kleintier, Indikation: Hautinfektion

MHK$_{90}$ (mg/L)	Studienjahr	
Wirkstoffe, für die keine klinischen GW vorhanden sind	2006/2007	2008
Ampicillin	$\geq$ 64	$\geq$ 64
Apramycin	16	16
Cefotaxim	$\geq$ 32	$\geq$ 32
Cefquinom	16	16
Ceftiofur	64	64
Colistin	2	2
Doxycyclin	32	32
Florfenicol	128	256
Nalidixinsäure	128	$\geq$ 128
Penicillin	$\geq$ 32	$\geq$ 32
Spectinomycin	$\geq$ 256	$\geq$ 256
Spiramycin	$\geq$ 128	$\geq$ 128
Trimethoprim/Sulfamethoxazol	16	16
Trimethoprim	$\geq$ 128	$\geq$ 128
Tulathromycin	$\geq$ 64	$\geq$ 64
n =	17	28

schehen stammten. Erwartungsgemäß lagen die Resistenzraten für Amoxicillin/Clavulansäure, Cephalothin und Chloramphenicol zwischen 50 und 66 % resistenten Isolaten, gegenüber Gentamicin und Tetracyclin lagen die Resistenzraten bei 0 bzw. 18 %.

Auch die MHK$_{90}$-Werte sind, mit Ausnahme von Enrofloxacin (1 mg/L) und Doxycyclin (2 mg/L), hoch bis sehr hoch. Auch die für Fische zugelassene Wirkstoffkombination Trimethoprim/Sulfamethoxazol liegt mit 8 mg/L gerade noch im wirksamen Bereich.

Pseudomonas aeruginosa beim Geflügel

Auf eine Auswertung der MHK-Daten der *Ps.-aeruginosa*-Isolate vom Geflügel wurde verzichtet. Die Probenanzahl (n = 17, Geflügel insgesamt, alle Indikationen) war zu gering für eine Aufteilung nach den einzelnen Geflügelarten/Produktionsstufen, die für eine verlässliche Bewertung der Daten erforderlich ist.

Pseudomonas aeruginosa beim Kleintier (Tab. 30)

Es wurden insgesamt 28 *Pseudomonas*-spp.-Isolate vom Kleintier, isoliert aus Hautinfektionen, untersucht: 22 Isolate vom Hund, 6 Isolate von der der Katze.

Erwartungsgemäß lagen die Resistenzraten aufgrund der häufig vorkommenden natürlichen Resistenzen in beiden Studienjahren sehr hoch (93 % bis 100 % resisten-

te Isolate). Für Enrofloxacin ergaben sich Resistenzraten von 23 %, für Gentamicin konnte in beiden Studienjahren kein resistentes Isolat gefunden werden.

Die MHK$_{90}$-Werte liegen durchgängig ebenfalls im sehr hohen Bereich, Ausnahme ist hier allein der Wirkstoff Colistin, der mit seinem MHK$_{90}$-Wert bei 2 mg/L liegt, bei allen anderen Wirkstoffen kann von einer reduzierten Wirksamkeit ausgegangen werden.

Pseudomonas aeruginosa beim Pferd

Auf eine Auswertung der MHK-Daten der *Ps.-areuginosa*-Isolate wurde verzichtet. Die Probenanzahl (n = 8) war zu

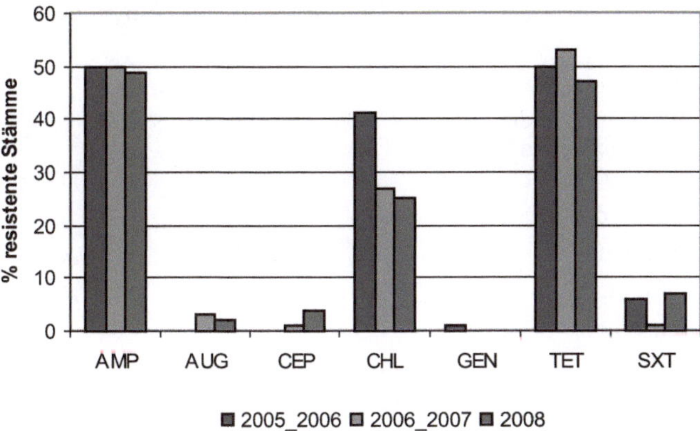

Abb. 3.23 Resistenzraten von *Salmonella* spp. vom Rind, Indikation: Enteritis

gering, um eine aussagekräftige Bewertung der Daten zu ermöglichen.

3.2.10 *Salmonella enterica* subsp. *enterica*

Salmonella enterica subsp. enterica beim Rind (Tab. 31)
Es wurden insgesamt 82 *S.-enterica*-subsp.-*enterica*-Isolate von Rindern mit Enteritis untersucht. Auf eine nach Alters- bzw. Produktionsstufen differenzierte Auswertung wurde aufgrund der niedrigen Isolatanzahl für die einzelnen Gruppen verzichtet.

Die höchsten Resistenzraten wurden gegenüber Ampicillin und Tetracyclin gefunden (49 bzw. 48 %). Gegenüber Chloramphenicol waren 25 % der Isolate resistent, hier war ein Rückgang von ca. 15 % im Vergleich zur Studie 2005/2006 zu verzeichnen. Auffallend waren 23 % intermediär resistente Isolate gegenüber Amoxicillin/Clavulansäure. Die neueren Cephalosporine, Enrofloxacin und Gentamicin zeigten eine gute Wirksamkeit (niedrige MHK$_{90}$-Werte bzw. niedrige Resistenzraten).

Bei einem Vergleich über die letzten drei Studienjahre zeigte sich eine leicht abnehmende Tendenz für die Wirkstoffe Ampicillin, Amoxicillin/Clavulansäure, Tetracyclin und Chloramphenicol. Bei einem Vergleich der MHK$_{90}$-Werte zeigen sich diese stabil. Kritisch beobachtet werden muss die hohe Anzahl an intermediär resistenten *Salmonella* spp. gegenüber der Wirkstoffkombination Amoxicillin/Clavulansäure. Hier sollte vor einem therapeutischen Einsatz eine Resistenztestung durchgeführt werden.

Salmonella enterica subsp. enterica beim Schwein (Tab. 32)
Es wurden insgesamt 134 *S.-enterica*-subsp.-*enterica*-Isolate von Schweinen mit Enteritis untersucht. Auf eine

Tab. 3.27 MHK$_{90}$-Werte von *Salmonella* spp. vom Rind, Indikation: Enteritis

MHK$_{90}$ (mg/L)	Studienjahr		
Wirkstoffe, für die keine klinischen GW vorhanden sind	2005/2006	2006/2007	2008
Apramycin	4	8	4
Cefotaxim	0,12	0,25	0,25
Cefquinom	0,12	0,25	0,25
Ceftiofur	1	1	1
Colistin	4	4	4
Doxycyclin	32	64	64
Enrofloxacin	0,06	0,06	0,12
Florfenicol	64	64	64
Nalidixinsäure	4	4	4
Spectinomycin	≥ 512	≥ 512	≥ 256
Spiramycin	≥ 128	≥ 128	≥ 128
Trimethoprim	0,5	0,5	0,25
Tulathromycin	16	16	16
n =	102	70	82

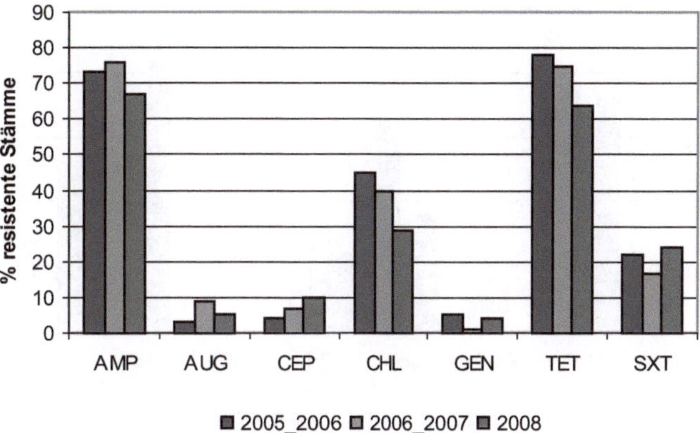

Abb. 3.24 Resistenzraten von *Salmonella* spp. vom Schwein, Indikation: Enteritis

nach Produktionsstufen differenzierte Auswertung wurde aufgrund der niedrigen Isolatanzahl für die einzelnen Gruppen verzichtet.

Die höchsten Resistenzraten wurden gegenüber Ampicillin (67 %) Tetracyclin (64 %), Chloramphenicol (29 %) und Trimethoprim/Sulfamethoxazol (23 %) gefunden. Insgesamt lagen die Resistenzraten bei Isolaten vom Schwein höher als bei denen vom Rind, gleiches gilt auch für die MHK$_{90}$-Werte. Die neueren Cephalosporine, Enrofloxacin und Gentamicin zeigten eine gute Wirksamkeit (niedrige MHK$_{90}$-Werte bzw. niedrige Resistenzraten).

Die abnehmende Tendenz zeigte sich auch hier für die Wirkstoffe Ampicillin, Amoxicillin/Clavulansäure, Te-

Tab. 3.28 MHK$_{90}$-Werte von *Salmonella* spp. vom Schwein, Indikation: Enteritis

MHK$_{90}$ (mg/L)	Studienjahr		
Wirkstoffe, für die keine klinischen GW vorhanden sind	2005/2006	2006/2007	2008
Apramycin	8	8	4
Cefotaxim	0,25	0,25	0,25
Cefquinom	0,25	0,25	0,25
Ceftiofur	1	1	1
Colistin	2	2	2
Doxycyclin	64	64	64
Enrofloxacin	0,12	0,12	0,12
Florfenicol	64	64	128
Nalidixinsäure	8	8	8
Spectinomycin	≥ 512	≥ 512	≥ 256
Spiramycin	≥ 128	≥ 128	≥ 128
Trimethoprim	≥ 128	≥ 128	≥ 128
Tulathromycin	16	16	32
n =	191	124	134

Tab. 3.29 MHK$_{90}$-Werte von *Salmonella* spp. vom Nutzgeflügel

MHK$_{90}$ (mg/L)	Studienjahr		
Wirkstoffe, für die keine klinischen GW vorhanden sind	2005/2006	2006/2007	2008
Apramycin	16	4	4
Cefotaxim	0,12	0,25	0,12
Cefquinom	0,25	0,25	0,25
Ceftiofur	1	1	1
Colistin	4	8	8
Doxycyclin	32	16	16
Enrofloxacin	0,06	0,12	1
Florfenicol	8	8	16
Nalidixinsäure	4	8	≥ 128
Spectinomycin	512	64	≥ 512
Spiramycin	≥ 128	≥ 128	≥ 128
Trimethoprim	≥ 128	0,5	1
Tulathromycin	16	16	16
n =	33	24	31

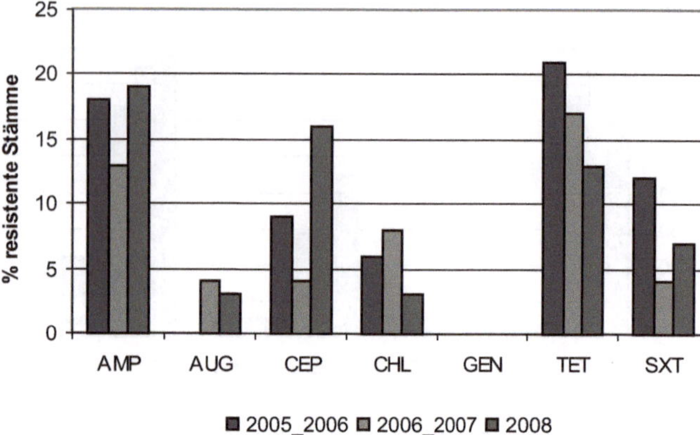

Abb. 3.25 Resistenzraten von *Salmonella* spp. vom Nutzgeflügel, verschiedene Indikationen

tracyclin und Chloramphenicol. Auch bei den Isolaten vom Schwein zeigte sich ein auffallend hoher Anteil intermediär resistenter Isolate (29 %) gegenüber Amoxicillin/Clavulansäure, die kritisch beobachtet werden muss. Hier sollte vor einem therapeutischen Einsatz eine Resistenztestung durchgeführt werden.

Salmonella enterica subsp. *enterica* beim Nutzgeflügel (Huhn, Truthuhn) (Tab. 33)

Das Resistenzniveau bei den 31 untersuchten *S.-enterica*-subsp.-*enterica*-Isolaten vom Nutzgeflügel ist als günstig zu bewerten. Aufgrund der sehr niedrigen Anzahl an eingesendeten Isolaten wurden die einzelnen Produktionsstufen nicht getrennt bewertet. Die hier ermittelten

Resistenzraten können also lediglich als Hinweis auf das aktuelle Resistenzgeschehen gewertet werden.

Insgesamt war das Resistenzniveau niedrig für Wirkstoffe, die nach CLSI bewertet werden konnten: die höchsten Resistenzraten wurden gegenüber Ampicillin (19 %), Cephalothin (16 %) und Tetracyclin (13 %) gefunden. Die übrigen Resistenzraten lagen unter 7 %. Die Cephalosporine der neueren Generation wiesen durchweg niedrige MHK$_{90}$-Werte auf, hier kann von einer guten Wirksamkeit ausgegangen werden.

Im Vergleich zu den Daten aus den beiden vorherigen Studien zeigte sich in den MHK$_{90}$-Werten der Nalidixinsäure ein starker Anstieg von 4 auf ≥128 mg/L. Ein Anstieg von 0,06 auf 1 mg/L ist bei Enrofloxacin ebenfalls bereits zu erkennen, obwohl hier noch von einer ausreichenden Wirksamkeit ausgegangen werden kann. Um die Wirksamkeit der Fluorchinolone zu erhalten, sollten diese nur in begründeten Ausnahmefällen und nach eingehender Resistenztestung zur Therapie eingesetzt werden.

Auch für die Wirkstoffe Colistin und Spectinomycin kann aufgrund der hohen MHK$_{90}$-Werte von einer eingeschränkten Wirksamkeit ausgegangen werden, so dass auch hier ein Einsatz nur nach vorheriger Resistenztestung erfolgen sollte.

Salmonella enterica subsp. *enterica* bei der Taube (Tab. 34)

Es wurden 69 *S.-enterica*-subsp.-*enterica*-Isolate von Tauben untersucht.

Tab. 3.30 MHK$_{90}$-Werte von *Salmonella* spp. bei der Taube

MHK$_{90}$ (mg/L)	Studienjahr		
Wirkstoffe, für die keine klinischen GW vorhanden sind	2005/2006	2006/2007	2008
Apramycin	1	4	4
Cefotaxim	0,12	0,12	0,12
Cefquinom	0,12	0,12	0,12
Ceftiofur	0,5	1	1
Colistin	0,5	1	0,5
Doxycyclin	2	2	4
Enrofloxacin	0,06	0,06	0,12
Florfenicol	4	4	4
Nalidixinsäure	4	4	4
Spectinomycin	16	32	64
Spiramycin	≥ 128	≥ 128	≥ 128
Trimethoprim	0,25	0,25	0,25
Tulathromycin	16	16	16
n =	134	75	69

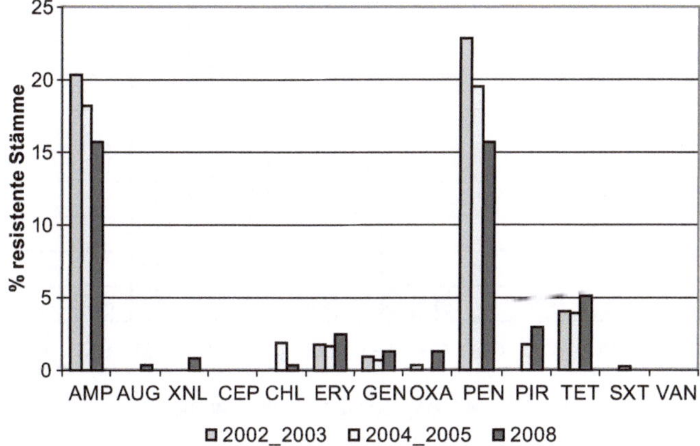

Abb. 3.26 Resistenzraten von *S. aureus* vom Milchrind, Indikation: Mastitis

Tab. 3.31 MHK$_{90}$-Werte von *S. aureus* vom Milchrind, Indikation: Mastitis

MHK$_{90}$ (mg/L)	Studienjahr		
Wirkstoffe, für die keine klinischen GW vorhanden sind	2002/2003	2004/2005	2008
Cefoperazon	2	2	2
Cefotaxim	–	–	2
Cefquinom	–	0,5	1
Clindamycin	–	0,12	0,12
Enrofloxacin	0,25	0,25	0,25
Quinupristin/ Dalfopristin	0,5	4	4
Spiramycin	–	1	2
Tilmicosin	–	4	16
Tulathromycin	–	1	1
Tylosin	–	0,5	0,5
n =	227	411	394

Bei den relevanten Wirkstoffen ist das Resistenzniveau in der Regel niedrig. Lediglich gegenüber Tetracyclin wurden 1,5 % resistente Isolate gefunden. Auch die MHK$_{90}$-Werte zeigten sich über die Jahre hinweg auf gleichbleibend niedrigem Niveau.

3.2.11   *Staphylococcus aureus*

Staphylococcus aureus beim Rind (Tab. 35)

Es wurden insgesamt 394 *S.-aureus*-Isolate von Milchrindern mit Mastitis untersucht. Auf eine weitere Auswertung der eingegangen 10 *S.-aureus*-Isolate vom Kalb wurde verzichtet, es befand sich unter den Kälber-Isolaten kein *mecA*-positiver Stamm.

Es kann insgesamt von einer sehr günstigen Resistenzsituation für *S.-aureus*-Isolate aus der Indikation Mastitis ausgegangen werden. Bis auf Ampicillin und Penicillin (jeweils 16 % resistente Isolate) liegen alle übrigen Wirkstoffe mit ihren Resistenzraten deutlich unter 10 %. Diese Ergebnisse spiegeln sich auch in den ermittelten MHK$_{90}$-Werten insbesondere bei den Cephalosporinen der neueren Generationen wider. Insgesamt konnten 5 Oxacillin-resistente Isolate (ca. 1%) auch in der Nachweis-PCR bestätigt werden, so dass in der Studie 2008 erstmals im Rahmen des Nationalen Resistenzmonitorings für tierpathogene Erreger MRSA von Milchrindern mit Mastitis gefunden wurden.

Über die Jahre hinweg kann sogar ein leichter Rückgang in den Raten für Ampicillin und Penicillin beobachtet werden, die übrigen Resistenzraten und MHK$_{90}$-Werte bewegten sich in diesem Zeitraum auf einem ähnlichen Niveau, so dass insgesamt von einer guten Resistenzlage ausgegangen werden kann.

Staphylococcus aureus beim Schwein (Tab. 36)

Es wurden insgesamt 136 *S.-aureus*-Isolate von Schweinen mit unterschiedlichen Indikationen untersucht. Auf eine nach Produktionsstufen und Indikationen differenzierte Auswertung wurde verzichtet, da zum Vergleich aus den beiden vorherigen Studien ebenfalls nur zusammengefasste Daten (aufgrund weniger Isolate) zur Verfügung standen.

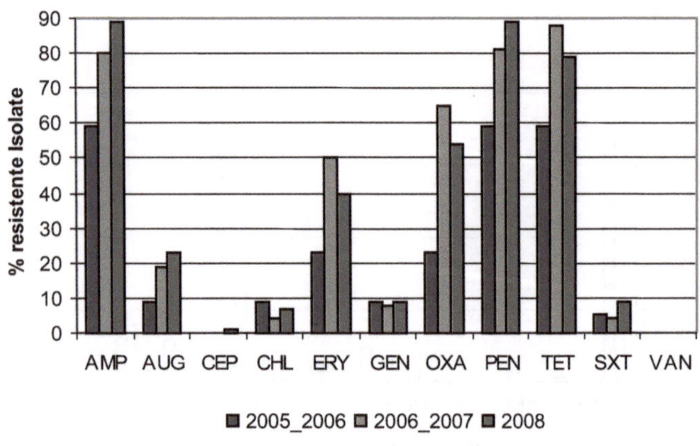

Abb. 3.27 Resistenzraten von *S. aureus* vom Schwein, verschiedene Indikationen

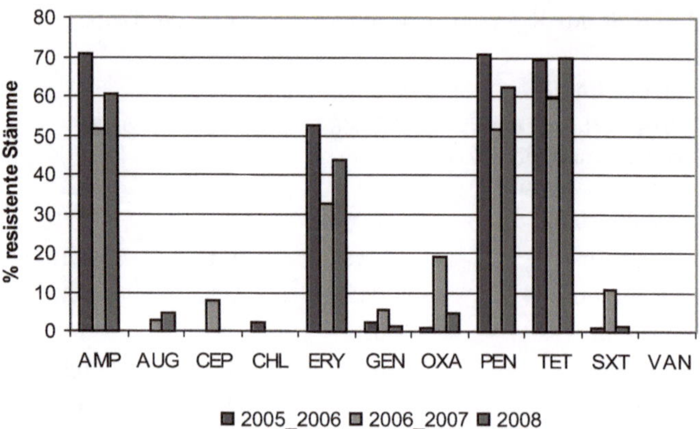

Abb. 3.28 Resistenzraten von *S. aureus* vom Nutzgeflügel, verschiedene Indikationen

Tab. 3.32 MHK$_{90}$-Werte von *S. aureus* vom Schwein, verschiedene Indikationen

MHK$_{90}$ (mg/L)	Studienjahr		
Wirkstoffe, für die keine klinischen GW vorhanden sind	2005/2006	2006/2007	2008
Cefoperazon	8	16	16
Cefotaxim	–	16	16
Cefquinom	2	4	4
Ceftiofur	4	16	8
Clindamycin	≥ 32	≥ 32	≥ 64
Enrofloxacin	4	0,25	4
Pirlimycin	≥ 64	≥ 64	≥ 64
Spiramycin	128	≥ 128	≥ 128
Tilmicosin	64	≥ 64	≥ 128
Tulathromycin	≥ 64	≥ 64	≥ 64
Tylosin	≥ 64	≥ 64	≥ 128
n =	22	26	136

Die höchsten Resistenzraten wurden für Ampicillin, Penicillin (jeweils ca. 89 %) und Tetracyclin (79 %) beobachtet. Gegenüber Erythromycin waren 40 % der Isolate resistent, 54 % der Isolate zeigten eine Oxacillinresistenz. Diese Isolate konnten in einer Bestätigungs-PCR als MRSA verifiziert werden. Die Wirkstoffkombination Amoxicillin/Clavulansäure wies eine Resistenzrate von 23 % auf, Resistenzraten von unter 10 % wurden für Chloramphenicol, Gentamicin und Trimethoprim/Sulfamethoxazol beobachtet.

Insgesamt liegt das Resistenzniveau auch gegenüber den neueren Cephalosporinen relativ hoch. Hier ist aufgrund der erhöhten MHK$_{90}$-Werte (Cefoperazon, Cefotaxim: 16 mg/L; Cefquinom: 4 mg/L, Ceftiofur: 8 mg/L) mit einer verminderten Wirksamkeit zu rechnen.

Es ist sowohl bei den Penicillinen als auch bei den Cephalosporinen mit einer steigenden Anzahl von resistenten Isolaten zu rechnen, es werden beim Schwein bis zu 54 % MRSA detektiert. Auch eine steigende Anzahl von β-Laktamase-Bildnern ist zu beobachten, da die Resistenzrate von Amoxicillin/Clavulansäure innerhalb der letzten drei Studienjahre um über 10 % anstieg.

Es müssen vor jeder Behandlung Resistenzbestimmungen durchgeführt werden, um so eine sorgfältige Auswahl des geeigneten Wirkstoffes treffen zu können.

Staphylococcus aureus beim Nutzgeflügel (Tab. 37)

Es wurden 66 *S.-aureus*-Isolate vom Nutzgeflügel aus unterschiedlichen Indikationen untersucht. Aufgrund der sehr niedrigen Anzahl an eingesendeten Isolaten wurden die einzelnen Produktionsstufen nicht getrennt bewertet. Die hier ermittelten Resistenzraten können also lediglich als Hinweis auf das aktuelle Resistenzgeschehen gewertet werden.

Hohe Resistenzraten wurden mit ca. 60 % für die Penicilline (Ampicillin, Penicillin G) sowie für Tetracyclin (70 %) und Erythromycin (44 %) beobachtet. Die übrigen Wirkstoffe, die nach CLSI-Kriterien bewertet werden konnten, lagen mit ihren Resistenzraten weit unter 10 %. Enrofloxacin zeigte mit einem MHK$_{90}$-Wert von 1 mg/L Wirksamkeit. Die neueren Cephalosporine lassen z. T. von ihren MHK$_{90}$-Werten auf eine verminderte Wirksamkeit schließen. Zudem wurden drei in der MHK-Bestimmung Oxacillin-resistente Isolate gefunden, von denen zwei in der PCR als MRSA bestätigt wurden.

Über die Jahre hinweg betrachtet zeigten die Wirkstoffe mit sehr hohen Resistenzraten im Studienjahr 2006/2007 ein Absinken der Raten, wobei diese im Studienjahr 2008 wieder anstiegen. Die übrigen Resistenzraten stiegen im Jahr 2006/2007 etwas an, um dann im

Tab. 3.33 MHK$_{90}$-Werte von *S. aureus* vom Nutzgeflügel, verschiedene Indikationen

MHK$_{90}$ (mg/L)	Studienjahr		
Wirkstoffe, für die keine klinischen GW vorhanden sind	2005/2006	2006/2007	2008
Cefoperazon	4	16	8
Cefotaxim	–	–	4
Cefquinom	1	4	1
Ceftiofur	2	32	2
Clindamycin	64	≥ 64	≥ 64
Enrofloxacin	4	8	1
Pirlimycin	64	≥ 64	≥ 64
Spiramycin	128	≥ 128	≥ 128
Tilmicosin	64	128	≥ 128
Tulathromycin	64	≥ 64	≥ 64
Tylosin	64	128	≥ 128
n =	95	37	66

Jahr 2008 wieder abzufallen. Letzteres gilt für die MHK$_{90}$-Werte.

Staphylococcus aureus beim Kleintier (Tab. 38 und 39)

Erstmals wurden in der Studie 2006/2007 Isolate vom Kleintier im Rahmen des Nationalen Resistenzmonitoring *GERM*-Vet untersucht, daher können nur zwei Studienjahre im Vergleich dargestellt werden. In der Studie 2008 wurden 63 Isolate vom Hund und 12 Isolate von der Katze aus der Indikation „Infektionen der Haut" untersucht.

Hohe Resistenzraten wurden für Ampicillin (48 % beim Hund, 67 % bei der Katze), Penicillin (62 % beim Hund, 67 % bei der Katze), Tetracyclin (64 % beim Hund) und Erythromycin (27 % beim Hund, 33 % bei der Katze) gefunden. Generell liegen die Resistenzdaten, die bei den Isolaten der Katze gefunden werden, etwas höher als diejenigen vom Hund. Es wurden beim Hund 13 %, bei der Katze 17 % Oxacillin-resistente Isolate gefunden, die alle molekularbiologisch als MRSA bestätigt worden sind.

Hohe MHK$_{90}$-Werte werden sowohl beim Hund als auch bei der Katze für die neueren Cephalosporine, Clindamycin und Enrofloxacin gefunden. Hier ist von einer verminderten Wirksamkeit auszugehen. Bei der Katze ist allerdings zu beachten, dass in beiden verglichenen Studienjahren nur wenige Isolate untersucht worden sind.

Über die beiden Jahre hinweg betrachtet ist bei den Tierarten ein Anstieg der Resistenzraten und ein Anstieg der MHK$_{90}$-Werte zu beobachten, der bei der Katze

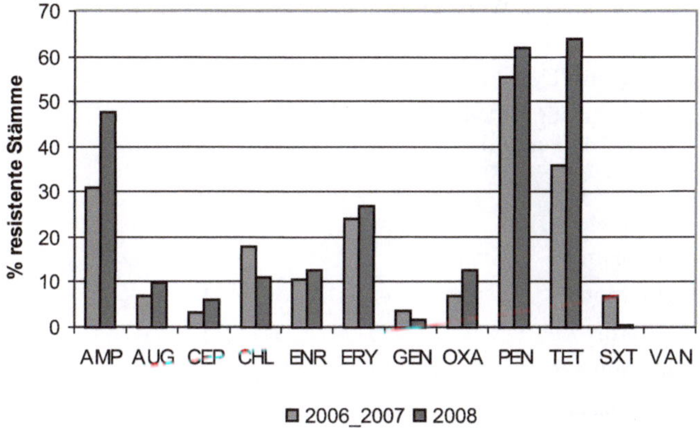

Abb. 3.29 Resistenzraten von *S. aureus* vom Hund, Indikation: Infektionen der Haut

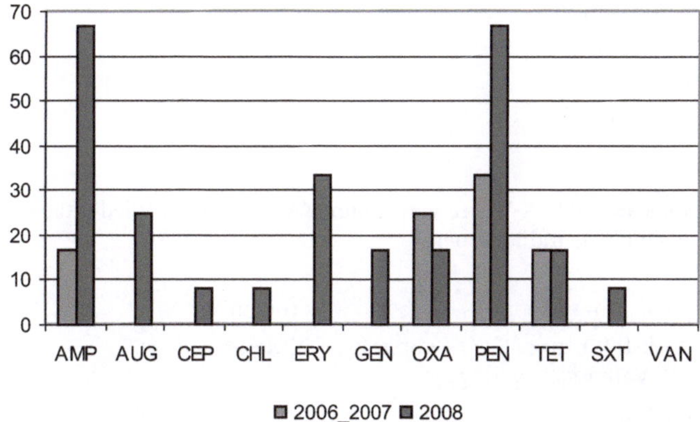

Abb. 3.30 Resistenzraten von *S. aureus* von der Katze, Indikation: Infektion der Haut

stärker ausfällt als bei den Isolaten vom Hund. Die Resistenzlage stellt sich eher als ungünstig dar, so dass eine Resistenztestung vor jedem Behandlungsbeginn durchgeführt werden sollte.

Staphylococcus aureus beim kleinen Wiederkäuer (Tab. 40)

Es wurden 47 *S.-aureus*-Isolate vom kleinen Wiederkäuer untersucht. Dabei stammten 24 Isolate vom Schaf/Schaflamm, 23 Isolate von der Ziege.

Die Resistenzlage ist insgesamt relativ günstig, es werden nur sehr wenige resistente Isolate gefunden. Die Resistenzrate lag für Penicillin/Ampicillin bei 15 %, für Tetracyclin bei 9 %, für Oxacillin bei 6 %. Es wurden keine resistenten Isolate für Amoxicillin/Clavulansäure, Cephalothin, Chloramphenicol, Erythromycin, Trimethoprim/Sulfamethoxazol, Vancomycin und Gentamicin detektiert.

Die MHK$_{90}$-Daten zeigen für die Cephalosporine der neueren Generation ansteigende Werte im Vergleich

Tab. 3.34 MHK$_{90}$-Werte von *S. aureus* von Hund und Katze, Indikation: Infektion der Haut

| MHK$_{90}$ (mg/L) | Studienjahr | | | |
| Wirkstoffe, für die keine klinischen GW vorhanden sind | 2006/2007 | | 2008 | |
	Hund	Katze	Hund	Katze
Cefoperazon	2	2	16	32
Cefotaxim	–	–	8	16
Cefquinom	1	1	4	8
Ceftiofur	1	1	4	32
Clindamycin	$\geq$ 64	1	$\geq$ 64	$\geq$ 64
Enrofloxacin	4	0,25	$\geq$ 16	$\geq$ 16
Pirlimicin	$\geq$ 64	1	$\geq$ 64	$\geq$ 64
Quinupristin/Dalfopristin	1	1	1	1
Spiramycin	$\geq$ 128	8	$\geq$ 128	$\geq$ 128
Tilmicosin	$\geq$ 128	2	$\geq$ 128	$\geq$ 128
Tulathromycin	$\geq$ 64	32	$\geq$ 64	$\geq$ 64
Tylosin	64	4	$\geq$ 128	$\geq$ 128
n =	29	6	63	12

Tab. 3.35 MHK$_{90}$-Werte von *S. aureus* vom kleinen Wiederkäuer, verschiedene Indikationen

| MHK$_{90}$ (mg/L) | Studienjahr | |
Wirkstoffe, für die keine klinischen GW vorhanden sind	2006/2007	2008
Cefoperazon	2	8
Cefotaxim	–	8
Cefquinom	1	2
Ceftiofur	1	4
Clindamycin	0,25	0,12
Enrofloxacin	0,25	0,25
Pirlimycin	1	1
Quinupristin/Dalfopristin	0,5	0,5
Spiramycin	8	4
Tilmicosin	2	2
Tulathromycin	16	16
Tylosin	2	1
n =	15	47

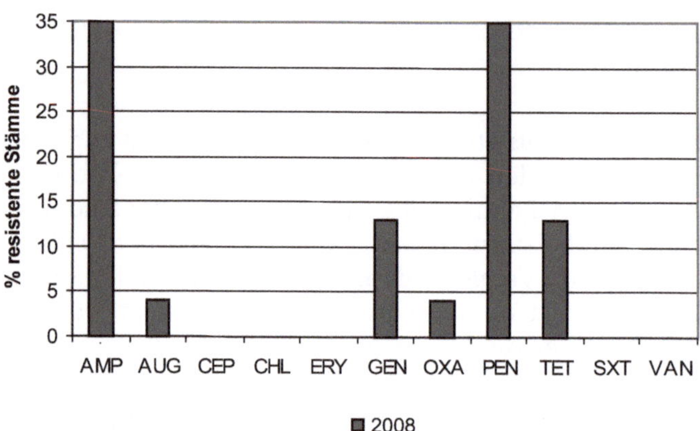

Abb. 3.31 Resistenzraten von *S. aureus* vom Pferd, verschiedene Indikationen

Staphylococcus aureus beim Pferd (Tab. 41)

Es wurden 23 *S.-aureus*-Isolate vom Pferd aus verschiedenen Indikationen untersucht. Die Resistenzlage ist insgesamt als günstig zu beurteilen; es wurden nur wenige resistente Isolate gefunden. Die Resistenzraten lagen für Penicillin/Ampicillin bei jeweils 35 %, für Tetracyclin und Gentamicin bei 13 %, für Oxacillin und die Kombination Amoxicillin/Clavulansäure bei 4 %. Es wurden keine resistenten Isolate für die Wirkstoffe Cephalothin, Chloramphenicol, Erythromycin, Trimethoprim/Sulfamethoxazol und Vancomycin detektiert.

zum Studienjahr 2006/2007, so dass hier mit Ausnahme von Cequinom von einer verminderten Wirksamkeit ausgegangen werden muss. Die übrigen Wirkstoffe zeigen so gut wie keine Veränderungen im Vergleich zur vorherigen Studie, so dass insbesondere für Enrofloxacin weiterhin von einer günstigen Resistenzlage auszugehen ist.

Tab. 3.36 MHK$_{90}$-Werte von *S. aureus* vom Pferd, verschiedene Indikationen

MHK$_{90}$ (mg/L)	Studienjahr
Wirkstoffe, für die keine klinischen GW vorhanden sind	2008
Cefoperazon	4
Cefotaxim	4
Cefquinom	1
Ceftiofur	2
Clindamycin	0,12
Enrofloxacin	0,25
Pirlimycin	0,5
Quinupristin/Dalfopristin	0,5
Spiramycin	4
Tilmicosin	2
Tulathromycin	16
Tylosin	2
n =	23

Die MHK$_{90}$-Daten für Isolate vom Pferd stellen sich durchweg als günstig dar, lediglich für Cefoperazon und Cefotaxim wurden MHK$_{90}$-Werte von 4 mg/L festgestellt. Hier sollte einer Behandlung in jedem Falle eine Resistenztestung vorausgehen.

3.2.12 *Staphylococcus pseudintermedius* (Tab. 42)

In der Studie 2008 wurden 85 *S.-pseudintermedius*-Isolate aus der Indikation „Infektionen der Haut" vom Hund untersucht.

Die Resistenzraten befinden sich in etwa auf gleicher Höhe, mit Ausnahme von Tetracyclin, wie diejenigen von *S. aureus*. Für die Wirkstoffe Chloramphenicol (30 %) und Erythromycin (38 %) wurden höhere Resistenzraten gefunden.

Die MHK$_{90}$-Daten zeigen für die Cephalosporine der neueren Generation niedrige Werte, so dass bei *S.-pseudintermedius*-Isolaten im Vergleich zu *S.-aureus*-Isolaten mit einer guten Wirksamkeit gerechnet werden kann.

3.2.13 *Streptococcus suis* beim Schwein (Tab. 43 bis 46)

Es wurden insgesamt 133 *S.-suis*-Isolate vom Schwein untersucht. Die Isolate stammten von Schweinen mit Atemwegserkrankungen. Beispielhaft wurde hier die Produktionsstufe „Ferkel" (n = 71) dargestellt.

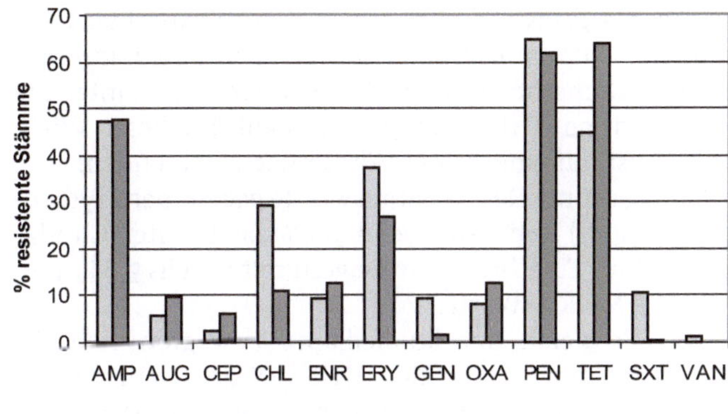

Abb. 3.32 Resistenzraten von *S. pseudintermedius/S. aureus* vom Hund, Infektionen der Haut, 2008

Tab. 3.37 MHK$_{90}$-Werte von *S. pseudintermedius/S. aureus* vom Hund, Infektionen der Haut

MHK$_{90}$ (mg/L)	Spezies	
Wirkstoffe, für die keine klinischen GW vorhanden sind	*S. pseudintermedius*	*S. aureus*
Cefoperazon	0,5	16
Cefotaxim	0,5	8
Cefquinom	0,5	4
Ceftiofur	0,25	4
Clindamycin	≥ 64	≥ 64
Quinupristin/Dalfopristin	0,5	1
Spiramycin	≥ 128	≥ 128
Tilmicosin	≥ 128	≥ 128
Tulathromycin	≥ 64	≥ 64
Tylosin	≥ 128	≥ 128
n =	85	63

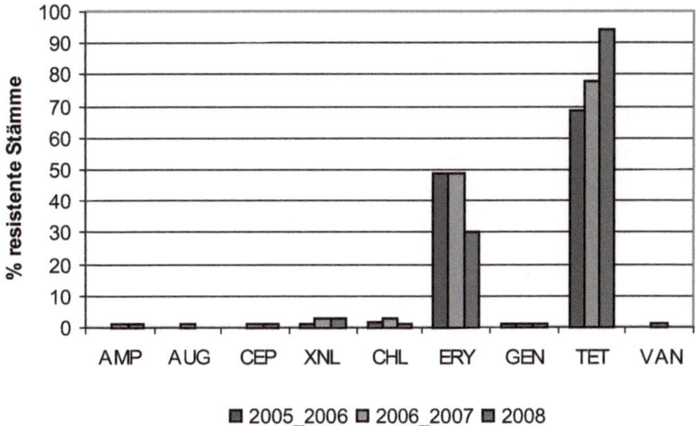

Abb. 3.33 Resistenzraten von *S. suis* vom Ferkel, Indikation: respiratorische Erkrankungen

Für die getesteten Penicilline, Cephalosporine, Gentamicin, Chloramphenicol, Enrofloxacin und Trimethoprim/Sulfamethoxazol wurden Resistenzraten unter 3 % bzw. niedrige MHK_{90}-Werte festgestellt. Bei diesen Wirkstoffen ist mit einer guten Wirksamkeit zu rechnen.

Eine erhöhte Resistenzrate wurde gegenüber Erythromycin (30 %) und Tetracyclin (95 %) beobachtet. Clindamycin und Tulathromycin zeigten mit jeweils ≥ 64 mg/L erhöhte MHK_{90}-Werte.

Im Vergleich der Studienjahre bewegten sich die Resistenzraten und die MHK_{90}-Werte auf annähernd gleicher Höhe, Ausnahme waren Trimethoprim/Sulfamethoxazol mit einem Anstieg auf 8 mg/L und Tetracyclin mit einem Anstieg der Resistenzrate auf 95 %. Von einer Behandlung mit Tetracyclin ist demzufolge abzuraten, einem Einsatz von Trimethoprim/Sulfamethoxazol sollte in jedem Falle eine Resistenztestung vorausgehen.

Tab. 3.38 MHK_{90}-Werte von *S. suis* vom Ferkel, Indikation: Atemwegserkrankungen

MHK_{90} (mg/L)	Studienjahr		
Wirkstoffe, für die keine klinischen GW vorhanden sind	2005/2006	2006/2007	2008
Cefoperazon	0,5	2	1
Cefotaxim	–	1	0,25
Cefquinom	0,06	0,25	0,06
Ceftiofur	0,5	1	0,25
Clindamycin	≥ 64	≥ 64	≥ 64
Enrofloxacin	0,5	0,5	0,5
Oxacillin	0,12	1	0,5
Quinupristin/ Dalfopristin	2	2	2
Spiramycin	≥ 128	≥ 128	≥ 128
Tilmicosin	≥ 64	≥ 128	≥ 128
Trimethoprim/ Sulfamethoxazol	0,12	2	8
Tulathromycin	≥ 64	≥ 64	≥ 64
Tylosin	≥ 64	≥ 128	≥ 128
n =	102	72	71

Zusammenfassung

Die vorliegenden Resistenzdaten basieren auf Ergebnissen des Nationalen Resistenzmonitorings für tierpathogene Erreger *GERM*-Vet, das auf Grundlage von § 77 Abs. 3 AMG vom Bundesamt für Verbraucherschutz und Lebensmittelsicherheit durchgeführt wird. Das *GERM*-Vet Monitoringprogramm untersucht deutschlandweit das Resistenzverhalten von tierpathogenen Bakterien, die von erkrankten Tieren stammen. Seit dem Studienjahr 2006/2007 werden auch Isolate von Hobbytieren untersucht.

Eine Beurteilung der Resistenzsituation erfolgte nach den klinischen Grenzwerten des CLSI. Wo dies nicht möglich war, wurden die MHK_{90}-Werte beurteilt.

Die Darstellung, Analyse und Bewertung der Daten erfolgte differenziert nach Tierarten, Bakterienspezies und Organsystemen.

APP

Die Resistenzraten und MHK_{90}-Werte für antibakterielle Wirkstoffe, die zur Therapie von Atemwegsinfektionen beim Schwein zugelassen sind, zeigten mit Ausnahme von Tulathromycin eine gute Wirksamkeit. Auch über die Jahre hinweg liegen die Resistenzen bis auf sehr wenige Ausnahmen auf fast gleichem Niveau.

Bordetella bronchiseptica

B.-bronchiseptica-Stämme isoliert aus respiratorischen Erkrankungen von Schweinen zeigten häufig Unempfindlichkeiten gegenüber den meisten β-Lactamantibiotika, Ausnahme war die Kombination Amoxicillin/Clavulansäure. Verglichen mit den Stämmen, die von Hunden und Katzen isoliert wurden, zeigten die porcinen Stämme mehr Unempfindlichkeiten. Insbesondere vor der Anwendung von Trimethoprim/Sulfamethoxazol und Florfenicol sollte eine Resistenztestung durchgeführt werden.

Enterococcus spp.

Erwartet hohe Resistenzraten zeigten *E.-faecalis*- und *E.-faecium*-Stämme gegenüber einer Vielzahl von Wirkstoffen, es wurden jedoch keine Vancomycin-resistenten Stämme und keine High-level Aminoglycosid-Resistenzen in der Studie 2008 gefunden.

Escherichia coli

Die Resistenzraten von *E. coli* vom Kleintier waren wesentlich geringer als diejenigen bei den Lebensmittel liefernden Tieren. Für die Nutztiere lagen die Resistenzraten von Ampicillin, Tetracyclin und Trimethoprim/Sulfamethoxazol zwischen 50 und 60 %, wobei die Raten für das Nutzgeflügel (Ausnahme: Isolate von Puten) niedriger waren als bei Kalb und Schwein (Indikation: „Enteritis"). Beim Geflügel zeigten die Isolate von Puten die vergleichsweise höchsten Resistenzraten. Das Kalb zeigte sich bei den Cephalosporinen der neueren Generation als Ausnahme, hier lagen die MHK_{90}-Werte in einem deutlich erhöhten Bereich. Diesen Trend sieht man fortgesetzt in der steigenden Resistenzrate für die Kombination Amoxicillin/Clavulansäure, weiterhin sieht man diesen Trend bestätigt in der ansteigenden Prävalenzrate ESBL-bildender *E. coli*, die für das Rind im Vergleich zu den Daten von Schwein und Geflügel wesentlich stärker anstieg.

Klebsiella spp.

Die Resistenzsituation für *Klebsiella* spp. von Milchkühen zeigte sich auch über drei Studienjahre hinweg als günstig, bisher konnten keine ESBL-verdächtigen *Klebsiella* spp. detektiert werden.

Mannheimia haemolytica

Die Resistenzsituation stellt sich bislang für die Tierart Rind mit einer respiratorischen Erkrankung als günstig dar, dennoch scheint sich allmählich eine leichte Verschiebung der Resistenzlage anzukündigen: es wurden vermehrt intermediär resistente Isolate insbesondere bei den Wirkstoffen Enrofloxacin und Tilmicosin detektiert. Steigende MHK_{90}-Werte zeichnen sich ebenfalls für Penicilline und Aminopenicilline sowie für Tulathromycin ab.

Berichte zur Resistenzmonitoringstudie 2008, DOI 10.1007/978-3-0348-0423-3_4,
© Bundesamt für Verbraucherschutz und Lebensmittelsicherheit (BVL) 2012

Pasteurella multocida

Für *P. multocida* im Nutztierbereich stellt sich die Resistenzlage als sehr günstig dar. Für die Tierart Rind wurde allerdings in der Studie 2008 das erste Florfenicol-resistente Isolat gefunden. Auch für die Indikation „Atemwegserkrankungen" beim Kleintier kann mit einer sehr günstigen Situation gerechnet werden.

Pseudomonas aeruginosa

Ps.-aeruginosa-Isolate zeigten bei allen untersuchten Indikationen nahezu gleichbleibend hohe Resistenzen. Bei den Süßwasserfischen, bei denen *Ps.-aeruginosa*-Isolate in der Studie 2008 erstmals untersucht wurden, wurden niedrige Resistenzraten bzw. MHK_{90}-Werte ausschließlich für Gentamicin und Enrofloxacin, beim Kleintier nur für Gentamicin detektiert.

Salmonella enterica spp. enterica

Isolate der Tierarten Rind und Schwein wiesen hohe Resistenzraten gegen Ampicillin und Tetracyclin, sowie eine auffallend hohe Anzahl an intermediär resistenten Isolaten gegenüber der Wirkstoffkombination Amoxicillin/Clavulansäure auf. Für das Nutzgefügel sind leicht ansteigende bzw. erhöhte MHK_{90}-Werte für die Wirkstoffe Enrofloxacin bzw. Nalidixinsäure zu erkennen.

Staphylococcus aureus

Hohe Resistenzraten zeigten insbesondere Isolate der Tierarten Schwein und Geflügel gegenüber den β-Lactamantibiotika und Tetracyclin, beim Schwein wurden bis zu 54 % MRSA diagnostiziert. *S.-aureus*-Isolate aus der Indikation Mastitis wiesen eine sehr günstige Resistenzlage auf, wobei hier ca. 1 % MRSA auftraten. Beim Kleintier wurde abhängig von der Tierspezies bis zu 17 % MRSA bestätigt. *S.-pseudintermedius*-Isolate vom Hund unterschieden sich im Resistenzverhalten nicht wesentlich von den *S.-aureus*-Isolaten.

Streptococcus suis

S.-suis-Isolate zeigten z. T. erhebliche Resistenzen gegenüber Tetracyclin und den Makroliden. Mit Ausnahme eines Resistenzanstiegs gegenüber der Kombination Trimethoprim/Sulfamethoxazol zeigten sich die Resistenzdaten beim Vergleich der drei Studienjahre stabil.

Anhang

Tab. 1 Liste der teilnehmenden Labore, Studie 2008

Veterinärlabor Ankum	Ankum
Staatliches Veterinäruntersuchungsamt Arnsberg	Arnsberg
Staatliches Tierärztliches Untersuchungsamt/Diagnostikzentrum	Aulendorf
LABOKLIN GmbH & Co. KG	Bad Kissingen
Thüringer Landesamt für Lebensmittelsicherheit und Verbraucherschutz (TLLV)	Bad Langensalza
Tierärztliche Hochschule Hannover, Außenstelle für Epidemiologie	Bakum
Landeslabor Berlin-Brandenburg	Berlin
Tiergesundheitsdienst der Landwirtschaftskammer NRW	Bonn
LUA Sachsen, Veterinärmedizinische Diagnostik, Standort Chemnitz	Chemnitz
Chemisches und Veterinäruntersuchungsamt Ostwestfalen-Lippe	Detmold
LVL GmbH	Emstek
Bayerisches Landesamt für Gesundheit und Lebensmittelsicherheit (LGL)	Erlangen
Landeslabor Brandenburg, Laborbereich Frankfurt/Oder	Frankfurt/Oder
Landesbetrieb Hessisches Landeslabor (LHL)	Gießen
Veterinärlabor Heidemark Mästerkreis GmbH	Haldensleben
LAVES Veterinärinstitut Hannover	Hannover
Tierärztliche Hochschule Hannover, Institut für Lebensmittelqualität und -sicherheit	Hannover
Thüringer Landesamt für Lebensmittelsicherheit und Verbraucherschutz (TLLV)	Jena
Landwirtschaftliche Untersuchungs- und Forschungsanstalt ITL GmbH	Kiel
Landesuntersuchungsamt Rheinland-Pfalz, Institut für Tierseuchendiagnostik	Koblenz
Landesuntersuchungsamt Rheinland-Pfalz, Institut für Lebensmittel tierischer Herkunft	Koblenz
Chemisches und Veterinäruntersuchungsamt Rhein-Ruhr-Wupper	Krefeld
Landesuntersuchungsanstalt für das Gesundheits- und Veterinärwesen	Leipzig
Vet Med-Labor, Institut für klinische Prüfung	Ludwigsburg
Ludwig-Maximilians-Universität, Tierärztliche Fakultät, Institut für Infektionsmedizin und Zoonosen	München
Chemisches und Veterinäruntersuchungsamt Münsterland-Emscher-Lippe	Münster
Landeslabor Schleswig-Holstein Lebensmittel-, Veterinär- und Umweltuntersuchungen	Neumünster
Bayerisches Landesamt für Gesundheit und Lebensmittelsicherheit (LGL)	Oberschleißheim
Veterinärinstitut Oldenburg Niedersächsisches Landesamt f. Verbraucherschutz und Lebensmittelsicherheit	Oldenburg
Tiergesundheitsdienst Bayern e.V.	Poing
Landesamt für Landwirtschaft, Lebensmittelsicherheit und Fischerei MV (LALLF)	Rostock
Landesamt für Verbraucherschutz Sachsen-Anhalt, Fachbereich 4 Veterinäruntersuchungen und -epidemiologie	Stendal

Berichte zur Resistenzmonitoringstudie 2008, DOI 10.1007/978-3-0348-0423-3,
© Bundesamt für Verbraucherschutz und Lebensmittelsicherheit (BVL) 2012

Tab. 2 Verteilung der MHK der vom Schwein mit der Indikation „Respiratorische Erkrankungen" isolierten APP-Stämme (n = 63), 2008

Antimikrobieller Wirkstoff	MHK [mg/L]																			S [%]	I [%]	R [%]
		0,008	0,015	0,03	0,06	0,12	0,25	0,5	1	2	4	8	16	32	64	128	256	512	1024			
Ampicillin[1]	abs.	–	–	1	2	25	29	0	0	0	0	0	0	1	1	3*	–	–	–			
	kum. %	–	–	1,6	4,8	45,2	91,9	91,9	91,9	91,9	91,9	91,9	91,9	93,5	95,2	100,0	–	–	–			
Amoxicillin/	abs.	–	–	1	0	2	34	21	2	2	0	0	0	0	0	–	–	–	–	100,0	0,0	0,0
Clavulansäure	kum. %	–	–	1,6	1,6	4,8	59,7	93,5	96,8	100,0	100,0	100,0	100,0	100,0	100,0	–	–	–	–			
Apramycin[1]	abs.	–	–	0	0	0	0	0	0	0	0	0	14	44	3	1*	–	–	–			
	kum. %	–	–	0,0	0,0	0,0	0,0	0,0	0,0	0,0	0,0	22,6	93,5	98,4	100,0	–	–	–	–			
Cefoperazon[1]	abs.	–	–	–	42	13	2	2	0	2	1	0	0	0	–	–	–	–	–			
	kum. %	–	–	–	67,7	88,7	91,9	95,2	95,2	98,4	100,0	100,0	100,0	100,0	–	–	–	–	–			
Cefotaxim[1]	abs.	–	60	1	0	0	0	0	1	0	0	0	0	0	–	–	–	–	–			
	kum. %	–	96,8	98,4	98,4	98,4	98,4	98,4	100,0	100,0	100,0	100,0	100,0	100,0	–	–	–	–	–			
Cefquinom[1]	abs.	–	33	24	3	1	0	1	0	0	0	0	0	0	–	–	–	–	–			
	kum. %	–	53,2	91,9	96,8	98,4	98,4	100,0	100,0	100,0	100,0	100,0	100,0	100,0	–	–	–	–	–			
Ceftiofur	abs.	–	–	61	0	0	0	1	0	0	0	0	0	0	0	–	–	–	–	100,0	0,0	0,0
	kum. %	–	–	98,4	98,4	98,4	98,4	100,0	100,0	100,0	100,0	100,0	100,0	100,0	100,0	–	–	–	–			
Cephalothin	abs.	–	–	–	0	3	18	33	3	2	1	1	1	0	0	0	–	–	–	98,4	1,6	0,0
	kum. %	–	–	–	0,0	4,8	33,9	87,1	91,9	95,2	96,8	98,4	100,0	100,0	100,0	100,0	–	–	–			
Chloramphenicol	abs.	–	–	–	–	–	–	60	0	0	1	1	0	0	0	0	0	–	–	100,0	0,0	0,0
	kum. %	–	–	–	–	–	–	96,8	96,8	96,8	98,4	100,0	100,0	100,0	100,0	100,0	100,0	–	–			
Colistin[1]	abs.	–	–	0	0	0	2	3	18	34	3	0	0	2*	–	–	–	–	–			
	kum. %	–	–	0,0	0,0	0,0	3,2	8,1	37,1	91,9	96,8	96,8	96,8	100,0	–	–	–	–	–			
Doxycyclin[1]	abs.	–	–	–	0	0	0	17	39	1	2	2	1	0	0	0	–	–	–			
	kum. %	–	–	–	0,0	0,0	0,0	27,4	90,3	91,9	95,2	98,4	100,0	100,0	100,0	100,0	–	–	–			
Enrofloxacin[1]	abs.	0	0	5	45	8	0	2	0	0	2	0	0	–	–	–	–	–	–			
	kum. %	0,0	0,0	8,1	80,6	93,5	93,5	96,8	96,8	96,8	100,0	100,0	100,0	–	–	–	–	–	–			
Florfenicol	abs.	–	–	–	–	3	55	1	0	2	1	0	0	0	0	0	0	–	–	98,4	1,6	0,0
	kum. %	–	–	–	–	4,8	93,5	95,2	95,2	98,4	100,0	100,0	100,0	100,0	100,0	100,0	100,0	–	–			
Gentamicin[1]	abs.	–	–	–	0	0	0	0	0	12	43	6	1	0	0	0	–	–	–			
	kum. %	–	–	–	0,0	0,0	0,0	0,0	0,0	19,4	88,7	98,4	100,0	100,0	100,0	100,0	–	–	–			
Nalidixinsäure[1]	abs.	–	–	–	0	0	0	0	1	48	9	0	0	0	2	0	2*	–	–			
	kum. %	–	–	–	0,0	0,0	0,0	0,0	1,6	79,0	93,5	93,5	93,5	93,5	96,8	96,8	100,0	–	–			

Fortsetzung

Antimikrobieller Wirkstoff	MHK [mg/L]	0,008	0,015	0,03	0,06	0,12	0,25	0,5	1	2	4	8	16	32	64	128	256	512	1024	S [%]	I [%]	R [%]
Penicillin[1]	abs.	–	2	0	1	8	19	21	6	0	0	0	0	1	4*	–	–	–	–			
	kum. %	–	3,2	3,2	4,8	17,7	48,4	82,3	91,9	91,9	91,9	91,9	91,9	93,5	100,0	–	–	–	–			
Spectinomycin[1]	abs.	–	–	–	–	0	0	0	0	0	0	0	3	8	47	2	1	1*	–			
	kum. %	–	–	–	–	0,0	0,0	0,0	0,0	0,0	0,0	0,0	4,8	17,7	93,5	96,8	98,4	100,0	–			
Spiramycin[1]	abs.	–	–	–	0	0	0	0	0	0	0	1	2	6	48	4	1*	–	–			
	kum. %	–	–	–	0,0	0,0	0,0	0,0	0,0	0,0	0,0	1,6	4,8	14,5	91,9	98,4	100,0	–	–			
Tetracyclin	abs.	–	–	–	–	0	0	7	47	2	0	1	1	3	0	1	0	–	–	11,3	75,8	12,9
	kum. %	–	–	–	–	0,0	0,0	11,3	87,1	90,3	90,3	91,9	93,5	98,4	98,4	100,0	100,0	–	–			
Tiamulin	abs.	–	–	0	0	0	1	0	0	2	4	22	32	1	0	–	–	–	–	98,4		1,6
	kum. %	–	–	0,0	0,0	0,0	1,6	1,6	1,6	4,8	11,3	46,8	98,4	100,0	100,0	–	–	–	–			
Tilmicosin	abs.	–	–	–	0	0	0	0	0	1	2	37	21	0	0	0	1*	–	–	98,4		1,6
	kum. %	–	–	–	0,0	0,0	0,0	0,0	0,0	1,6	4,8	64,5	98,4	98,4	98,4	98,4	100,0	–	–			
Trimethoprim[1]	abs.	–	–	–	33	24	1	2	0	2	0	0	0	0	0	0	–	–	–			
	kum. %	–	–	–	53,2	91,9	93,5	96,8	96,8	100,0	100,0	100,0	100,0	100,0	100,0	100,0	–	–	–			
Trimethoprim/ Sulfamethoxazol[1]	abs.	–	1	8	33	16	0	4	0	0	0	0	0	0	–	–	–	–	–			
	kum. %	–	1,6	14,5	67,7	93,5	93,5	100,0	100,0	100,0	100,0	100,0	100,0	100,0	–	–	–	–	–			
Tulathromycin[1]	abs.	–	–	0	0	0	0	0	0	1	1	4	31	21	3	0	1*	–	–			
	kum. %	–	–	0,0	0,0	0,0	0,0	0,0	0,0	1,6	3,2	9,7	59,7	93,5	98,4	98,4	100,0	–	–			

S [%] Prozent empfindliche Stämme; I [%] Prozent intermediäre Stämme; R [%] Prozent resistente Stämme;
abs.: absolut; kum. %: kumulativ in %; Querstrich: Konzentration nicht getestet;
[1] kein Grenzwert in CLSI M31–S1 für diese Bakterien/Indikation verfügbar;
* Anzahl Stämme, deren MIC größer als die höchste getestete Konzentration ist.

Tab. 3 Verteilung der MHK der vom Fisch isolierten *Aeromonas*-ssp.-Stämme (n = 104), 2008

Antimikrobieller Wirkstoff	MHK [mg/L]	0,008	0,015	0,03	0,06	0,12	0,25	0,5	1	2	4	8	16	32	64	128	256	512	1024	S [%]	I [%]	R [%]
Ampicillin[1]	abs.	–	–	0	0	0	0	0	0	0	5	13	57	16	1	1*	–	–	–			
	kum. %	–	–	0,0	0,0	0,0	0,0	0,0	0,0	0,0	5,4	19,4	80,6	97,8	98,9	100,0	–	–	–			
Amoxicillin/	abs.	–	–	0	0	0	0	1	2	8	68	13	1	0	0	–	–	–	–	98,9	1,1	0,0
Clavulansäure	kum. %	–	–	0,0	0,0	0,0	0,0	1,1	3,2	11,8	84,9	98,9	100,0	100,0	100,0	–	–	–	–			
Apramycin[1]	abs.	–	–	0	0	0	0	0	0	0	0	4	88	1	0	–	–	–	–			
	kum. %	–	–	0,0	0,0	0,0	0,0	0,0	0,0	0,0	0,0	4,3	98,9	100,0	100,0	–	–	–	–			
Cefoperazon[1]	abs.	–	–	–	0	0	0	3	2	10	47	29	1	1	–	–	–	–	–			
	kum. %	–	–	–	0,0	0,0	0,0	3,2	5,4	16,1	66,7	97,8	98,9	100,0	–	–	–	–	–			
Cefotaxim[1]	abs.	–	0	0	0	0	0	1	0	0	0	1	5	3	83*	–	–	–	–			
	kum. %	–	0,0	0,0	0,0	0,0	0,0	1,1	1,1	1,1	1,1	2,2	7,5	10,8	100,0	–	–	–	–			
Cefquinom[1]	abs.	–	0	0	0	0	0	0	0	1	2	2	36	52	–	–	–	–	–			
	kum. %	–	0,0	0,0	0,0	0,0	0,0	0,0	0,0	1,1	3,2	5,4	44,1	100,0	–	–	–	–	–			
Ceftiofur[1]	abs.	–	–	0	0	0	0	0	1	0	0	0	4	1	43	44*	–	–	–			
	kum. %	–	–	0,0	0,0	0,0	0,0	0,0	1,1	1,1	1,1	1,1	5,4	6,5	52,7	100,0	–	–	–			
Cephalothin	abs.	–	–	–	0	0	0	0	0	0	0	10	51	25	5	2	–	–	–	10,8	54,8	34,4
	kum. %	–	–	–	0,0	0,0	0,0	0,0	0,0	0,0	0,0	10,8	65,6	92,5	97,8	100,0	–	–	–			
Chloramphenicol	abs.	–	–	–	–	–	–	0	2	21	59	10	0	0	0	0	1	–	–	98,9	0,0	1,1
	kum. %	–	–	–	–	–	–	0,0	2,2	24,7	88,2	98,9	98,9	98,9	98,9	98,9	100,0	–	–			
Colistin[1]	abs.	–	–	0	0	7	81	4	0	0	1	0	0	–	–	–	–	–	–			
	kum. %	–	–	0,0	0,0	7,5	94,6	98,9	98,9	98,9	100,0	100,0	100,0	–	–	–	–	–	–			
Doxycyclin[1]	abs.	–	–	–	12	72	3	3	1	1	1	0	0	0	0	0	–	–	–			
	kum. %	–	–	–	12,9	90,3	93,5	96,8	97,8	98,9	100,0	100,0	100,0	100,0	100,0	100,0	–	–	–			
Enrofloxacin[1]	abs.	0	0	1	1	3	10	71	6	0	1	0	0	–	–	–	–	–	–			
	kum. %	0,0	0,0	1,1	2,2	5,4	16,1	92,5	98,9	98,9	100,0	100,0	100,0	–	–	–	–	–	–			
Florfenicol	abs.	–	–	–	–	0	0	1	18	41	31	1	0	1	0	0	0	–	–	64,5	33,3	2,2
	kum. %	–	–	–	–	0,0	0,0	1,1	20,4	64,5	97,8	98,9	98,9	100,0	100,0	100,0	100,0	–	–			
Gentamicin	abs.	–	–	–	–	0	0	0	4	88	1	0	0	0	0	0	0	–	–	100,0	0,0	0,0
	kum. %	–	–	–	–	0,0	0,0	0,0	4,3	98,9	100,0	100,0	100,0	100,0	100,0	100,0	100,0	–	–			
Nalidixinsäure[1]	abs.	–	–	–	0	0	0	0	2	1	9	74	4	2	0	1	–	–	–			
	kum. %	–	–	–	0,0	0,0	0,0	0,0	2,2	3,2	12,9	92,5	96,8	98,9	98,9	100,0	–	–	–			

Fortsetzung

Antimikrobieller Wirkstoff	MHK [mg/L]																		S [%]	I [%]	R [%]
		0,008	0,015	0,03	0,06	0,12	0,25	0,5	1	2	4	8	16	32	64	128	256	512	1024			
Penicillin[1]	abs.	–	0	0	0	0	0	0	0	0	1	0	2	3	87*	–	–	–	–			
	kum. %	–	0,0	0,0	0,0	0,0	0,0	0,0	0,0	0,0	1,1	1,1	3,2	6,5	100,0	–	–	–	–			
Spectinomycin[1]	abs.	–	–	–	–	0	0	0	0	0	0	1	0	0	0	0	0	92	–			
	kum. %	–	–	–	–	0,0	0,0	0,0	0,0	0,0	0,0	1,1	1,1	1,1	1,1	1,1	1,1	100,0	–			
Spiramycin[1]	abs.	–	–	–	0	0	0	0	0	0	0	0	2	2	37	46	6*	–	–			
	kum. %	–	–	–	0,0	0,0	0,0	0,0	0,0	0,0	0,0	0,0	2,2	4,3	44,1	93,5	100,0	–	–			
Tetracyclin	abs.	–	–	–	–	0	49	35	5	1	0	0	1	1	1	0	0	–	–	96,8	0,0	3,2
	kum. %	–	–	–	–	0,0	52,7	90,3	95,7	96,8	96,8	96,8	97,8	98,9	100,0	100,0	100,0	–	–			
Tiamulin[1]	abs.	–	–	0	0	0	0	0	0	0	0	0	4	11	46	32*	–	–	–			
	kum. %	–	–	0,0	0,0	0,0	0,0	0,0	0,0	0,0	0,0	0,0	4,3	16,1	65,6	100,0	–	–	–			
Tilmicosin[1]	abs.	–	–	0	0	0	0	0	0	0	2	8	32	44	7	–	–	–	–			
	kum. %	–	–	0,0	0,0	0,0	0,0	0,0	0,0	0,0	2,2	10,8	45,2	92,5	100,0	–	–	–	–			
Trimethoprim[1]	abs.	–	–	–	0	0	0	0	4	13	40	32	3	1	0	0	–	–	–			
	kum. %	–	–	–	0,0	0,0	0,0	0,0	4,3	18,3	61,3	95,7	98,9	100,0	100,0	100,0	–	–	–			
Trimethoprim/ Sulfamethoxazol[1]	abs.	–	7	23	16	5	0	0	2	18	18	2	2	0	–	–	–	–	–			
	kum. %	–	7,5	32,3	49,5	54,8	54,8	54,8	57,0	76,3	95,7	97,8	100,0	100,0	–	–	–	–	–			
Tulathromycin[1]	abs.	–	–	0	0	0	0	0	0	0	10	36	46	1	0	–	–	–	–			
	kum. %	–	–	0,0	0,0	0,0	0,0	0,0	0,0	0,0	10,8	49,5	98,9	100,0	100,0	–	–	–	–			

S [%] Prozent empfindliche Stämme; I [%] Prozent intermediäre Stämme; R [%] Prozent resistente Stämme;
abs.: absolut; kum. %: kumulativ in %; Querstrich: Konzentration nicht getestet;
[1] kein Grenzwert in CLSI M31–S1 für diese Bakterien/Indikation verfügbar;
* Anzahl Stämme, deren MIC größer als die höchste getestete Konzentration ist.

Tab. 4 Verteilung der MHK der vom Schwein mit der Indikation „respiratorischer Erkrankung" isolierten *Bordetella-bronchiseptica*-Stämme (n = 93), 2008

Antimikrobieller Wirkstoff	MHK [mg/L]	0,008	0,015	0,03	0,06	0,12	0,25	0,5	1	2	4	8	16	32	64	128	256	512	1024	S [%]	I [%]	R [%]
Ampicillin[1]	abs.	–	–	0	0	0	0	0	0	0	5	13	57	16	1	1*	–	–	–			
	kum. %	–	–	0,0	0,0	0,0	0,0	0,0	0,0	0,0	5,4	19,4	80,6	97,8	98,9	100,0	–	–	–			
Amoxicillin/	abs.	–	–	0	0	0	0	1	2	8	68	13	1	0	0	–	–	–	–	98,9	1,1	0,0
Clavulansäure	kum. %	–	–	0,0	0,0	0,0	0,0	1,1	3,2	11,8	84,9	98,9	100,0	100,0	100,0	–	–	–	–			
Cefoperazon[1]	abs.	–	–	–	0	0	0	3	2	10	47	29	1	1	–	–	–	–	–			
	kum. %	–	–	–	0,0	0,0	0,0	3,2	5,4	16,1	66,7	97,8	98,9	100,0	–	–	–	–	–			
Cefotaxim[1]	abs.	–	0	0	0	0	0	1	0	0	0	1	5	3	83*	–	–	–	–			
	kum. %	–	0,0	0,0	0,0	0,0	0,0	1,1	1,1	1,1	1,1	2,2	7,5	10,8	100,0	–	–	–	–			
Cefquinom[1]	abs.	–	0	0	0	0	0	0	0	1	2	2	36	52	–	–	–	–	–			
	kum. %	–	0,0	0,0	0,0	0,0	0,0	0,0	1,1	3,2	5,4	44,1	100,0	–	–	–	–	–	–			
Ceftiofur[1]	abs.	–	–	0	0	0	0	0	1	0	0	0	4	1	43	44*	–	–	–			
	kum. %	–	–	0,0	0,0	0,0	0,0	0,0	1,1	1,1	1,1	1,1	5,4	6,5	52,7	100,0	–	–	–			
Cephalothin	abs.	–	–	–	0	0	0	0	0	0	0	10	51	25	5	2	–	–	–	10,8	54,8	34,4
	kum. %	–	–	–	0,0	0,0	0,0	0,0	0,0	0,0	0,0	10,8	65,6	92,5	97,8	100,0	–	–	–			
Chloramphenicol	abs.	–	–	–	–	–	–	0	2	21	59	10	0	0	0	0	1	–	–	98,9	0,0	1,1
	kum. %	–	–	–	–	–	–	0,0	2,2	24,7	88,2	98,9	98,9	98,9	98,9	98,9	100,0	–	–			
Colistin[1]	abs.	–	–	0	0	7	81	4	0	0	1	0	0	–	–	–	–	–	–			
	kum. %	–	–	0,0	0,0	7,5	94,6	98,9	98,9	98,9	100,0	100,0	100,0	–	–	–	–	–	–			
Doxycyclin[1]	abs.	–	–	–	12	72	3	3	1	1	1	0	0	0	0	0	–	–	–			
	kum. %	–	–	–	12,9	90,3	93,5	96,8	97,8	98,9	100,0	100,0	100,0	100,0	100,0	100,0	–	–	–			
Enrofloxacin[1]	abs.	0	0	1	1	3	10	71	6	0	1	0	0	–	–	–	–	–	–			
	kum. %	0,0	0,0	1,1	2,2	5,4	16,1	92,5	98,9	98,9	100,0	100,0	100,0	–	–	–	–	–	–			
Florfenicol	abs.	–	–	–	–	0	0	1	18	41	31	1	0	1	0	0	0	–	–	64,5	33,3	2,2
	kum. %	–	–	–	–	0,0	0,0	1,1	20,4	64,5	97,8	98,9	98,9	100,0	100,0	100,0	100,0	–	–			
Gentamicin	abs.	–	–	–	–	0	0	0	4	88	1	0	0	0	0	0	0	–	–	100,0	0,0	0,0
	kum. %	–	–	–	–	0,0	0,0	0,0	4,3	98,9	100,0	100,0	100,0	100,0	100,0	100,0	100,0	–	–			
Nalidixinsäure[1]	abs.	–	–	–	0	0	0	0	2	1	9	74	4	2	0	1	–	–	–			
	kum. %	–	–	–	0,0	0,0	0,0	0,0	2,2	3,2	12,9	92,5	96,8	98,9	98,9	100,0	–	–	–			

Fortsetzung

Antimikrobieller Wirkstoff	MHK [mg/L]																			S [%]	I [%]	R [%]
		0,008	0,015	0,03	0,06	0,12	0,25	0,5	1	2	4	8	16	32	64	128	256	512	1024			
Penicillin[1]	abs.	–	0	0	0	0	0	0	0	0	1	0	2	3	87*	–	–	–	–			
	kum. %	–	0,0	0,0	0,0	0,0	0,0	0,0	0,0	0,0	1,1	1,1	3,2	6,5	100,0	–	–	–	–			
Spectinomycin[1]	abs.	–	–	–	–	0	0	0	0	0	0	1	0	0	0	0	0	92	–			
	kum. %	–	–	–	–	0,0	0,0	0,0	0,0	0,0	0,0	1,1	1,1	1,1	1,1	1,1	1,1	100,0	–			
Spiramycin[1]	abs.	–	–	–	0	0	0	0	0	0	0	0	2	2	37	46	6*	–	–			
	kum. %	–	–	–	0,0	0,0	0,0	0,0	0,0	0,0	0,0	0,0	2,2	4,3	44,1	93,5	100,0	–	–			
Tetracyclin	abs.	–	–	–	–	0	49	35	5	1	0	0	1	1	1	0	0	–	–	96,8	0,0	3,2
	kum. %	–	–	–	–	0,0	52,7	90,3	95,7	96,8	96,8	96,8	97,8	98,9	100,0	100,0	100,0	–	–			
Tiamulin[1]	abs.	–	–	0	0	0	0	0	0	0	0	0	4	11	46	32*	–	–	–			
	kum. %	–	–	0,0	0,0	0,0	0,0	0,0	0,0	0,0	0,0	0,0	4,3	16,1	65,6	100,0	–	–	–			
Tilmicosin[1]	abs.	–	–	0	0	0	0	0	0	0	2	8	32	44	7	–	–	–	–			
	kum. %	–	–	0,0	0,0	0,0	0,0	0,0	0,0	0,0	2,2	10,8	45,2	92,5	100,0	–	–	–	–			
Trimethoprim[1]	abs.	–	–	–	0	0	0	0	4	13	40	32	3	1	0	0	–	–	–			
	kum. %	–	–	–	0,0	0,0	0,0	0,0	4,3	18,3	61,3	95,7	98,9	100,0	100,0	100,0	–	–	–			
Trimethoprim/ Sulfamethoxazol[1]	abs.	–	7	23	16	5	0	0	2	18	18	2	2	0	–	–	–	–	–			
	kum. %	–	7,5	32,3	49,5	54,8	54,8	54,8	57,0	76,3	95,7	97,8	100,0	100,0	–	–	–	–	–			
Tulathromycin[1]	abs.	–	–	0	0	0	0	0	0	0	10	36	46	1	0	–	–	–	–			
	kum. %	–	–	0,0	0,0	0,0	0,0	0,0	0,0	0,0	10,8	49,5	98,9	100,0	100,0	–	–	–	–			

S [%] Prozent empfindliche Stämme; I [%] Prozent intermediäre Stämme; R [%] Prozent resistente Stämme;
abs.: absolut; kum. %: kumulativ in %; Querstrich: Konzentration nicht getestet;
[1] kein Grenzwert in CLSI M31–S1 für diese Bakterien/Indikation verfügbar;
* Anzahl Stämme, deren MIC größer als die höchste getestete Konzentration ist.

Tab. 5 Verteilung der MHK der vom Kleintier mit der Indikation „Respiratorische Erkrankungen" isolierten *Bordetella-bronchiseptica*-Stämme (n = 10), 2008

Antimikrobieller Wirkstoff	MHK [mg/L]	0,008	0,015	0,03	0,06	0,12	0,25	0,5	1	2	4	8	16	32	64	128	256	512	1024	S [%]	I [%]	R [%]
Ampicillin[1]	abs.	–	–	0	0	0	0	0	0	2	1	3	4	0	0	–	–	–	–			
	kum. %	–	–	0,0	0,0	0,0	0,0	0,0	0,0	20,0	30,0	60,0	100,0	100,0	100,0	–	–	–	–			
Amoxicillin/	abs.	–	–	0	0	0	0	0	2	3	4	1	0	0	0	–	–	–	–	100,0	0,0	0,0
Clavulansäure	kum. %	–	–	0,0	0,0	0,0	0,0	0,0	20,0	50,0	90,0	100,0	100,0	100,0	100,0	–	–	–	–			
Apramycin[1]	abs.	–	–	0	0	0	0	0	0	0	0	0	8	2	0	–	–	–	–			
	kum. %	–	–	0,0	0,0	0,0	0,0	0,0	0,0	0,0	0,0	0,0	80,0	100,0	100,0	–	–	–	–			
Cefoperazon[1]	abs.	–	–	–	0	0	0	2	1	2	4	1	0	0	–	–	–	–	–			
	kum. %	–	–	–	0,0	0,0	0,0	20,0	30,0	50,0	90,0	100,0	100,0	100,0	–	–	–	–	–			
Cefotaxim[1]	abs.	–	0	0	0	0	0	0	0	0	0	2	1	0	7*	–	–	–	–			
	kum. %	–	0,0	0,0	0,0	0,0	0,0	0,0	0,0	0,0	0,0	20,0	30,0	30,0	100,0	–	–	–	–			
Cefquinom[1]	abs.	–	0	0	0	0	0	0	0	0	4	1	1	4	–	–	–	–	–			
	kum. %	–	0,0	0,0	0,0	0,0	0,0	0,0	0,0	0,0	40,0	50,0	60,0	100,0	–	–	–	–	–			
Ceftiofur[1]	abs.	–	–	0	0	0	0	0	0	0	0	1	1	1	4	3*	–	–	–			
	kum. %	–	–	0,0	0,0	0,0	0,0	0,0	0,0	0,0	0,0	10,0	20,0	30,0	70,0	100,0	–	–	–			
Cephalothin	abs.	–	–	–	0	0	0	0	0	0	0	3	7	0	0	0	–	–	–	30,0	70,0	0,0
	kum. %	–	–	–	0,0	0,0	0,0	0,0	0,0	0,0	0,0	30,0	100,0	100,0	100,0	100,0	–	–	–			
Chloramphenicol	abs.	–	–	–	–	–	–	0	1	4	3	2	0	0	0	0	0	–	–	100,0	0,0	0,0
	kum. %	–	–	–	–	–	–	0,0	10,0	50,0	80,0	100,0	100,0	100,0	100,0	100,0	100,0	–	–			
Colistin[1]	abs.	–	–	0	0	1	9	0	0	0	0	0	0	–	–	–	–	–	–			
	kum. %	–	–	0,0	0,0	10,0	100,0	100,0	100,0	100,0	100,0	100,0	100,0	–	–	–	–	–	–			
Doxycyclin[1]	abs.	–	–	–	3	5	0	2	0	0	0	0	0	0	0	–	–	–	–			
	kum. %	–	–	–	30,0	80,0	80,0	100,0	100,0	100,0	100,0	100,0	100,0	100,0	100,0	–	–	–	–			
Enrofloxacin[2]	abs.	0	0	0	0	0	5	3	0	0	0	0	0	–	–	–	–	–	–	100,0	0,0	0,0
	kum. %	0,0	0,0	0,0	0,0	0,0	62,5	100,0	100,0	100,0	100,0	100,0	100,0	–	–	–	–	–	–			
Florfenicol	abs.	–	–	–	–	0	0	0	5	2	3	0	0	0	0	0	0	–	–			
	kum. %	–	–	–	–	0,0	0,0	0,0	50,0	70,0	100,0	100,0	100,0	100,0	100,0	100,0	100,0	–	–			
Gentamicin	abs.	–	–	–	–	0	0	0	0	10	0	0	0	0	0	0	0	–	–	100,0	0,0	0,0
	kum. %	–	–	–	–	0,0	0,0	0,0	0,0	100,0	100,0	100,0	100,0	100,0	100,0	100,0	100,0	–	–			
Nalidixinsäure[1]	abs.	–	–	–	0	0	0	0	0	0	4	4	2	0	0	0	–	–	–			
	kum. %	–	–	–	0,0	0,0	0,0	0,0	0,0	0,0	40,0	80,0	100,0	100,0	100,0	100,0	–	–	–			

Fortsetzung

Antimikrobieller Wirkstoff	MHK [mg/L]																			S [%]	I [%]	R [%]
		0,008	0,015	0,03	0,06	0,12	0,25	0,5	1	2	4	8	16	32	64	128	256	512	1024			
Penicillin[1]	abs.	–	0	0	0	0	0	0	0	0	0	0	2	2	6*	–	–	–	–			
	kum. %	–	0,0	0,0	0,0	0,0	0,0	0,0	0,0	0,0	0,0	0,0	20,0	40,0	100,0	–	–	–	–			
Spectinomycin[1]	abs.	–	–	–	–	0	0	0	0	0	0	0	0	0	0	0	0	10	–			
	kum. %	–	–	–	–	0,0	0,0	0,0	0,0	0,0	0,0	0,0	0,0	0,0	0,0	0,0	0,0	100,0	–			
Spiramycin[1]	abs.	–	–	–	0	0	0	0	0	0	0	0	0	1	3	5	1*	–	–			
	kum. %	–	–	–	0,0	0,0	0,0	0,0	0,0	0,0	0,0	0,0	0,0	10,0	40,0	90,0	100,0	–	–			
Tetracyclin	abs.	–	–	–	–	0	4	4	2	0	0	0	0	0	0	0	0	–	–	100,0	0,0	0,0
	kum. %	–	–	–	–	0,0	40,0	80,0	100,0	100,0	100,0	100,0	100,0	100,0	100,0	100,0	100,0	–	–			
Tiamulin[1]	abs.	–	–	0	0	0	0	0	0	0	0	0	0	3	2	5*	–	–	–			
	kum. %	–	–	0,0	0,0	0,0	0,0	0,0	0,0	0,0	0,0	0,0	0,0	30,0	50,0	100,0	–	–	–			
Tilmicosin[1]	abs.	–	–	0	0	0	0	0	0	0	0	0	0	5	3	2	–	–	–			
	kum. %	–	–	0,0	0,0	0,0	0,0	0,0	0,0	0,0	0,0	0,0	0,0	50,0	80,0	100,0	–	–	–			
Trimethoprim[1]	abs.	–	–	–	0	0	0	0	0	0	4	2	4	0	0	0	–	–	–			
	kum. %	–	–	–	0,0	0,0	0,0	0,0	0,0	0,0	40,0	60,0	100,0	100,0	100,0	100,0	–	–	–			
Trimethoprim/ Sulfamethoxazol[1]	abs.	–	0	2	0	1	0	0	0	4	3	0	0	0	–	–	–	–	–			
	kum. %	–	0,0	20,0	20,0	30,0	30,0	30,0	30,0	70,0	100,0	100,0	100,0	100,0	–	–	–	–	–			
Tulathromycin[1]	abs.	–	–	0	0	0	0	0	0	0	0	6		0	0	–	–	–	–			
	kum. %	–	–	0,0	0,0	0,0	0,0	0,0	0,0	0,0	0,0	60,0	100,0	100,0	100,0	–	–	–	–			

S [%] Prozent empfindliche Stämme; I [%] Prozent intermediäre Stämme; R [%] Prozent resistente Stämme;
abs.: absolut; kum. %: kumulativ in %; Querstrich: Konzentration nicht getestet;
[1] kein Grenzwert in CLSI M31–S1 für diese Bakterien/Indikation verfügbar;
[2] kein Grenzwert von Enrofloxacin in CLSI M31-S1 für die Indikation „Katze, Respiratorische Erkrankungen" verfügbar; daher wurden für die Bewertung dieses Wirkstoffs nur Isolate von Hunden (n = 8) betrachtet; die MHK von Enrofloxacin für Isolate von Katzen (n = 2) lag bei 0,5 bzw. 1 mg/L
* Anzahl Stämme, deren MIC größer als die höchste getestete Konzentration ist.

Tab. 6 Verteilung der MHK der vom Rind mit der Indikation „Mastitis" isolierten *Enterococcus-faecalis*-Stämme (n = 39), 2008

Antimikrobieller Wirkstoff	MHK [mg/L]	0,008	0,015	0,03	0,06	0,12	0,25	0,5	1	2	4	8	16	32	64	128	256	512	1024	S [%]	I [%]	R [%]
Ampicillin	abs.	–	–	0	0	0	1	0	19	19	0	0	0	0	0	–	–	–	–	100,0		0,0
	kum. %	–	–	0,0	0,0	0,0	2,6	2,6	51,3	100,0	100,0	100,0	100,0	100,0	100,0	–	–	–	–			
Amoxicillin/	abs.	–	–	0	0	0	0	8	31	0	0	0	0	0	0	–	–	–	–	100,0	0,0	0,0
Clavulansäure	kum. %	–	–	0,0	0,0	0,0	0,0	20,5	100,0	100,0	100,0	100,0	100,0	100,0	100,0	–	–	–	–			
Cefoperazon[1]	abs.	–	–	–	0	0	0	0	0	1	0	0	7	21	10*	–	–	–	–			
	kum. %	–	–	–	0,0	0,0	0,0	0,0	0,0	2,6	2,6	2,6	20,5	74,4	100,0	–	–	–	–			
Cefotaxim[1]	abs.	–	0	0	0	0	0	3	2	5	11	5	2	0	11*	–	–	–	–			
	kum. %	–	0,0	0,0	0,0	0,0	0,0	7,7	12,8	25,6	53,8	66,7	71,8	71,8	100,0	–	–	–	–			
Cefquinom[1]	abs.	–	0	0	0	0	1	1	2	6	20	8	1	0	–	–	–	–	–			
	kum. %	–	0,0	0,0	0,0	0,0	2,6	5,1	10,3	25,6	76,9	97,4	100,0	100,0	–	–	–	–	–			
Ceftiofur[1]	abs.	–	–	0	0	0	0	0	1	2	3	5	12	6	5	5*	–	–	–			
	kum. %	–	–	0,0	0,0	0,0	0,0	0,0	2,6	7,7	15,4	28,2	59,0	74,4	87,2	100,0	–	–	–			
Cephalothin	abs.	–	–	–	0	0	0	0	1	0	0	0	3	31	4	0	–	–	–	2,6	7,7	89,7
	kum. %	–	–	–	0,0	0,0	0,0	0,0	2,6	2,6	2,6	2,6	10,3	89,7	100,0	100,0	–	–	–			
Chloramphenicol	abs.	–	–	–	–	–	–	0	0	0	1	34	0	0	1	3	0	–	–	89,7	0,0	10,3
	kum. %	–	–	–	–	–	–	0,0	0,0	0,0	2,6	89,7	89,7	89,7	92,3	100,0	100,0	–	–			
Clindamycin[1]	abs.	–	–	0	1	0	0	0	0	0	0	3	8	23	0	4*	–	–	–			
	kum. %	–	–	0,0	2,6	2,6	2,6	2,6	2,6	2,6	2,6	10,3	30,8	89,7	89,7	100,0	–	–	–			
Enrofloxacin[1]	abs.	0	0	0	0	0	0	15	22	2	0	0	0	–	–	–	–	–	–			
	kum. %	0,0	0,0	0,0	0,0	0,0	0,0	38,5	94,9	100,0	100,0	100,0	100,0	–	–	–	–	–	–			
Erythromycin	abs.	–	0	0	1	1	1	11	9	10	1	0	0	0	5*	–	–	–	–	35,9	51,3	12,8
	kum. %	–	0,0	0,0	2,6	5,1	7,7	35,9	59,0	84,6	87,2	87,2	87,2	87,2	100,0	–	–	–	–			
Gentamicin	abs.	–	–	–	–	0	0	0	1	14	14	8	2	0	0	0	0	–	–	74,4	20,5	5,1
	kum. %	–	–	–	–	0,0	0,0	0,0	2,6	38,5	74,4	94,9	100,0	100,0	100,0	100,0	100,0	–	–			
Oxacillin[1]	abs.	–	0	0	0	0	0	0	0	1	0	3	35*	–	–	–	–	–	–			
	kum. %	–	0,0	0,0	0,0	0,0	0,0	0,0	0,0	2,6	2,6	10,3	100,0	–	–	–	–	–	–			

Fortsetzung

Antimikrobieller Wirkstoff	MHK [mg/L]																		S [%]	I [%]	R [%]
		0,008	0,015	0,03	0,06	0,12	0,25	0,5	1	2	4	8	16	32	64	128	256	512	1024			
Penicillin	abs.	–	0	0	0	0	0	1	0	9	28	1	0	0	–	–	–	–	–	100,0		0,0
	kum. %	–	0,0	0,0	0,0	0,0	0,0	2,6	2,6	25,6	97,4	100,0	100,0	100,0	–	–	–	–	–			
Pirlimycin[1]	abs.	–	–	0	0	1	0	0	0	0	6	27	1	0	1	3*	–	–	–			
	kum. %	–	–	0,0	0,0	2,6	2,6	2,6	2,6	2,6	17,9	87,2	89,7	89,7	92,3	100,0	–	–	–			
Quinupristin/	abs.	–	0	0	0	0	1	0	0	0	2	12	24	0	–	–	–	–	–	2,6	0,0	97,4
Dalfopristin	kum. %	–	0,0	0,0	0,0	0,0	2,6	2,6	2,6	2,6	7,7	38,5	100,0	100,0	–	–	–	–	–			
Spiramycin[1]	abs.	–	–	–	0	0	0	1	24	10	0	0	0	0	0	1	3*	–	–			
	kum. %	–	–	–	0,0	0,0	0,0	2,6	64,1	89,7	89,7	89,7	89,7	89,7	89,7	92,3	100,0	–	–			
Tetracyclin	abs.	–	–	–	–	0	0	4	10	1	0	0	0	0	15	9	0	–	–	38,5	0,0	61,5
	kum. %	–	–	–	–	0,0	0,0	10,3	35,9	38,5	38,5	38,5	38,5	38,5	76,9	100,0	100,0	–	–			
Tilmicosin[1]	abs.	–	0	0	0	0	0	0	0	0	0	2	13	18	1	0	5*	–	–			
	kum. %	–	0,0	0,0	0,0	0,0	0,0	0,0	0,0	0,0	0,0	5,1	38,5	84,6	87,2	87,2	100,0	–	–			
Trimethoprim/	abs.	–	0	6	17	11	3	0	0	0	0	0	0	0	1*	–	–	–	–			
Sulfamethoxazol[1]	kum. %	–	0,0	15,8	60,5	89,5	97,4	97,4	97,4	97,4	97,4	97,4	97,4	97,4	100,0	–	–	–	–			
Tulathromycin[1]	abs.	–	–	0	0	0	0	0	1	0	4	10	16	4	0	4*	–	–	–			
	kum. %	–	–	0,0	0,0	0,0	0,0	0,0	2,6	2,6	12,8	38,5	79,5	89,7	89,7	100,0	–	–	–			
Tylosin[1]	abs.	–	–	–	0	0	0	1	2	29	1	1	0	0	0	0	5*	–	–			
	kum. %	–	–	–	0,0	0,0	0,0	2,6	7,7	82,1	84,6	87,2	87,2	87,2	87,2	87,2	100,0	–	–			
Vancomycin	abs.	–	0	0	0	0	0	3	10	17	9	0	0	0	–	–	–	–	–	0,0	0,0	0,0
	kum. %	–	0,0	0,0	0,0	0,0	0,0	7,7	33,3	76,9	100,0	100,0	100,0	100,0	–	–	–	–	–			

S [%] Prozent empfindliche Stämme; I [%] Prozent intermediäre Stämme; R [%] Prozent resistente Stämme;
abs.: absolut; kum. %: kumulativ in %; Querstrich: Konzentration nicht getestet;
[1] kein Grenzwert in CLSI M31–S1 für diese Bakterien/Indikation verfügbar;
* Anzahl Stämme, deren MIC größer als die höchste getestete Konzentration ist.

Tab. 7 Verteilung der MHK der vom Rind mit der Indikation „Mastitis" isolierten *Enterococcus-faecium*-Stämme (n = 20), 2008

Antimikrobieller Wirkstoff	MHK [mg/L]	0,008	0,015	0,03	0,06	0,12	0,25	0,5	1	2	4	8	16	32	64	128	256	512	1024	S [%]	I [%]	R [%]
Ampicillin	abs.	–	–	0	1	0	2	1	3	7	4	0	0	0	2	–	–	–	–	90,0		10,0
	kum. %	–	–	0,0	5,0	5,0	15,0	20,0	35,0	70,0	90,0	90,0	90,0	90,0	100,0	–	–	–	–			
Amoxicillin/ Clavulansäure	abs.	–	–	0	0	3	0	6	5	3	1	0	0	2	0	–	–	–	–	90,0	0,0	10,0
	kum. %	–	–	0,0	0,0	15,0	15,0	45,0	70,0	85,0	90,0	90,0	90,0	100,0	100,0	–	–	–	–			
Cefoperazon[1]	abs.	–	–	–	0	0	0	0	0	1	0	1	3	8	7*	–	–	–	–			
	kum. %	–	–	–	0,0	0,0	0,0	0,0	0,0	5,0	5,0	10,0	25,0	65,0	100,0	–	–	–	–			
Cefotaxim[1]	abs.	–	0	0	0	0	0	0	0	4	0	0	0	1	15*	–	–	–	–			
	kum. %	–	0,0	0,0	0,0	0,0	0,0	0,0	0,0	20,0	20,0	20,0	20,0	25,0	100,0	–	–	–	–			
Cefquinom[1]	abs.	–	0	0	0	0	0	2	2	1	2	0	1	2	10*	–	–	–	–			
	kum. %	–	0,0	0,0	0,0	0,0	0,0	10,0	20,0	25,0	35,0	35,0	40,0	50,0	100,0	–	–	–	–			
Ceftiofur[1]	abs.	–	–	0	0	0	0	0	1	0	0	0	1	1	1	16*	–	–	–			
	kum. %	–	–	0,0	0,0	0,0	0,0	0,0	5,0	5,0	5,0	5,0	10,0	15,0	20,0	100,0	–	–	–			
Cephalothin	abs.	–	–	–	0	0	0	0	0	0	1	0	2	2	8	2	5*	–	–	5,0	10,0	85,0
	kum. %	–	–	–	0,0	0,0	0,0	0,0	0,0	0,0	5,0	5,0	15,0	25,0	65,0	75,0	100,0	–	–			
Chloramphenicol	abs.	–	–	–	–	–	–	0	0	0	1	18	0	1	0	0	0	–	–	95,0	0,0	5,0
	kum. %	–	–	–	–	–	–	0,0	0,0	0,0	5,0	95,0	95,0	100,0	100,0	100,0	100,0	–	–			
Enrofloxacin[1]	abs.	0	0	0	0	0	0	0	2	4	5	9	0	–	–	–	–	–	–			
	kum. %	0,0	0,0	0,0	0,0	0,0	0,0	0,0	10,0	30,0	55,0	100,0	100,0	–	–	–	–	–	–			
Erythromycin	abs.	–	0	0	0	3	2	2	3	8	1	0	0	0	1*	–	–	–	–	35,0	60,0	5,0
	kum. %	–	0,0	0,0	0,0	15,0	25,0	35,0	50,0	90,0	95,0	95,0	95,0	95,0	100,0	–	–	–	–			
Gentamicin	abs.	–	–	–	–	0	0	0	0	2	7	8	3	0	0	0	0	–	–	45,0	40,0	15,0
	kum. %	–	–	–	–	0,0	0,0	0,0	0,0	10,0	45,0	85,0	100,0	100,0	100,0	100,0	100,0	–	–			
Oxacillin[1]	abs.	–	0	0	0	0	0	0	1	0	1	3	15*	–	–	–	–	–	–			
	kum. %	–	0,0	0,0	0,0	0,0	0,0	0,0	5,0	5,0	10,0	25,0	100,0	–	–	–	–	–	–			

Fortsetzung

Antimikrobieller Wirkstoff	MHK [mg/L]																			S [%]	I [%]	R [%]
		0,008	0,015	0,03	0,06	0,12	0,25	0,5	1	2	4	8	16	32	64	128	256	512	1024			
Penicillin	abs.	–	0	0	0	1	0	2	0	0	9	2	2	2	2*	–	–	–	–	70,0		30,0
	kum. %	–	0,0	0,0	0,0	5,0	5,0	15,0	15,0	15,0	60,0	70,0	80,0	90,0	100,0	–	–	–	–			
Pirlimycin[1]	abs.	–	–	0	0	0	8	2	1	0	1	2	4	2	0	–	–	–	–			
	kum. %	–	–	0,0	0,0	0,0	40,0	50,0	55,0	55,0	60,0	70,0	90,0	100,0	100,0	–	–	–	–			
Quinupristin/	abs.	–	0	0	0	0	0	10	2	4	3	0	1	0	–	–	–	–	–	60,0	20,0	20,0
Dalfopristin	kum. %	–	0,0	0,0	0,0	0,0	0,0	50,0	60,0	80,0	95,0	95,0	100,0	100,0	–	–	–	–	–			
Spiramycin[1]	abs.	–	–	–	0	0	0	5	10	4	0	0	0	0	0	0	1*	–	–			
	kum. %	–	–	–	0,0	0,0	0,0	25,0	75,0	95,0	95,0	95,0	95,0	95,0	95,0	95,0	100,0	–	–			
Tetracyclin	abs.	–	–	–	–	0	0	10	4	0	1	0	0	0	4	0	1	–	–	75,0	0,0	25,0
	kum. %	–	–	–	–	0,0	0,0	50,0	70,0	70,0	75,0	75,0	75,0	75,0	95,0	95,0	100,0	–	–			
Tilmicosin[1]	abs.	–	0	0	0	0	0	0	0	0	0	8	10	1	0	0	1*	–	–			
	kum. %	–	0,0	0,0	0,0	0,0	0,0	0,0	0,0	0,0	0,0	40,0	90,0	95,0	95,0	95,0	100,0	–	–			
Trimethoprim/	abs.	–	0	1	1	4	7	4	1	1	0	0	0	0	1*	–	–	–	–			
Sulfamethoxazol[1]	kum. %	–	0,0	5,0	10,0	30,0	65,0	85,0	90,0	95,0	95,0	95,0	95,0	95,0	100,0	–	–	–	–			
Tulathromycin[1]	abs.	–	–	0	0	0	0	0	1	5	11	1	1	0	0	1*	–	–	–			
	kum. %	–	–	0,0	0,0	0,0	0,0	0,0	5,0	30,0	85,0	90,0	95,0	95,0	95,0	100,0	–	–	–			
Tylosin[1]	abs.	–	–	–	0	0	0	0	7	7	5	0	0	0	0	0	1*	–	–			
	kum. %	–	–	–	0,0	0,0	0,0	0,0	35,0	70,0	95,0	95,0	95,0	95,0	95,0	95,0	100,0	–	–			
Vancomycin	abs.	–	0	0	0	0	0	8	7	3	2	0	0	0	–	–	–	–	–	0,0	0,0	0,0
	kum. %	–	0,0	0,0	0,0	0,0	0,0	40,0	75,0	90,0	100,0	100,0	100,0	100,0	–	–	–	–	–			

S [%] Prozent empfindliche Stämme; I [%] Prozent intermediäre Stämme; R [%] Prozent resistente Stämme;
abs.: absolut; kum. %: kumulativ in %; Querstrich: Konzentration nicht getestet;
[1] kein Grenzwert in CLSI M31–S1 für diese Bakterien/Indikation verfügbar;
* Anzahl Stämme, deren MIC größer als die höchste getestete Konzentration ist.

Tab. 8 Verteilung der MHK der vom Kalb mit der Indikation „Gastritis/Enteritis" isolierten *Escherichia-coli*-Stämme (n = 166), 2008

Antimikrobieller Wirkstoff	MHK [mg/L]	0,008	0,015	0,03	0,06	0,12	0,25	0,5	1	2	4	8	16	32	64	128	256	512	1024	S [%]	I [%]	R [%]
Ampicillin	abs.	–	–	0	0	0	0	0	0	17	27	6	0	0	0	116*	–	–	–	30,1	0,0	69,9
	kum. %	–	–	0,0	0,0	0,0	0,0	0,0	0,0	10,2	26,5	30,1	30,1	30,1	100,0	100,0	–	–	–			
Amoxicillin/	abs.	–	–	0	0	0	0	0	1	8	34	70	27	23	3	–	–	–	–	68,1	16,3	15,7
Clavulansäure	kum. %	–	–	0,0	0,0	0,0	0,0	0,0	0,6	5,4	25,9	68,1	84,3	98,2	100,0	–	–	–	–			
Apramycin[1]	abs.	–	–	0	0	0	0	0	0	9	82	53	5	0	17*	–	–	–	–			
	kum. %	–	–	0,0	0,0	0,0	0,0	0,0	0,0	5,4	54,8	86,7	89,8	89,8	100,0	–	–	–	–			
Cefoperazon[1]	abs.	–	–	–	1	16	30	12	14	21	21	7	6	7	31*	–	–	–	–			
	kum. %	–	–	–	0,6	10,2	28,3	35,5	44,0	56,6	69,3	73,5	77,1	81,3	100,0	–	–	–	–			
Cefotaxim[1]	abs.	–	0	8	78	36	15	6	5	0	0	0	2	3	13*	–	–	–	–			
	kum. %	–	0,0	4,8	51,8	73,5	82,5	86,1	89,2	89,2	89,2	89,2	90,4	92,2	100,0	–	–	–	–			
Cefquinom[1]	abs.	–	0	12	74	33	1	4	6	4	6	6	3	2	15*	–	–	–	–			
	kum. %	–	0,0	7,2	51,8	71,7	72,3	74,7	78,3	80,7	84,3	88,0	89,8	91,0	100,0	–	–	–	–			
Ceftiofur[1]	abs.	–	–	0	1	2	59	62	17	6	1	0	0	1	2	15*	–	–	–			
	kum. %	–	–	0,0	0,6	1,8	37,3	74,7	84,9	88,6	89,2	89,2	89,2	89,8	91,0	100,0	–	–	–			
Cephalothin	abs.	–	–	–	0	0	0	0	0	0	7	37	61	29	13	1	18*	–	–	26,5	36,7	36,7
	kum. %	–	–	–	0,0	0,0	0,0	0,0	0,0	0,0	4,2	26,5	63,3	80,7	88,6	89,2	100,0	–	–			
Chloramphenicol	abs.	–	–	–	–	–	–	0	0	2	21	52	6	3	3	8	43	28*	–	45,2	3,6	51,2
	kum. %	–	–	–	–	–	–	0,0	0,0	1,2	13,9	45,2	48,8	50,6	52,4	57,2	83,1	100,0	–			
Colistin[1]	abs.	–	–	0	0	0	88	69	0	1	4	3	1	–	–	–	–	–	–			
	kum. %	–	–	0,0	0,0	0,0	53,0	94,6	94,6	95,2	97,6	99,4	100,0	–	–	–	–	–	–			
Doxycyclin[1]	abs.	–	–	–	0	0	0	2	7	33	9	11	38	36	30	0	–	–	–			
	kum. %	–	–	–	0,0	0,0	0,0	1,2	5,4	25,3	30,7	37,3	60,2	81,9	100,0	100,0	–	–	–			
Enrofloxacin[1]	abs.	0	12	65	20	1	6	11	1	2	0	6	12	30*	–	–	–	–	–			
	kum. %	0,0	7,2	46,4	58,4	59,0	62,7	69,3	69,9	71,1	71,1	74,7	81,9	100,0	–	–	–	–	–			
Florfenicol[1]	abs.	–	–	–	–	0	0	0	0	2	20	85	18	0	7	13	17	4*	–			
	kum. %	–	–	–	–	0,0	0,0	0,0	0,0	1,2	13,3	64,5	75,3	75,3	79,5	87,3	97,6	100,0	–			
Gentamicin	abs.	–	–	–	–	0	3	52	67	8	1	5	13	7	3	4	3	–	–	78,9	3,0	21,1
	kum. %	–	–	–	–	0,0	1,8	33,1	73,5	78,3	78,9	81,9	89,8	94,0	95,8	98,2	100,0	–	–			
Nalidixinsäure[1]	abs.	–	–	–	0	0	0	1	6	66	25	0	0	1	4	9	54*	–	–			
	kum. %	–	–	–	0,0	0,0	0,0	0,6	4,2	44,0	59,0	59,0	59,0	59,6	62,0	67,5	100,0	–	–			

Fortsetzung

Antimikrobieller Wirkstoff	MHK [mg/L]																		S [%]	I [%]	R [%]
		0,008	0,015	0,03	0,06	0,12	0,25	0,5	1	2	4	8	16	32	64	128	256	512	1024			
Penicillin[1]	abs.	–	0	0	0	0	0	0	0	0	0	1	5	33	127*	–	–	–	–			
	kum. %	–	0,0	0,0	0,0	0,0	0,0	0,0	0,0	0,0	0,0	0,6	3,6	23,5	100,0	–	–	–	–			
Spectinomycin[1]	abs.	–	–	–	–	0	0	0	0	0	0	0	34	46	8	17	22	39*	–			
	kum. %	–	–	–	–	0,0	0,0	0,0	0,0	0,0	0,0	0,0	20,5	48,2	53,0	63,3	76,5	100,0	–			
Spiramycin[1]	abs.	–	–	–	0	0	0	0	0	0	0	0	0	0	3	35	128*	–	–			
	kum. %	–	–	–	0,0	0,0	0,0	0,0	0,0	0,0	0,0	0,0	0,0	0,0	1,8	22,9	100,0	–	–			
Tetracyclin	abs.	–	–	–	–	0	0	0	9	36	4	0	1	1	30	51	29	5*	–	29,5	0,0	70,5
	kum. %	–	–	–	–	0,0	0,0	0,0	5,4	27,1	29,5	29,5	30,1	30,7	48,8	79,5	97,0	100,0	–			
Tiamulin[1]	abs.	–	–	0	·0	0	0	0	0	0	0	0	2	5	33	126*	–	–	–			
	kum. %	–	–	0,0	0,0	0,0	0,0	0,0	0,0	0,0	0,0	0,0	1,2	4,2	24,1	100,0	–	–	–			
Tilmicosin[1]	abs.	–	–	–	0	0	0	0	0	0	0	0	0	6	44	100	16*	–	–			
	kum. %	–	–	–	0,0	0,0	0,0	0,0	0,0	0,0	0,0	0,0	0,0	3,6	30,1	90,4	100,0	–	–			
Trimethoprim[1]	abs.	–	–	–	1	5	36	32	6	1	1	0	0	0	0	0	84*	–	–			
	kum. %	–	–	–	0,6	3,6	25,3	44,6	48,2	48,8	49,4	49,4	49,4	49,4	49,4	49,4	100,0	–	–			
Trimethoprim/ Sulfamethoxazol	abs.	–	0	7	24	13	23	11	2	1	1	0	0	0	84*	–	–	–	–	48,8		51,2
	kum. %	–	0,0	4,2	18,7	26,5	40,4	47,0	48,2	48,8	49,4	49,4	49,4	49,4	100,0	–	–	–	–			
Tulathromycin[1]	abs.	–	–	0	0	0	0	0	0	1	0	27	116	18	4	–	–	–	–			
	kum. %	–	–	0,0	0,0	0,0	0,0	0,0	0,0	0,6	0,6	16,9	86,7	97,6	100,0	–	–	–	–			

S [%] Prozent empfindliche Stämme; I [%] Prozent intermediäre Stämme; R [%] Prozent resistente Stämme;
abs.: absolut; kum. %: kumulativ in %; Querstrich: Konzentration nicht getestet;
[1] kein Grenzwert in CLSI M31–S1 für diese Bakterien/Indikation verfügbar;
* Anzahl Stämme, deren MIC größer als die höchste getestete Konzentration ist.

Tab. 9 Verteilung der MHK der vom Rind (übrige) isolierten *Escherichia-coli*-Stämme (n = 32), 2008

Antimikrobieller Wirkstoff	MHK [mg/L]																		S [%]	I [%]	R [%]
		0,008	0,015	0,03	0,06	0,12	0,25	0,5	1	2	4	8	16	32	64	128	256	512	1024			
Ampicillin	abs.	–	–	0	0	0	0	0	0	5	8	0	0	0	0	19*	–	–	–	40,6	0,0	40,6
	kum. %	–	–	0,0	0,0	0,0	0,0	0,0	0,0	15,6	40,6	40,6	40,6	40,6	100,0	100,0	–	–	–			
Amoxicillin/	abs.	–	–	0	0	0	0	0	1	2	8	16	2	3	0	–	–	–	–	84,4	6,3	84,4
Clavulansäure	kum. %	–	–	0,0	0,0	0,0	0,0	0,0	3,1	9,4	34,4	84,4	90,6	100,0	100,0	–	–	–	–			
Apramycin[1]	abs.	–	–	0	0	0	0	0	0	3	17	9	2	0	0	1*	–	–	–			
	kum. %	–	–	0,0	0,0	0,0	0,0	0,0	0,0	9,4	62,5	90,6	96,9	96,9	96,9	100,0	–	–	–			
Cefoperazon[1]	abs.	–	–	–	1	3	7	2	5	3	2	2	2	0	5*	–	–	–	–			
	kum. %	–	–	–	3,1	12,5	34,4	40,6	56,3	65,6	71,9	78,1	84,4	84,4	100,0	–	–	–	–			
Cefotaxim[1]	abs.	–	0	5	17	7	0	0	0	0	0	0	0	1	2*	–	–	–	–			
	kum. %	–	0,0	15,6	68,8	90,6	90,6	90,6	90,6	90,6	90,6	90,6	90,6	93,8	100,0	–	–	–	–			
Cefquinom[1]	abs.	–	0	3	21	4	1	0	0	0	0	0	0	1	2*	–	–	–	–			
	kum. %	–	0,0	9,4	75,0	87,5	90,6	90,6	90,6	90,6	90,6	90,6	90,6	93,8	–	–	–	–	–			
Ceftiofur[1]	abs.	–	–	0	0	2	17	10	0	0	0	0	0	0	0	3*	–	–	–			
	kum. %	–	–	0,0	0,0	6,3	59,4	90,6	90,6	90,6	90,6	90,6	90,6	90,6	90,6	100,0	–	–	–			
Cephalothin	abs.	–	–	–	0	0	0	0	0	0	2	12	9	3	3	0	3*	–	–	43,8	28,1	43,8
	kum. %	–	–	–	0,0	0,0	0,0	0,0	0,0	0,0	6,3	43,8	71,9	81,3	90,6	90,6	100,0	–	–			
Chloramphenicol	abs.	–	–	–	–	–	–	0	0	1	8	13	1	0	0	1	4	4*	–	68,8	3,1	68,8
	kum. %	–	–	–	–	–	–	0,0	0,0	3,1	28,1	68,8	71,9	71,9	71,9	75,0	87,5	100,0	–			
Colistin[1]	abs.	–	–	0	0	0	13	17	0	0	1	1	0	–	–	–	–	–	–			
	kum. %	–	–	0,0	0,0	0,0	40,6	93,8	93,8	93,8	96,9	100,0	100,0	–	–	–	–	–	–			
Doxycyclin[1]	abs.	–	–	–	0	0	0	2	2	3	5	4	7	6	2	0	1*	–	–			
	kum. %	–	–	–	0,0	0,0	0,0	6,3	12,5	21,9	37,5	50,0	71,9	90,6	96,9	96,9	100,0	–	–			
Enrofloxacin[1]	abs.	1	3	12	6	0	2	3	2	0	0	0	2	1*	–	–	–	–	–			
	kum. %	3,1	12,5	50,0	68,8	68,8	75,0	84,4	90,6	90,6	90,6	90,6	96,9	100,0	–	–	–	–	–			
Florfenicol[1]	abs.	–	–	–	–	0	0	0	0	1	8	16	1	2	0	0	2	2*	–			
	kum. %	–	–	–	–	0,0	0,0	0,0	0,0	3,1	28,1	78,1	81,3	87,5	87,5	87,5	93,8	100,0	–			
Gentamicin	abs.	–	–	–	–	0	2	13	9	2	0	1	1	3	1	0	0	–	–	81,3	3,1	81,3
	kum. %	–	–	–	–	0,0	6,3	46,9	75,0	81,3	81,3	84,4	87,5	96,9	100,0	100,0	100,0	–	–			
Nalidixinsäure[1]	abs.	–	–	–	0	0	0	0	4	14	4	0	0	0	1	2	7*	–	–			
	kum. %	–	–	–	0,0	0,0	0,0	0,0	12,5	56,3	68,8	68,8	68,8	68,8	71,9	78,1	100,0	–	–			

Fortsetzung

Antimikrobieller Wirkstoff	MHK [mg/L]	0,008	0,015	0,03	0,06	0,12	0,25	0,5	1	2	4	8	16	32	64	128	256	512	1024	S [%]	I [%]	R [%]
Penicillin[1]	abs.	–	0	0	0	0	0	0	0	0	0	0	2	9	21*	–	–	–	–			
	kum. %	–	0,0	0,0	0,0	0,0	0,0	0,0	0,0	0,0	0,0	0,0	6,3	34,4	100,0	–	–	–	–			
Spectinomycin[1]	abs.	–	–	–	–	0	0	0	0	0	0	0	6	10	2	3	1	10*	–			
	kum. %	–	–	–	–	0,0	0,0	0,0	0,0	0,0	0,0	0,0	18,8	50,0	56,3	65,6	68,8	100,0	–			
Spiramycin[1]	abs.	–	–	–	0	0	0	0	0	0	0	0	0	0	3	8	21*	–	–			
	kum. %	–	–	–	0,0	0,0	0,0	0,0	0,0	0,0	0,0	0,0	0,0	0,0	9,4	34,4	100,0	–	–			
Tetracyclin	abs.	–	–	–	–	0	0	0	4	7	1	0	0	0	6	11	2	1*	–	37,5	0,0	62,5
	kum. %	–	–	–	–	0,0	0,0	0,0	12,5	34,4	37,5	37,5	37,5	37,5	56,3	90,6	96,9	100,0	–			
Tiamulin[1]	abs.	–	–	0	0	0	0	0	0	0	0	0	1	1	8	22*	–	–	–			
	kum. %	–	–	0,0	0,0	0,0	0,0	0,0	0,0	0,0	0,0	0,0	3,1	6,3	31,3	100,0	–	–	–			
Tilmicosin[1]	abs.	–	–	–	0	0	0	0	0	0	0	0	0	2	14	14	2*	–	–			
	kum. %	–	–	–	0,0	0,0	0,0	0,0	0,0	0,0	0,0	0,0	0,0	6,3	50,0	93,8	100,0	–	–			
Trimethoprim[1]	abs.	–	–	–	0	0	14	5	0	0	0	0	0	0	0	0	13*	–	–			
	kum. %	–	–	–	0,0	0,0	43,8	59,4	59,4	59,4	59,4	59,4	59,4	59,4	59,4	59,4	100,0	–	–			
Trimethoprim/	abs.	–	0	2	10	3	4	0	0	0	0	0	0	0	13*	–	–	–	–	59,4		40,6
Sulfamethoxazol	kum. %	–	0,0	6,3	37,5	46,9	59,4	59,4	59,4	59,4	59,4	59,4	59,4	59,4	100,0	–	–	–	–			
Tulathromycin[1]	abs.	–	–	0	0	0	0	0	0	0	1	7	20	4	0	–	–	–	–			
	kum. %	–	–	0,0	0,0	0,0	0,0	0,0	0,0	0,0	3,1	25,0	87,5	100,0	100,0	–	–	–	–			

S [%] Prozent empfindliche Stämme; I [%] Prozent intermediäre Stämme; R [%] Prozent resistente Stämme;
abs.: absolut; kum. %: kumulativ in %; Querstrich: Konzentration nicht getestet;
[1] kein Grenzwert in CLSI M31–S1 für diese Bakterien/Indikation verfügbar;
* Anzahl Stämme, deren MIC größer als die höchste getestete Konzentration ist.

Tab. 10 Verteilung der MHK der vom Schwein isolierten *Escherichia-coli*-Stämmen (n = 341), 2008

Antimikrobieller Wirkstoff	MHK [mg/L]	0,008	0,015	0,03	0,06	0,12	0,25	0,5	1	2	4	8	16	32	64	128	256	512	1024	S [%]	I [%]	R [%]
Ampicillin	abs.	–	–	0	0	0	0	0	2	63	50	7	0	1	3	215*	–	–	–	35,8	0,0	58,4
	kum. %	–	–	0,0	0,0	0,0	0,0	0,0	0,6	19,1	33,7	35,8	35,8	36,1	37,0	100,0	–	–	–			
Amoxicillin/	abs.	–	–	0	0	0	0	0	0	36	95	165	39	2	4	–	–	–	–	86,8	11,4	1,8
Clavulansäure	kum. %	–	–	0,0	0,0	0,0	0,0	0,0	0,0	10,6	38,4	86,8	98,2	98,8	100,0	–	–	–	–			
Apramycin[1]	abs.	–	–	0	0	0	0	0	3	48	193	68	10	2	0	17*	–	–	–			
	kum. %	–	–	0,0	0,0	0,0	0,0	0,0	0,9	15,0	71,6	91,5	94,4	95,0	95,0	100,0	–	–	–			
Cefoperazon[1]	abs.	–	–	–	3	53	60	24	49	57	27	28	9	9	22*	–	–	–	–			
	kum. %	–	–	–	0,9	16,4	34,0	41,1	55,4	72,1	80,1	88,3	90,9	93,5	100,0	–	–	–	–			
Cefotaxim[1]	abs.	–	0	26	256	34	6	0	1	2	1	1	1	1	8*	–	–	–	–			
	kum. %	–	0,0	7,7	83,7	93,8	95,5	95,5	95,8	96,4	96,7	97,0	97,3	97,6	100,0	–	–	–	–			
Cefquinom[1]	abs.	–	0	38	208	72	8	0	3	0	1	1	2	1	7*	–	–	–	–			
	kum. %	–	0,0	11,1	72,1	93,3	95,6	95,6	96,5	96,5	96,8	97,1	97,7	97,9	100,0	–	–	–	–			
Ceftiofur[1]	abs.	–	–	1	1	4	192	125	5	0	1	2	2	0	0	8*	–	–	–			
	kum. %	–	–	0,3	0,6	1,8	58,1	94,7	96,2	96,2	96,5	97,1	97,7	97,7	97,7	100,0	–	–	–			
Cephalothin	abs.	–	–	–	0	0	0	0	0	0	20	120	133	45	10	1	12*	–	–	41,1	39,0	19,9
	kum. %	–	–	–	0,0	0,0	0,0	0,0	0,0	0,0	5,9	41,1	80,1	93,3	96,2	96,5	100,0	–	–			
Chloramphenicol	abs.	–	–	–	–	–	–	0	1	1	73	176	8	7	10	12	28	25*	–	73,6	2,3	24,0
	kum. %	–	–	–	–	–	–	0,0	0,3	0,6	22,0	73,6	76,0	78,0	80,9	84,5	92,7	100,0	–			
Colistin[1]	abs.	–	–	0	0	1	147	168	2	1	11	9	1	1*	–	–	–	–	–			
	kum. %	–	–	0,0	0,0	0,3	43,4	92,7	93,3	93,5	96,8	99,4	99,7	100,0	–	–	–	–	–			
Doxycyclin[1]	abs.	–	–	–	0	0	1	3	19	47	19	20	102	75	53	1	1*	–	–			
	kum. %	–	–	–	0,0	0,0	0,3	1,2	6,7	20,5	26,1	32,0	61,9	83,9	99,4	99,7	100,0	–	–			
Enrofloxacin[1]	abs.	1	46	161	58	9	7	26	7	4	0	3	7	12*	–	–	–	–	–			
	kum. %	0,3	13,8	61,0	78,0	80,6	82,7	90,3	92,4	93,5	93,5	94,4	96,5	100,0	–	–	–	–	–			
Florfenicol[1]	abs.	–	–	–	–	0	0	0	1	4	82	202	33	2	1	4	8	4*	–			
	kum. %	–	–	–	–	0,0	0,0	0,0	0,3	1,5	25,5	84,8	94,4	95,0	95,3	96,5	98,8	100,0	–			
Gentamicin	abs.	–	–	–	–	0	27	168	99	19	1	5	8	5	4	5	0	–	–	92,1	1,5	6,5
	kum. %	–	–	–	–	0,0	7,9	57,2	86,2	91,8	92,1	93,5	95,9	97,4	98,5	100,0	100,0	–	–			
Nalidixinsäure[1]	abs.	–	–	–	0	0	0	4	29	186	49	5	1	3	11	10	43*	–	–			
	kum. %	–	–	–	0,0	0,0	0,0	1,2	9,7	64,2	78,6	80,1	80,4	81,2	84,5	87,4	100,0	–	–			

Fortsetzung

Antimikrobieller Wirkstoff	MHK [mg/L]	0,008	0,015	0,03	0,06	0,12	0,25	0,5	1	2	4	8	16	32	64	128	256	512	1024	S [%]	I [%]	R [%]
Penicillin[1]	abs.	–	0	0	0	0	0	0	0	0	0	2	15	89	235*	–	–	–	–			
	kum. %	–	0,0	0,0	0,0	0,0	0,0	0,0	0,0	0,0	0,0	0,6	5,0	31,1	100,0	–	–	–	–			
Spectinomycin[1]	abs.	–	–	–	–	0	0	0	0	0	0	1	74	102	34	27	28	75*	–			
	kum. %	–	–	–	–	0,0	0,0	0,0	0,0	0,0	0,0	0,3	22,0	51,9	61,9	69,8	78,0	100,0	–			
Spiramycin[1]	abs.	–	–	–	0	0	0	0	1	0	0	0	1	0	10	108	221*	–	–			
	kum. %	–	–	–	0,0	0,0	0,0	0,0	0,3	0,3	0,3	0,3	0,6	0,6	3,5	35,2	100,0	–	–			
Tetracyclin	abs.	–	–	–	–	0	0	1	12	69	8	0	1	2	55	138	46	9*	–	26,4	0,3	73,6
	kum. %	–	–	–	–	0,0	0,0	0,3	3,8	24,0	26,4	26,4	26,7	27,3	43,4	83,9	97,4	100,0	–			
Tiamulin[1]	abs.	–	–	0	0	0	0	0	0	1	0	0	4	19	155	162*	–	–	–			
	kum. %	–	–	0,0	0,0	0,0	0,0	0,0	0,0	0,3	0,3	0,3	1,5	7,0	52,5	100,0	–	–	–			
Tilmicosin[1]	abs.	–	–	–	0	0	0	0	0	0	0	1	0	11	135	174	20*	–	–			
	kum. %	–	–	–	0,0	0,0	0,0	0,0	0,0	0,0	0,0	0,3	0,3	3,5	43,1	94,1	100,0	–	–			
Trimethoprim[1]	abs.	–	–	–	2	19	80	55	10	1	1	0	0	1	0	0	171*	–	–			
	kum. %	–	–	–	0,6	6,2	29,7	45,9	48,8	49,1	49,4	49,4	49,4	49,7	49,7	49,7	100,0	–	–			
Trimethoprim/	abs.	–	1	14	86	32	26	10	5	2	2	0	0	0	163*	–	–	–	–	51,6		48,4
Sulfamethoxazol	kum. %	–	0,3	4,4	29,6	39,0	46,6	49,6	51,0	51,6	52,2	52,2	52,2	52,2	100,0	–	–	–	–			
Tulathromycin[1]	abs.	–	–	0	0	0	0	0	0	1	7	77	221	26	5	4*	–	–	–			
	kum. %	–	–	0,0	0,0	0,0	0,0	0,0	0,0	0,3	2,3	24,9	89,7	97,4	98,8	100,0	–	–	–			

S [%] Prozent empfindliche Stämme; I [%] Prozent intermediäre Stämme; R [%] Prozent resistente Stämme;
abs.: absolut; kum. %: kumulativ in %; Querstrich: Konzentration nicht getestet;
[1] kein Grenzwert in CLSI M31–S1 für diese Bakterien/Indikation verfügbar;
* Anzahl Stämme, deren MIC größer als die höchste getestete Konzentration ist.

Tab. 11 Verteilung der MHK der vom Ferkel mit der Indikation „Gastritis/Enteritis" isolierten *Escherichia-coli*-Stämme (n = 240), 2008

Antimikrobieller Wirkstoff	MHK [mg/L]	0,008	0,015	0,03	0,06	0,12	0,25	0,5	1	2	4	8	16	32	64	128	256	512	1024	S [%]	I [%]	R [%]
Ampicillin	abs.	–	–	0	0	0	0	0	1	40	35	4	0	1	3	156*	–	–	–	33,3	0,0	66,7
	kum. %	–	–	0,0	0,0	0,0	0,0	0,0	0,4	17,1	31,7	33,3	33,3	33,8	35,0	100,0	–	–	–			
Amoxicillin/	abs.	–	–	0	0	0	0	0	0	22	63	123	28	1	3	–	–	–	–	86,7	11,7	1,7
Clavulansäure	kum. %	–	–	0,0	0,0	0,0	0,0	0,0	0,0	9,2	35,4	86,7	98,3	98,8	100,0	–	–	–	–			
Apramycin[1]	abs.	–	–	0	0	0	0	0	3	33	141	41	10	2	0	10*	–	–	–			
	kum. %	–	–	0,0	0,0	0,0	0,0	0,0	1,3	15,0	73,8	90,8	95,0	95,8	95,8	100,0	–	–	–			
Cefoperazon[1]	abs.	–	–	–	2	33	41	18	35	44	17	23	5	5	17*	–	–	–	–			
	kum. %	–	–	–	0,8	14,6	31,7	39,2	53,8	72,1	79,2	88,8	90,8	92,9	100,0	–	–	–	–			
Cefotaxim[1]	abs.	–	0	19	180	19	5	0	1	2	1	1	1	1	7*	–	–	–	–			
	kum. %	–	0,0	8,0	84,0	92,0	94,1	94,1	94,5	95,4	95,8	96,2	96,6	97,0	100,0	–	–	–	–			
Cefquinom[1]	abs.	–	0	26	147	48	6	0	3	0	0	1	2	1	6*	–	–	–	–			
	kum. %	–	0,0	10,8	72,1	92,1	94,6	94,6	95,8	95,8	95,8	96,3	97,1	97,5	100,0	–	–	–	–			
Ceftiofur[1]	abs.	–	–	1	1	1	138	82	5	0	1	2	2	0	0	7*	–	–	–			
	kum. %	–	–	0,4	0,8	1,3	58,8	92,9	95,0	95,0	95,4	96,3	97,1	97,1	97,1	100,0	–	–	–			
Cephalothin	abs.	–	–	–	0	0	0	0	0	0	14	83	97	27	7	1	11*	–	–	40,4	40,4	19,2
	kum. %	–	–	–	0,0	0,0	0,0	0,0	0,0	0,0	5,8	40,4	80,8	92,1	95,0	95,4	100,0	–	–			
Chloramphenicol	abs.	–	–	–	–	–	–	0	1	0	50	122	5	4	9	8	19	22*	–	72,1	2,1	25,8
	kum. %	–	–	–	–	–	–	0,0	0,4	0,4	21,3	72,1	74,2	75,8	79,6	82,9	90,8	100,0	–			
Colistin[1]	abs.	–	–	0	0	1	105	113	2	1	9	8	1	–	–	–	–	–	–			
	kum. %	–	–	0,0	0,0	0,4	44,2	91,3	92,1	92,5	96,3	99,6	100,0	–	–	–	–	–	–			
Doxycyclin[1]	abs.	–	–	–	0	0	1	2	14	34	13	20	73	41	42	0	–	–	–			
	kum. %	–	–	–	0,0	0,0	0,4	1,3	7,1	21,3	26,7	35,0	65,4	82,5	100,0	100,0	–	–	–			
Enrofloxacin[1]	abs.	1	31	112	38	7	5	19	6	4	0	2	4	11*	–	–	–	–	–			
	kum. %	0,4	13,3	60,0	75,8	78,8	80,8	88,8	91,3	92,9	92,9	93,8	95,4	100,0	–	–	–	–	–			
Florfenicol[1]	abs.	–	–	–	–	0	0	0	1	2	56	145	22	2	0	2	8	2*	–			
	kum. %	–	–	–	–	0,0	0,0	0,0	0,4	1,3	24,6	85,0	94,2	95,0	95,0	95,8	99,2	100,0	–			
Gentamicin	abs.	–	–	–	–	0	20	126	62	14	1	3	5	3	3	3	0	–	–	92,9	1,3	5,8
	kum. %	–	–	–	–	0,0	8,3	60,8	86,7	92,5	92,9	94,2	96,3	97,5	98,8	100,0	100,0	–	–			
Nalidixinsäure[1]	abs.	–	–	–	0	0	0	4	18	125	35	5	1	3	8	7	34*	–	–			
	kum. %	–	–	–	0,0	0,0	0,0	1,7	9,2	61,3	75,8	77,9	78,3	79,6	82,9	85,8	100,0	–	–			

Fortsetzung

Antimikrobieller Wirkstoff	MHK [mg/L]	0,008	0,015	0,03	0,06	0,12	0,25	0,5	1	2	4	8	16	32	64	128	256	512	1024	S [%]	I [%]	R [%]
Penicillin[1]	abs.	–	0	0	0	0	0	0	0	0	0	1	8	62	169*	–	–	–	–			
	kum. %	–	0,0	0,0	0,0	0,0	0,0	0,0	0,0	0,0	0,0	0,4	3,8	29,6	100,0	–	–	–	–			
Spectinomycin[1]	abs.	–	–	–	–	0	0	0	0	0	0	1	50	74	26	18	20	51*	–			
	kum. %	–	–	–	–	0,0	0,0	0,0	0,0	0,0	0,0	0,4	21,3	52,1	62,9	70,4	78,8	100,0	–			
Spiramycin[1]	abs.	–	–	–	0	0	0	0	0	0	0	0	1	0	6	71	162*	–	–			
	kum. %	–	–	–	0,0	0,0	0,0	0,0	0,0	0,0	0,0	0,0	0,4	0,4	2,9	32,5	100,0	–	–			
Tetracyclin	abs.	–	–	–	–	0	0	1	9	49	7	0	0	2	46	85	34	7*	–	27,5	0,0	72,5
	kum. %	–	–	–	–	0,0	0,0	0,4	4,2	24,6	27,5	27,5	27,5	28,3	47,5	82,9	97,1	100,0	–			
Tiamulin[1]	abs.	–	–	0	0	0	0	0	0	1	0	0	3	13	110	113*	–	–	–			
	kum. %	–	–	0,0	0,0	0,0	0,0	0,0	0,0	0,4	0,4	0,4	1,7	7,1	52,9	100,0	–	–	–			
Tilmicosin[1]	abs.	–	–	–	0	0	0	0	0	0	0	1	0	8	92	124	15*	–	–			
	kum. %	–	–	–	0,0	0,0	0,0	0,0	0,0	0,0	0,0	0,4	0,4	3,8	42,1	93,8	100,0	–	–			
Trimethoprim[1]	abs.	–	–	–	2	12	52	41	7	1	1	0	0	1	0	0	122*	–	–			
	kum. %	–	–	–	0,8	5,9	27,6	44,8	47,7	48,1	48,5	48,5	48,5	49,0	49,0	49,0	100,0	–	–			
Trimethoprim/	abs.	–	1	11	55	23	19	6	4	1	2	0	0	0	118*	–	–	–	–	50,0		50,0
Sulfamethoxazol	kum. %	–	0,4	5,0	27,9	37,5	45,4	47,9	49,6	50,0	50,8	50,8	50,8	50,8	100,0	–	–	–	–			
Tulathromycin[1]	abs.	–	–	0	0	0	0	0	0	0	6	54	154	21	3	0	2*	–	–			
	kum. %	–	–	0,0	0,0	0,0	0,0	0,0	0,0	0,0	2,5	25,0	89,2	97,9	99,2	99,2	100,0	–	–			

S [%] Prozent empfindliche Stämme; I [%] Prozent intermediäre Stämme; R [%] Prozent resistente Stämme;
abs.: absolut; kum. %: kumulativ in %; Querstrich: Konzentration nicht getestet;
[1] kein Grenzwert in CLSI M31–S1 für diese Bakterien/Indikation verfügbar;
* Anzahl Stämme, deren MIC größer als die höchste getestete Konzentration ist.

Tab. 12 Verteilung der MHK der vom Läufer mit der Indikation „Gastritis/Enteritis" isolierten *Escherichia-coli*-Stämme (n = 54), 2008

Antimikrobieller Wirkstoff	MHK [mg/L]	0,008	0,015	0,03	0,06	0,12	0,25	0,5	1	2	4	8	16	32	64	128	256	512	1024	S [%]	I [%]	R [%]
Ampicillin	abs.	–	–	0	0	0	0	0	1	12	7	1	0	0	0	33*	–	–	–	38,9	0,0	55,6
	kum. %	–	–	0,0	0,0	0,0	0,0	0,0	1,9	24,1	37,0	38,9	38,9	38,9	38,9	100,0	–	–	–			
Amoxicillin/	abs.	–	–	0	0	0	0	0	0	7	16	26	4	0	1	–	–	–	–	90,7	7,4	1,9
Clavulansäure	kum. %	–	–	0,0	0,0	0,0	0,0	0,0	0,0	13,0	42,6	90,7	98,1	98,1	100,0	–	–	–	–			
Apramycin[1]	abs.	–	–	0	0	0	0	0	0	9	28	15	0	0	0	2*	–	–	–			
	kum. %	–	–	0,0	0,0	0,0	0,0	0,0	0,0	16,7	68,5	96,3	96,3	96,3	96,3	100,0	–	–	–			
Cefoperazon[1]	abs.	–	–	–	1	9	10	4	6	9	7	4	1	0	3*	–	–	–	–			
	kum. %	–	–	–	1,9	18,5	37,0	44,4	55,6	72,2	85,2	92,6	94,4	94,4	100,0	–	–	–	–			
Cefotaxim[1]	abs.	–	0	4	42	8	0	0	0	0	0	0	0	0	–	–	–	–	–			
	kum. %	–	0,0	7,4	85,2	100,0	100,0	100,0	100,0	100,0	100,0	100,0	100,0	100,0	–	–	–	–	–			
Cefquinom[1]	abs.	–	0	4	36	13	1	0	0	0	0	0	0	0	–	–	–	–	–			
	kum. %	–	0,0	7,4	74,1	98,1	100,0	100,0	100,0	100,0	100,0	100,0	100,0	100,0	–	–	–	–	–			
Ceftiofur[1]	abs.	–	–	0	0	1	34	19	0	0	0	0	0	0	0	–	–	–	–			
	kum. %	–	–	0,0	0,0	1,9	64,8	100,0	100,0	100,0	100,0	100,0	100,0	100,0	100,0	–	–	–	–			
Cephalothin	abs.	–	–	–	0	0	0	0	0	0	4	19	19	11	1	0	–	–	–	42,6	35,2	22,2
	kum. %	–	–	–	0,0	0,0	0,0	0,0	0,0	0,0	7,4	42,6	77,8	98,1	100,0	100,0	–	–	–			
Chloramphenicol	abs.	–	–	–	–	–	–	0	0	0	13	31	0	2	0	1	5	2*	–	81,5	0,0	18,5
	kum. %	–	–	–	–	–	–	0,0	0,0	0,0	24,1	81,5	81,5	85,2	85,2	87,0	96,3	100,0	–			
Colistin[1]	abs.	–	–	0	0	0	21	33	0	0	0	0	0	1*	–	–	–	–	–			
	kum. %	–	–	0,0	0,0	0,0	38,2	98,2	98,2	98,2	98,2	98,2	98,2	100,0	–	–	–	–	–			
Doxycyclin[1]	abs.	–	–	–	0	0	0	1	4	8	4	0	13	17	7	0	1*	–	1			
	kum. %	–	–	–	0,0	0,0	0,0	1,8	9,1	23,6	30,9	30,9	54,5	85,5	98,2	98,2	100,0	–	–			
Enrofloxacin[1]	abs.	0	6	30	11	1	1	3	0	0	0	0	2	–	–	–	–	–	–			
	kum. %	0,0	11,1	66,7	87,0	88,9	90,7	96,3	96,3	96,3	96,3	96,3	100,0	–	–	–	–	–	–			
Florfenicol[1]	abs.	–	–	–	0	0	0	0	1	16	28	7	0	0	0	0	2*	–				
	kum. %	–	–	–	0,0	0,0	0,0	0,0	1,9	31,5	83,3	96,3	96,3	96,3	96,3	96,3	100,0	–				
Gentamicin	abs.	–	–	–	–	0	5	21	23	2	0	1	0	1	0	1	0	–	–	94,4	1,9	3,7
	kum. %	–	–	–	–	0,0	9,3	48,1	90,7	94,4	94,4	96,3	96,3	98,1	98,1	100,0	100,0	–	–			
Nalidixinsäure[1]	abs.	–	–	–	0	0	0	0	7	33	8	0	0	0	3	1	2*	–	–			
	kum. %	–	–	–	0,0	0,0	0,0	0,0	13,0	74,1	88,9	88,9	88,9	88,9	94,4	96,3	100,0	–	–			

Fortsetzung

Antimikrobieller Wirkstoff	MHK [mg/L]																		S [%]	I [%]	R [%]
		0,008	0,015	0,03	0,06	0,12	0,25	0,5	1	2	4	8	16	32	64	128	256	512	1024			
Penicillin[1]	abs.	–	0	0	0	0	0	0	0	0	0	1	4	13	36*	–	–	–	–			
	kum. %	–	0,0	0,0	0,0	0,0	0,0	0,0	0,0	0,0	0,0	1,9	9,3	33,3	100,0	–	–	–	–			
Spectinomycin[1]	abs.	–	–	–	–	0	0	0	0	0	0	0	13	16	5	5	4	11*	–			
	kum. %	–	–	–	–	0,0	0,0	0,0	0,0	0,0	0,0	0,0	24,1	53,7	63,0	72,2	79,6	100,0	–			
Spiramycin[1]	abs.	–	–	–	0	0	0	0	1	0	0	0	0	0	2	20	31*	–	–			
	kum. %	–	–	–	0,0	0,0	0,0	0,0	1,9	1,9	1,9	1,9	1,9	1,9	5,6	42,6	100,0	–	–			
Tetracyclin	abs.	–	–	–	–	0	0	0	2	15	0	0	0	0	5	25	6	1*	–	31,5	0,0	68,5
	kum. %	–	–	–	–	0,0	0,0	0,0	3,7	31,5	31,5	31,5	31,5	31,5	40,7	87,0	98,1	100,0	–			
Tiamulin[1]	abs.	–	–	0	0	0	0	0	0	0	0	0	1	6	19	28*	–	–	–			
	kum. %	–	–	0,0	0,0	0,0	0,0	0,0	0,0	0,0	0,0	0,0	1,9	13,0	48,1	100,0	–	–	–			
Tilmicosin[1]	abs.	–	–	–	0	0	0	0	0	0	0	0	0	2	22	27	3*	–	–			
	kum. %	–	–	–	0,0	0,0	0,0	0,0	0,0	0,0	0,0	0,0	0,0	3,7	44,4	94,4	100,0	–	–			
Trimethoprim[1]	abs.	–	–	–	0	2	19	6	2	0	0	0	0	0	0	0	25*	–	–			
	kum. %	–	–	–	0,0	3,7	38,9	50,0	53,7	53,7	53,7	53,7	53,7	53,7	53,7	53,7	100,0	–	–			
Trimethoprim/	abs.	–	0	2	18	5	4	1	1	1	0	0	0	0	22*	–	–	–	–	59,3		40,7
Sulfamethoxazol	kum. %	–	0,0	3,7	37,0	46,3	53,7	55,6	57,4	59,3	59,3	59,3	59,3	59,3	100,0	–	–	–	–			
Tulathromycin[1]	abs.	–	–	0	0	0	0	0	0	1	1	10	36	4	1	1*	–	–	–			
	kum. %	–	–	0,0	0,0	0,0	0,0	0,0	0,0	1,9	3,7	22,2	88,9	96,3	98,1	100,0	–	–	–			

S [%] Prozent empfindliche Stämme; I [%] Prozent intermediäre Stämme; R [%] Prozent resistente Stämme;
abs.: absolut; kum. %: kumulativ in %; Querstrich: Konzentration nicht getestet;
[1] kein Grenzwert in CLSI M31–S1 für diese Bakterien/Indikation verfügbar;
* Anzahl Stämme, deren MIC größer als die höchste getestete Konzentration ist.

Tab. 13 Verteilung der MHK der vom Mastschwein mit der Indikation „Gastritis/Enteritis" isolierten *Escherichia-coli*-Stämme (n = 39), 2008

Antimikrobieller Wirkstoff	MHK [mg/L]	0,008	0,015	0,03	0,06	0,12	0,25	0,5	1	2	4	8	16	32	64	128	256	512	1024	S [%]	I [%]	R [%]
Ampicillin	abs.	–	–	0	0	0	0	0	0	9	6	1	0	0	0	23*	–	–	–	41,0	0,0	53,8
	kum. %	–	–	0,0	0,0	0,0	0,0	0,0	0,0	23,1	38,5	41,0	41,0	41,0	41,0	100,0	–	–	–			
Amoxicillin/	abs.	–	–	0	0	0	0	0	0	6	12	15	5	1	0	–	–	–	–	84,6	12,8	2,6
Clavulansäure	kum. %	–	–	0,0	0,0	0,0	0,0	0,0	0,0	15,4	46,2	84,6	97,4	100,0	100,0	–	–	–	–			
Apramycin[1]	abs.	–	–	0	0	0	0	0	0	5	19	11	0	0	0	4*	–	–	–			
	kum. %	–	–	0,0	0,0	0,0	0,0	0,0	0,0	12,8	61,5	89,7	89,7	89,7	89,7	100,0	–	–	–			
Cefoperazon[1]	abs.	–	–	–	0	10	6	1	7	4	3	0	3	4	1*	–	–	–	–			
	kum. %	–	–	–	0,0	25,6	41,0	43,6	61,5	71,8	79,5	79,5	87,2	97,4	100,0	–	–	–	–			
Cefotaxim[1]	abs.	–	0	3	29	6	1	0	0	0	0	0	0	0	–	–	–	–	–			
	kum. %	–	0,0	7,7	82,1	97,4	100,0	100,0	100,0	100,0	100,0	100,0	100,0	100,0	–	–	–	–	–			
Cefquinom[1]	abs.	–	0	6	22	9	1	0	0	0	1	0	0	0	–	–	–	–	–			
	kum. %	–	0,0	15,4	71,8	94,9	97,4	97,4	97,4	97,4	100,0	100,0	100,0	100,0	–	–	–	–	–			
Ceftiofur[1]	abs.	–	–	0	0	2	17	20	0	0	0	0	0	0	0	–	–	–	–			
	kum. %	–	–	0,0	0,0	5,1	48,7	100,0	100,0	100,0	100,0	100,0	100,0	100,0	100,0	–	–	–	–			
Cephalothin	abs.	–	–	–	0	0	0	0	0	0	2	14	15	6	2	0	–	–	–	41,0	38,5	20,5
	kum. %	–	–	–	0,0	0,0	0,0	0,0	0,0	0,0	5,1	41,0	79,5	94,9	100,0	100,0	–	–	–			
Chloramphenicol	abs.	–	–	–	–	–	–	0	0	1	8	18	3	1	1	2	4	1*	–	69,2	7,7	23,1
	kum. %	–	–	–	–	–	–	0,0	0,0	2,6	23,1	69,2	76,9	79,5	82,1	87,2	97,4	100,0	–			
Colistin[1]	abs.	–	–	0	0	0	18	17	0	0	2	1	0	1*	–	–	–	–	–			
	kum. %	–	–	0,0	0,0	0,0	46,2	89,7	89,7	89,7	94,9	97,4	97,4	100,0	–	–	–	–	–			
Doxycyclin[1]	abs.	–	–	–	0	0	0	0	1	4	2	0	11	15	4	1	1*	–	–			
	kum. %	–	–	–	0,0	0,0	0,0	0,0	2,6	12,8	17,9	17,9	46,2	84,6	94,9	97,4	100,0	–	–			
Enrofloxacin[1]	abs.	0	7	15	7	1	1	4	1	0	0	1	1	1*	–	–	–	–	–			
	kum. %	0,0	17,9	56,4	74,4	76,9	79,5	89,7	92,3	92,3	92,3	94,9	97,4	100,0	–	–	–	–	–			
Florfenicol[1]	abs.	–	–	–	–	0	0	0	0	1	8	23	4	0	1	2	0	–	–			
	kum. %	–	–	–	–	0,0	0,0	0,0	0,0	2,6	23,1	82,1	92,3	92,3	94,9	100,0	100,0	–	–			
Gentamicin	abs.	–	–	–	–	0	1	17	12	3	0	1	2	1	1	1	0	–	–	84,6	2,6	12,8
	kum. %	–	–	–	–	0,0	2,6	46,2	76,9	84,6	84,6	87,2	92,3	94,9	97,4	100,0	100,0	–	–			
Nalidixinsäure[1]	abs.	–	–	–	0	0	0	0	3	23	4	0	0	0	0	2	7*	–	–			
	kum. %	–	–	–	0,0	0,0	0,0	0,0	7,7	66,7	76,9	76,9	76,9	76,9	76,9	82,1	100,0	–	–			

Fortsetzung

Antimikrobieller Wirkstoff	MHK [mg/L]																			S [%]	I [%]	R [%]
		0,008	0,015	0,03	0,06	0,12	0,25	0,5	1	2	4	8	16	32	64	128	256	512	1024			
Penicillin[1]	abs.	–	0	0	0	0	0	0	0	0	0	0	3	10	26*	–	–	–	–			
	kum. %	–	0,0	0,0	0,0	0,0	0,0	0,0	0,0	0,0	0,0	0,0	7,7	33,3	100,0	–	–	–	–			
Spectinomycin[1]	abs.	–	–	–	–	0	0	0	0	0	0	0	9	10	3	3	3	11*	–			
	kum. %	–	–	–	–	0,0	0,0	0,0	0,0	0,0	0,0	0,0	23,1	48,7	56,4	64,1	71,8	100,0	–			
Spiramycin[1]	abs.	–	–	–	0	0	0	0	0	0	0	0	0	0	2	14	23*	–	–			
	kum. %	–	–	–	0,0	0,0	0,0	0,0	0,0	0,0	0,0	0,0	0,0	0,0	5,1	41,0	100,0	–	–			
Tetracyclin	abs.	–	–	–	–	0	0	0	1	4	1	0	1	0	4	21	6	1*	–	15,4	0,0	84,6
	kum. %	–	–	–	–	0,0	0,0	0,0	2,6	12,8	15,4	15,4	17,9	17,9	28,2	82,1	97,4	100,0	–			
Tiamulin[1]	abs.	–	–	0	0	0	0	0	0	0	0	0	0	0	19	20*	–	–	–			
	kum. %	–	–	0,0	0,0	0,0	0,0	0,0	0,0	0,0	0,0	0,0	0,0	0,0	48,7	100,0	–	–	–			
Tilmicosin[1]	abs.	–	–	–	0	0	0	0	0	0	0	0	0	0	18	19	2*	–	–			
	kum. %	–	–	–	0,0	0,0	0,0	0,0	0,0	0,0	0,0	0,0	0,0	0,0	46,2	94,9	100,0	–	–			
Trimethoprim[1]	abs.	–	–	–	0	5	7	7	1	0	0	0	0	0	0	0	19*	–	–			
	kum. %	–	–	–	0,0	12,8	30,8	48,7	51,3	51,3	51,3	51,3	51,3	51,3	51,3	51,3	100,0	–	–			
Trimethoprim/ Sulfamethoxazol	abs.	–	0	1	11	4	2	2	0	0	0	0	0	0	19*	–	–	–	–	51,3		48,7
	kum. %	–	0,0	2,6	30,8	41,0	46,2	51,3	51,3	51,3	51,3	51,3	51,3	51,3	100,0	–	–	–	–			
Tulathromycin[1]	abs.	–	–	0	0	0	0	0	0	0	0	11	25	1	1	1*	–	–	–			
	kum. %	–	–	0,0	0,0	0,0	0,0	0,0	0,0	0,0	0,0	28,2	92,3	94,9	97,4	100,0	–	–	–			

S [%] Prozent empfindliche Stämme; I [%] Prozent intermediäre Stämme; R [%] Prozent resistente Stämme;
abs.: absolut; kum. %: kumulativ in %; Querstrich: Konzentration nicht getestet;
[1] kein Grenzwert in CLSI M31–S1 für diese Bakterien/Indikation verfügbar;
* Anzahl Stämme, deren MIC größer als die höchste getestete Konzentration ist.

Tab. 14 Verteilung der MHK der vom Schwein mit der Indikation „Erkrankung des Urogenitaltraktes" isolierten *Escherichia-coli*-Stämmen (n = 21), 2008

Antimikrobieller Wirkstoff	MHK [mg/L]	0,008	0,015	0,03	0,06	0,12	0,25	0,5	1	2	4	8	16	32	64	128	256	512	1024	S [%]	I [%]	R [%]
Ampicillin	abs.	–	–	0	0	0	0	0	1	4	7	0	0	0	0	9*	–	–	–	57,1	0,0	38,1
	kum. %	–	–	0,0	0,0	0,0	0,0	0,0	4,8	23,8	57,1	57,1	57,1	57,1	57,1	100,0	–	–	–			
Amoxicillin/	abs.	–	–	0	0	0	0	0	0	3	9	7	1	1	0	–	–	–	–	90,5	4,8	4,8
Clavulansäure	kum. %	–	–	0,0	0,0	0,0	0,0	0,0	0,0	14,3	57,1	90,5	95,2	100,0	100,0	–	–	–	–			
Apramycin[1]	abs.	–	–	0	0	0	0	0	0	0	17	4	0	0	0	–	–	–	–			
	kum. %	–	–	0,0	0,0	0,0	0,0	0,0	0,0	0,0	81,0	100,0	100,0	100,0	100,0	–	–	–	–			
Cefoperazon[1]	abs.	–	–	–	0	5	7	2	1	2	2	0	0	0	2*	–	–	–	–			
	kum. %	–	–	–	0,0	23,8	57,1	66,7	71,4	81,0	90,5	90,5	90,5	90,5	100,0	–	–	–	–			
Cefotaxim[1]	abs.	–	0	1	12	5	0	0	0	1	0	0	0	1	1*	–	–	–	–			
	kum. %	–	0,0	4,8	61,9	85,7	85,7	85,7	85,7	90,5	90,5	90,5	90,5	95,2	100,0	–	–	–	–			
Cefquinom[1]	abs.	–	0	3	12	2	1	0	0	1	0	0	0	0	2*	–	–	–	–			
	kum. %	–	0,0	14,3	71,4	81,0	85,7	85,7	85,7	90,5	90,5	90,5	90,5	90,5	100,0	–	–	–	–			
Ceftiofur[1]	abs.	–	–	0	0	1	11	6	1	0	0	0	0	0	1	1*	–	–	–			
	kum. %	–	–	0,0	0,0	4,8	57,1	85,7	90,5	90,5	90,5	90,5	90,5	90,5	95,2	100,0	–	–	–			
Cephalothin	abs.	–	–	–	0	0	0	0	0	0	3	8	6	1	0	0	3*	–	–	52,4	28,6	19,0
	kum. %	–	–	–	0,0	0,0	0,0	0,0	0,0	0,0	14,3	52,4	81,0	85,7	85,7	85,7	100,0	–	–			
Chloramphenicol	abs.	–	–	–	–	–	–	0	0	0	1	15	2	1	0	1	0	1*	–	76,2	9,5	14,3
	kum. %	–	–	–	–	–	–	0,0	0,0	0,0	4,8	76,2	85,7	90,5	90,5	95,2	95,2	100,0	–			
Colistin[1]	abs.	–	–	0	0	0	5	15	1	0	0	0	0	–	–	–	–	–	–			
	kum. %	–	–	0,0	0,0	0,0	23,8	95,2	100,0	100,0	100,0	100,0	100,0	–	–	–	–	–	–			
Doxycyclin[1]	abs.	–	–	–	0	0	0	1	0	5	1	0	7	4	3	0	–	–	–			
	kum. %	–	–	–	0,0	0,0	0,0	4,8	4,8	28,6	33,3	33,3	66,7	85,7	100,0	100,0	–	–	–			
Enrofloxacin[1]	abs.	0	1	10	7	1	1	1	0	0	0	0	0	–	–	–	–	–	–			
	kum. %	0,0	4,8	52,4	85,7	90,5	95,2	100,0	100,0	100,0	100,0	100,0	100,0	–	–	–	–	–	–			
Florfenicol[1]	abs.	–	–	–	–	0	0	0	0	0	2	15	3	0	0	1	0	–	–			
	kum. %	–	–	–	–	0,0	0,0	0,0	0,0	0,0	9,5	81,0	95,2	95,2	95,2	100,0	100,0	–	–			
Gentamicin	abs.	–	–	–	–	0	0	9	9	1	0	1	1	0	0	0	0	–	–	90,5	4,8	4,8
	kum. %	–	–	–	–	0,0	0,0	42,9	85,7	90,5	90,5	95,2	100,0	100,0	100,0	100,0	100,0	–	–			
Nalidixinsäure[1]	abs.	–	–	–	0	0	0	0	0	11	7	1	0	0	1	1	–	–	–			
	kum. %	–	–	–	0,0	0,0	0,0	0,0	0,0	52,4	85,7	90,5	90,5	90,5	95,2	100,0	–	–	–			

Fortsetzung

Antimikrobieller Wirkstoff	MHK [mg/L]																			S [%]	I [%]	R [%]
		0,008	0,015	0,03	0,06	0,12	0,25	0,5	1	2	4	8	16	32	64	128	256	512	1024			
Penicillin[1]	abs.	–	0	0	0	0	0	0	0	0	0	0	2	9	10*	–	–	–	–			
	kum. %	–	0,0	0,0	0,0	0,0	0,0	0,0	0,0	0,0	0,0	0,0	9,5	52,4	100,0	–	–	–	–			
Spectinomycin[1]	abs.	–	–	–	–	0	0	0	0	0	0	0	7	3	2	3	3	3*	–			
	kum. %	–	–	–	–	0,0	0,0	0,0	0,0	0,0	0,0	0,0	33,3	47,6	57,1	71,4	85,7	100,0	–			
Spiramycin[1]	abs.	–	–	–	0	0	0	0	0	0	0	0	0	0	0	2	19*	–	–			
	kum. %	–	–	–	0,0	0,0	0,0	0,0	0,0	0,0	0,0	0,0	0,0	0,0	0,0	9,5	100,0	–	–			
Tetracyclin	abs.	–	–	–	–	0	0	1	0	5	1	0	0	0	4	8	2	–	–	33,3	0,0	66,7
	kum. %	–	–	–	–	0,0	0,0	4,8	4,8	28,6	33,3	33,3	33,3	33,3	52,4	90,5	100,0	–	–			
Tiamulin[1]	abs.	–	–	0	0	0	0	0	0	0	0	0	0	0	6	15*	–	–	–			
	kum. %	–	–	0,0	0,0	0,0	0,0	0,0	0,0	0,0	0,0	0,0	0,0	0,0	28,6	100,0	–	–	–			
Tilmicosin[1]	abs.	–	–	–	0	0	0	0	0	0	0	0	0	0	9	11	1*	–	–			
	kum. %	–	–	–	0,0	0,0	0,0	0,0	0,0	0,0	0,0	0,0	0,0	0,0	42,9	95,2	100,0	–	–			
Trimethoprim[1]	abs.	–	–	–	0	3	6	4	0	0	0	0	0	0	0	0	8*	–	–			
	kum. %	–	–	–	0,0	14,3	42,9	61,9	61,9	61,9	61,9	61,9	61,9	61,9	61,9	61,9	100,0	–	–			
Trimethoprim/	abs.	–	0	2	7	0	3	1	0	0	0	0	0	0	8*	–	–	–	–	61,9		38,1
Sulfamethoxazol	kum. %	–	0,0	9,5	42,9	42,9	57,1	61,9	61,9	61,9	61,9	61,9	61,9	61,9	100,0	–	–	–	–			
Tulathromycin[1]	abs.	–	–	0	0	0	0	0	0	0	0	2	16	3	0	–	–	–	–			
	kum. %	–	–	0,0	0,0	0,0	0,0	0,0	0,0	0,0	0,0	9,5	85,7	100,0	100,0	–	–	–	–			

S [%] Prozent empfindliche Stämme; I [%] Prozent intermediäre Stämme; R [%] Prozent resistente Stämme;
abs.: absolut; kum. %: kumulativ in %; Querstrich: Konzentration nicht getestet;
[1] kein Grenzwert in CLSI M31–S1 für diese Bakterien/Indikation verfügbar;
* Anzahl Stämme, deren MIC größer als die höchste getestete Konzentration ist.

Tab. 15 Verteilung der MHK der vom Truthuhn (Pute) mit der Indikation „Septikämie" isolierten *Escherichia-coli*-Stämme (n = 98), 2008

Antimikrobieller Wirkstoff	MHK [mg/L]	0,008	0,015	0,03	0,06	0,12	0,25	0,5	1	2	4	8	16	32	64	128	256	512	1024	S [%]	I [%]	R [%]
Ampicillin	abs.	–	–	0	0	0	0	0	0	11	21	1	0	0	0	65*	–	–	–	33,7	0,0	66,3
	kum. %	–	–	0,0	0,0	0,0	0,0	0,0	0,0	11,2	32,7	33,7	33,7	33,7	33,7	100,0	–	–	–			
Amoxicillin/	abs.	–	–	0	0	0	0	0	0	3	29	44	20	1	1	–	–	–	–	77,6	20,4	2,0
Clavulansäure	kum. %	–	–	0,0	0,0	0,0	0,0	0,0	0,0	3,1	32,7	77,6	98,0	99,0	100,0	–	–	–	–			
Apramycin[1]	abs.	–	–	0	0	0	0	0	0	5	58	28	6	0	0	1*	–	–	–			
	kum. %	–	–	0,0	0,0	0,0	0,0	0,0	0,0	5,1	64,3	92,9	99,0	99,0	99,0	100,0	–	–	–			
Cefoperazon[1]	abs.	–	–	–	1	9	18	10	10	15	11	1	4	4	15*	–	–	–	–			
	kum. %	–	–	–	1,0	10,2	28,6	38,8	49,0	64,3	75,5	76,5	80,6	84,7	100,0	–	–	–	–			
Cefotaxim[1]	abs.	–	0	5	68	18	1	0	0	1	0	1	1	1	2*	–	–	–	–			
	kum. %	–	0,0	5,1	74,5	92,9	93,9	93,9	93,9	94,9	94,9	95,9	96,9	98,0	100,0	–	–	–	–			
Cefquinom[1]	abs.	–	0	8	64	19	3	0	0	0	0	0	0	2	2*	–	–	–	–			
	kum. %	–	0,0	8,2	73,5	92,9	95,9	95,9	95,9	95,9	95,9	95,9	95,9	98,0	100,0	–	–	–	–			
Ceftiofur[1]	abs.	–	–	0	0	8	42	41	2	1	0	1	0	0	0	3*	–	–	–			
	kum. %	–	–	0,0	0,0	8,2	51,0	92,9	94,9	95,9	95,9	96,9	96,9	96,9	96,9	100,0	–	–	–			
Cephalothin	abs.	–	–	–	0	0	0	0	0	0	2	16	41	19	13	2	5*	–	–	18,4	41,8	39,8
	kum. %	–	–	–	0,0	0,0	0,0	0,0	0,0	0,0	2,0	18,4	60,2	79,6	92,9	94,9	100,0	–	–			
Chloramphenicol	abs.	–	–	–	–	–	–	0	0	0	17	55	3	1	2	1	16	3*	–	73,5	3,1	23,5
	kum. %	–	–	–	–	–	–	0,0	0,0	0,0	17,3	73,5	76,5	77,6	79,6	80,6	96,9	100,0	–			
Colistin[1]	abs.	–	–	0	0	0	38	53	1	0	1	4	1	–	–	–	–	–	–			
	kum. %	–	–	0,0	0,0	0,0	38,8	92,9	93,9	93,9	94,9	99,0	100,0	–	–	–	–	–	–			
Doxycyclin[1]	abs.	–	–	–	0	0	0	0	17	16	3	11	30	14	7	0	–	–	–			
	kum. %	–	–	–	0,0	0,0	0,0	0,0	17,3	33,7	36,7	48,0	78,6	92,9	100,0	100,0	–	–	–			
Enrofloxacin	abs.	0	5	47	22	0	10	9	1	0	0	0	3	1*	–	–	–	–	–	85,7	10,2	4,1
	kum. %	0,0	5,1	53,1	75,5	75,5	85,7	94,9	95,9	95,9	95,9	95,9	99,0	100,0	–	–	–	–	–			
Florfenicol[1]	abs.	–	–	–	–	0	0	0	0	0	25	62	8	0	0	1	2	–	–			
	kum. %	–	–	–	–	0,0	0,0	0,0	0,0	0,0	25,5	88,8	96,9	96,9	96,9	98,0	100,0	–	–			
Gentamicin	abs.	–	–	–	–	0	4	41	43	8	0	0	1	1	0	0	0	–	–	98,0	0,0	2,0
	kum. %	–	–	–	–	0,0	4,1	45,9	89,8	98,0	98,0	98,0	99,0	100,0	100,0	100,0	100,0	–	–			
Nalidixinsäure[1]	abs.	–	–	–	0	0	0	0	2	61	11	1	0	1	7	6	–	–	–			
	kum. %	–	–	–	0,0	0,0	0,0	0,0	2,2	70,8	83,1	84,3	84,3	85,4	93,3	100,0	–	–	–			

Fortsetzung

Antimikrobieller Wirkstoff	MHK [mg/L]	0,008	0,015	0,03	0,06	0,12	0,25	0,5	1	2	4	8	16	32	64	128	256	512	1024	S [%]	I [%]	R [%]
Penicillin[1]	abs.	–	0	0	0	0	0	0	0	0	0	0	1	24	73*	–	–	–	–			
	kum. %	–	0,0	0,0	0,0	0,0	0,0	0,0	0,0	0,0	0,0	0,0	1,0	25,5	100,0	–	–	–	–			
Spectinomycin[1]	abs.	–	–	–	–	0	0	0	0	0	0	0	44	32	4	6	6	6*	–			
	kum. %	–	–	–	–	0,0	0,0	0,0	0,0	0,0	0,0	0,0	44,9	77,6	81,6	87,8	93,9	100,0	–			
Spiramycin[1]	abs.	–	–	–	0	0	0	0	0	0	0	0	0	0	1	29	68*	–	–			
	kum. %	–	–	–	0,0	0,0	0,0	0,0	0,0	0,0	0,0	0,0	0,0	0,0	1,0	30,6	100,0	–	–			
Tetracyclin	abs.	–	–	–	0	0	0	0	4	31	0	0	0	0	18	37	8	–	–	35,7	0,0	64,3
	kum. %	–	–	–	0,0	0,0	0,0	0,0	4,1	35,7	35,7	35,7	35,7	35,7	54,1	91,8	100,0	–	–			
Tiamulin[1]	abs.	–	–	0	0	0	0	0	0	0	0	0	0	3	23	–	–	–	–			
	kum. %	–	–	0,0	0,0	0,0	0,0	0,0	0,0	0,0	0,0	0,0	0,0	11,5	100,0	–	–	–	–			
Tilmicosin[1]	abs.	–	–	–	0	0	0	0	0	0	0	0	0	0	35	59	4*	–	–			
	kum. %	–	–	–	0,0	0,0	0,0	0,0	0,0	0,0	0,0	0,0	0,0	0,0	35,7	95,9	100,0	–	–			
Trimethoprim[1]	abs.	–	–	–	0	1	31	39	4	0	0	0	1	0	0	0	22*	–	–			
	kum. %	–	–	–	0,0	1,0	32,7	72,4	76,5	76,5	76,5	76,5	77,6	77,6	77,6	77,6	100,0	–	–			
Trimethoprim/	abs.	–	0	3	57	10	1	3	1	0	0	0	1	0	22*	–	–	–	–	76,5		23,5
Sulfamethoxazol	kum. %	–	0,0	3,1	61,2	71,4	72,4	75,5	76,5	76,5	76,5	76,5	77,6	77,6	100,0	–	–	–	–			
Tulathromycin[1]	abs.	–	–	0	0	0	0	0	0	0	1	13	76	7	1	–	–	–	–			
	kum. %	–	–	0,0	0,0	0,0	0,0	0,0	0,0	0,0	1,0	14,3	91,8	99,0	100,0	–	–	–	–			

S [%] Prozent empfindliche Stämme; I [%] Prozent intermediäre Stämme; R [%] Prozent resistente Stämme;
abs.: absolut; kum. %: kumulativ in %; Querstrich: Konzentration nicht getestet;
[1] kein Grenzwert in CLSI M31–S1 für diese Bakterien/Indikation verfügbar;
* Anzahl Stämme, deren MIC größer als die höchste getestete Konzentration ist.

Tab. 16 Verteilung der MHK der vom Truthuhn (Pute) mit der Indikation „Respiratorischer Erkrankungen" isolierten *Escherichia-coli*-Stämme (n = 22), 2008

Antimikrobieller Wirkstoff	MHK [mg/L]	0,008	0,015	0,03	0,06	0,12	0,25	0,5	1	2	4	8	16	32	64	128	256	512	1024	S [%]	I [%]	R [%]
Ampicillin	abs.	–	–	0	0	0	0	0	0	5	4	1	0	0	0	12*	–	–	–	45,5	0,0	54,5
	kum. %	–	–	0,0	0,0	0,0	0,0	0,0	0,0	22,7	40,9	45,5	45,5	45,5	45,5	100,0	–	–	–			
Amoxicillin/	abs.	–	–	0	0	0	0	0	0	4	6	8	4	0	0	–	–	–	–	81,8	18,2	0,0
Clavulansäure	kum. %	–	–	0,0	0,0	0,0	0,0	0,0	0,0	18,2	45,5	81,8	100,0	100,0	100,0	–	–	–	–			
Apramycin[1]	abs.	–	–	0	0	0	0	0	0	2	15	5	0	0	0	–	–	–	–			
	kum. %	–	–	0,0	0,0	0,0	0,0	0,0	0,0	9,1	77,3	100,0	100,0	100,0	100,0	–	–	–	–			
Cefoperazon[1]	abs.	–	–	–	0	3	6	1	3	3	2	0	1	1	2*	–	–	–	–			
	kum. %	–	–	–	0,0	13,6	40,9	45,5	59,1	72,7	81,8	81,8	86,4	90,9	100,0	–	–	–	–			
Cefotaxim[1]	abs.	–	0	2	16	4	0	0	0	0	0	0	0	0	–	–	–	–	–			
	kum. %	–	0,0	9,1	81,8	100,0	100,0	100,0	100,0	100,0	100,0	100,0	100,0	100,0	–	–	–	–	–			
Cefquinom[1]	abs.	–	0	4	13	5	0	0	0	0	0	0	0	0	–	–	–	–	–			
	kum. %	–	0,0	18,2	77,3	100,0	100,0	100,0	100,0	100,0	100,0	100,0	100,0	100,0	–	–	–	–	–			
Ceftiofur[1]	abs.	–	–	0	0	1	10	11	0	0	0	0	0	0	0	–	–	–	–			
	kum. %	–	–	0,0	0,0	4,5	50,0	100,0	100,0	100,0	100,0	100,0	100,0	100,0	100,0	–	–	–	–			
Cephalothin	abs.	–	–	–	0	0	0	0	0	0	1	4	13	2	2	0	–	–	–	22,7	59,1	18,2
	kum. %	–	–	–	0,0	0,0	0,0	0,0	0,0	0,0	4,5	22,7	81,8	90,9	100,0	100,0	–	–	–			
Chloramphenicol	abs.	–	–	–	–	–	–	0	0	0	4	15	1	0	0	0	0	2*	–	86,4	4,5	9,1
	kum. %	–	–	–	–	–	–	0,0	0,0	0,0	18,2	86,4	90,9	90,9	90,9	90,9	90,9	100,0	–			
Colistin[1]	abs.	–	–	0	0	0	7	13	0	0	1	1	0	–	–	–	–	–	–			
	kum. %	–	–	0,0	0,0	0,0	31,8	90,9	90,9	90,9	95,5	100,0	100,0	–	–	–	–	–	–			
Doxycyclin[1]	abs.	–	–	–	0	0	0	0	7	3	1	0	4	5	2	0	–	–	–			
	kum. %	–	–	–	0,0	0,0	0,0	0,0	31,8	45,5	50,0	50,0	68,2	90,9	100,0	100,0	–	–	–			
Enrofloxacin	abs.	0	1	11	7	1	0	1	0	1	0	0	0	1*	–	–	–	–	–	87,0	4,3	8,7
	kum. %	0,0	4,3	52,2	82,6	87,0	87,0	91,3	91,3	95,7	95,7	95,7	95,7	100,0	–	–	–	–	–			
Florfenicol[1]	abs.	–	–	–	0	0	0	0	0	6	14	2	0	0	0	0	–	–	–			
	kum. %	–	–	–	0,0	0,0	0,0	0,0	0,0	27,3	90,9	100,0	100,0	100,0	100,0	100,0	–	–	–			
Gentamicin	abs.	–	–	–	0	0	11	9	1	0	0	0	1	0	0	0	–	–	–	95,5	0,0	4,5
	kum. %	–	–	–	0,0	0,0	50,0	90,9	95,5	95,5	95,5	95,5	100,0	100,0	100,0	100,0	–	–	–			
Nalidixinsäure[1]	abs.	–	–	0	0	0	0	0	15	5	0	1	0	0	0	1*	–	–	–			
	kum. %	–	–	0,0	0,0	0,0	0,0	0,0	68,2	90,9	90,9	95,5	95,5	95,5	95,5	100,0	–	–	–			

Fortsetzung

Antimikrobieller Wirkstoff	MHK [mg/L]	0,008	0,015	0,03	0,06	0,12	0,25	0,5	1	2	4	8	16	32	64	128	256	512	1024	S [%]	I [%]	R [%]
Penicillin[1]	abs.	–	0	0	0	0	0	0	0	0	0	0	0	8	14*	–	–	–	–			
	kum. %	–	0,0	0,0	0,0	0,0	0,0	0,0	0,0	0,0	0,0	0,0	0,0	36,4	100,0	–	–	–	–			
Spectinomycin[1]	abs.	–	–	–	–	0	0	0	0	0	0	0	9	11	0	0	1	1*	–			
	kum. %	–	–	–	–	0,0	0,0	0,0	0,0	0,0	0,0	0,0	40,9	90,9	90,9	90,9	95,5	100,0	–			
Spiramycin[1]	abs.	–	–	–	0	0	0	0	0	0	0	0	0	0	0	6	14*	–	–			
	kum. %	–	–	–	0,0	0,0	0,0	0,0	0,0	0,0	0,0	0,0	0,0	0,0	0,0	30,0	100,0	–	–			
Tetracyclin	abs.	–	–	–	–	0	0	0	1	10	0	0	0	0	1	8	2	–	–	50,0	0,0	50,0
	kum. %	–	–	–	–	0,0	0,0	0,0	4,5	50,0	50,0	50,0	50,0	50,0	54,5	90,9	100,0	–	–			
Tiamulin[1]	abs.	–	–	0	0	0	0	0	0	0	0	0	0	0	7	15*	–	–	–			
	kum. %	–	–	0,0	0,0	0,0	0,0	0,0	0,0	0,0	0,0	0,0	0,0	0,0	31,8	100,0	–	–	–			
Tilmicosin[1]	abs.	–	–	–	0	0	0	0	0	0	0	0	0	0	7	15	–	–	–			
	kum. %	–	–	–	0,0	0,0	0,0	0,0	0,0	0,0	0,0	0,0	0,0	0,0	31,8	100,0	–	–	–			
Trimethoprim[1]	abs.	–	–	–	0	0	8	10	1	0	0	0	0	0	0	0	3*	–	–			
	kum. %	–	–	–	0,0	0,0	36,4	81,8	86,4	86,4	86,4	86,4	86,4	86,4	86,4	86,4	100,0	–	–			
Trimethoprim/ Sulfamethoxazol[1]	abs.	–	0	0	15	2	1	1	0	0	0	0	0	0	3*	–	–	–	–	86,4		13,6
	kum. %	–	0,0	0,0	68,2	77,3	81,8	86,4	86,4	86,4	86,4	86,4	86,4	86,4	100,0	–	–	–	–			
Tulathromycin[1]	abs.	–	–	0	0	0	0	0	0	0	0	2	19	1	0	–	–	–	–			
	kum. %	–	–	0,0	0,0	0,0	0,0	0,0	0,0	0,0	0,0	9,1	95,5	100,0	100,0	–	–	–	–			

S [%] Prozent empfindliche Stämme; I [%] Prozent intermediäre Stämme; R [%] Prozent resistente Stämme;
abs.: absolut; kum. %: kumulativ in %; Querstrich: Konzentration nicht getestet;
[1] kein Grenzwert in CLSI M31–S1 für diese Bakterien/Indikation verfügbar;
* Anzahl Stämme, deren MIC größer als die höchste getestete Konzentration ist.

Tab. 17 Verteilung der MHK der von der Legehenne mit der Indikation „Todesfälle, Eileiterentzündung" isolierten *Escherichia-coli*-Stämme (n = 176), 2008

Antimikrobieller Wirkstoff	MHK [mg/L]	0,008	0,015	0,03	0,06	0,12	0,25	0,5	1	2	4	8	16	32	64	128	256	512	1024	S [%]	I [%]	R [%]
Ampicillin	abs.	–	–	0	0	0	0	1	0	49	65	4	0	0	0	57*	–	–	–	67,6	0,0	32,4
	kum. %	–	–	0,0	0,0	0,0	0,0	0,6	0,6	28,4	65,3	67,6	67,6	67,6	67,6	100,0	–	–	–			
Amoxicillin/	abs.	–	–	0	0	0	0	1	0	18	93	53	11	0	0	–	–	–	–	93,8	6,3	0,0
Clavulansäure	kum. %	–	–	0,0	0,0	0,0	0,0	0,6	0,6	10,8	63,6	93,8	100,0	100,0	100,0	–	–	–	–			
Apramycin[1]	abs.	–	–	0	0	0	0	0	0	8	118	45	4	0	0	1*	–	–	–			
	kum. %	–	–	0,0	0,0	0,0	0,0	0,0	0,0	4,5	71,6	97,2	99,4	99,4	99,4	100,0	–	–	–			
Cefoperazon[1]	abs.	–	–	–	2	31	71	20	10	20	7	4	6	2	3*	–	–	–	–			
	kum. %	–	–	–	1,1	18,8	59,1	70,5	76,1	87,5	91,5	93,8	97,2	98,3	100,0	–	–	–	–			
Cefotaxim[1]	abs.	–	1	19	114	37	2	0	0	0	0	0	0	1	1*	–	–	–	–			
	kum. %	–	0,6	11,4	76,6	97,7	98,9	98,9	98,9	98,9	98,9	98,9	98,9	99,4	100,0	–	–	–	–			
Cefquinom[1]	abs.	–	0	42	97	33	1	1	0	0	0	0	0	0	2*	–	–	–	–			
	kum. %	–	0,0	23,9	79,0	97,7	98,3	98,9	98,9	98,9	98,9	98,9	98,9	98,9	100,0	–	–	–	–			
Ceftiofur[1]	abs.	–	–	0	0	6	96	69	3	0	0	0	0	0	0	2*	–	–	–			
	kum. %	–	–	0,0	0,0	3,4	58,0	97,2	98,9	98,9	98,9	98,9	98,9	98,9	98,9	100,0	–	–	–			
Cephalothin	abs.	–	–	–	0	0	0	0	1	1	8	69	70	20	5	0	2*	–	–	44,9	39,8	15,3
	kum. %	–	–	–	0,0	0,0	0,0	0,0	0,6	1,1	5,7	44,9	84,7	96,0	98,9	98,9	100,0	–	–			
Chloramphenicol	abs.	–	–	–	–	–	–	0	0	1	32	125	7	1	1	2	4	3*	–	89,8	4,0	6,2
	kum. %	–	–	–	–	–	–	0,0	0,0	0,6	18,8	89,8	93,8	94,3	94,9	96,0	98,3	100,0	–			
Colistin[1]	abs.	–	–	0	0	0	83	88	1	0	3	1	0	–	–	–	–	–	–			
	kum. %	–	–	0,0	0,0	0,0	47,2	97,2	97,7	97,7	99,4	100,0	100,0	–	–	–	–	–	–			
Doxycyclin[1]	abs.	–	–	–	0	0	0	2	17	76	27	8	26	14	6	0	–	–	–			
	kum. %	–	–	–	0,0	0,0	0,0	1,1	10,8	54,0	69,3	73,9	88,6	96,6	100,0	100,0	–	–	–			
Enrofloxacin	abs.	0	11	89	38	1	9	22	3	0	0	0	2	1*	–	–	–	–	–	84,1	14,2	1,7
	kum. %	0,0	6,3	56,8	78,4	79,0	84,1	96,6	98,3	98,3	98,3	98,3	99,4	100,0	–	–	–	–	–			
Florfenicol[1]	abs.	–	–	–	–	0	0	0	0	2	34	129	10	1	0	0	0	–	–			
	kum. %	–	–	–	–	0,0	0,0	0,0	0,0	1,1	20,5	93,8	99,4	100,0	100,0	100,0	100,0	–	–			
Gentamicin	abs.	–	–	–	–	0	5	83	68	14	1	1	2	0	1	0	1	–	–	97,2	0,6	2,3
	kum. %	–	–	–	–	0,0	2,8	50,0	88,6	96,6	97,2	97,7	98,9	98,9	99,4	99,4	100,0	–	–			
Nalidixinsäure[1]	abs.	–	–	0	0	0	0	5	107	29	0	0	1	6	15	13*	–	–	–			
	kum. %	–	–	0,0	0,0	0,0	0,0	2,8	63,6	80,1	80,1	80,1	80,7	84,1	92,6	100,0	–	–	–			

Fortsetzung

Antimikrobieller Wirkstoff	MHK [mg/L]																		S [%]	I [%]	R [%]
		0,008	0,015	0,03	0,06	0,12	0,25	0,5	1	2	4	8	16	32	64	128	256	512	1024			
Penicillin[1]	abs.	–	0	0	0	0	0	0	0	0	0	1	8	93	74*	–	–	–	–			
	kum. %	–	0,0	0,0	0,0	0,0	0,0	0,0	0,0	0,0	0,0	0,6	5,1	58,0	100,0	–	–	–	–			
Spectinomycin[1]	abs.	–	–	–	–	0	0	0	0	0	0	0	68	87	10	3	3	5*	–			
	kum. %	–	–	–	–	0,0	0,0	0,0	0,0	0,0	0,0	0,0	38,6	88,1	93,8	95,5	97,2	100,0	–			
Spiramycin[1]	abs.	–	–	–	0	0	0	0	0	0	0	0	0	0	1	48	129*	–	–			
	kum. %	–	–	–	0,0	0,0	0,0	0,0	0,0	0,0	0,0	0,0	0,0	0,0	0,6	27,5	100,0	–	–			
Tetracyclin	abs.	–	–	–	–	0	0	1	12	99	10	0	0	0	15	34	5	–	–	69,3	0,0	30,7
	kum. %	–	–	–	–	0,0	0,0	0,6	7,4	63,6	69,3	69,3	69,3	69,3	77,8	97,2	100,0	–	–			
Tiamulin[1]	abs.	–	–	0	0	0	0	0	0	0	0	0	0	8	34	134*	–	–	–			
	kum. %	–	–	0,0	0,0	0,0	0,0	0,0	0,0	0,0	0,0	0,0	0,0	4,5	23,9	100,0	–	–	–			
Tilmicosin[1]	abs.	–	–	–	0	0	0	0	0	0	0	0	0	2	66	101	7*	–	–			
	kum. %	–	–	–	0,0	0,0	0,0	0,0	0,0	0,0	0,0	0,0	0,0	1,1	38,6	96,0	100,0	–	–			
Trimethoprim[1]	abs.	–	–	–	2	5	44	88	10	0	0	0	0	0	0	0	27*	–	–			
	kum. %	–	–	–	1,1	4,0	29,0	79,0	84,7	84,7	84,7	84,7	84,7	84,7	84,7	84,7	100,0	–	–			
Trimethoprim/	abs.	–	1	13	76	46	6	7	0	0	0	0	0	0	27*	–	–	–	–	84,7		15,3
Sulfamethoxazol[1]	kum. %	–	0,6	8,0	51,1	77,3	80,7	84,7	84,7	84,7	84,7	84,7	84,7	84,7	100,0	–	–	–	–			
Tulathromycin[1]	abs.	–	–	0	0	0	0	0	0	0	1	23	133	18	1	–	–	–	–			
	kum. %	–	–	0,0	0,0	0,0	0,0	0,0	0,0	0,0	0,6	13,6	89,2	99,4	100,0	–	–	–	–			

S [%] Prozent empfindliche Stämme; I [%] Prozent intermediäre Stämme; R [%] Prozent resistente Stämme;
abs.: absolut; kum. %: kumulativ in %; Querstrich: Konzentration nicht getestet;
[1] kein Grenzwert in CLSI M31–S1 für diese Bakterien/Indikation verfügbar;
* Anzahl Stämme, deren MIC größer als die höchste getestete Konzentration ist.

Tab. 18 Verteilung der MHK der vom Masthahn isolierten *Escherichia-coli*-Stämme (n = 21), 2008

Antimikrobieller Wirkstoff	MHK [mg/L]	0,008	0,015	0,03	0,06	0,12	0,25	0,5	1	2	4	8	16	32	64	128	256	512	1024	S [%]	I [%]	R [%]
Ampicillin	abs.	–	–	0	0	0	0	0	0	4	8	0	0	0	0	9*	–	–	–	57,1	0,0	42,9
	kum. %	–	–	0,0	0,0	0,0	0,0	0,0	0,0	19,0	57,1	57,1	57,1	57,1	57,1	100,0	–	–	–			
Amoxicillin/	abs.	–	–	0	0	0	0	0	0	2	12	3	2	0	2	–	–	–	–	81,0	9,5	9,5
Clavulansäure	kum. %	–	–	0,0	0,0	0,0	0,0	0,0	0,0	9,5	66,7	81,0	90,5	90,5	100,0	–	–	–	–			
Apramycin[1]	abs.	–	–	0	0	0	0	0	0	3	12	5	1	0	0	–	–	–	–			
	kum. %	–	–	0,0	0,0	0,0	0,0	0,0	0,0	14,3	71,4	95,2	100,0	100,0	100,0	–	–	–	–			
Cefoperazon[1]	abs.	–	–	–	1	6	4	1	2	1	1	3	1	1	–	–	–	–	–			
	kum. %	–	–	–	4,8	33,3	52,4	57,1	66,7	71,4	76,2	90,5	95,2	100,0	–	–	–	–	–			
Cefotaxim[1]	abs.	–	0	2	14	3	0	0	0	1	0	1	0	0	–	–	–	–	–			
	kum. %	–	0,0	9,5	76,2	90,5	90,5	90,5	90,5	95,2	95,2	100,0	100,0	100,0	–	–	–	–	–			
Cefquinom[1]	abs.	–	0	7	9	3	2	0	0	0	0	0	0	0	–	–	–	–	–			
	kum. %	–	0,0	33,3	76,2	90,5	100,0	100,0	100,0	100,0	100,0	100,0	100,0	100,0	–	–	–	–	–			
Ceftiofur[1]	abs.	–	–	0	0	1	13	5	0	1	0	1	0	0	0	–	–	–	–			
	kum. %	–	–	0,0	0,0	4,8	66,7	90,5	90,5	95,2	95,2	100,0	100,0	100,0	100,0	–	–	–	–			
Cephalothin	abs.	–	–	–	0	0	0	0	0	0	0	11	5	1	2	0	2*	–	–	52,4	23,8	23,8
	kum. %	–	–	–	0,0	0,0	0,0	0,0	0,0	0,0	0,0	52,4	76,2	81,0	90,5	90,5	100,0	–	–			
Chloramphenicol	abs.	–	–	–	–	–	–	0	0	0	4	16	0	0	0	0	1	–	–	95,2	0,0	4,8
	kum. %	–	–	–	–	–	–	0,0	0,0	0,0	19,0	95,2	95,2	95,2	95,2	95,2	100,0	–	–			
Colistin[1]	abs.	–	–	0	0	0	12	9	0	0	0	0	0	–	–	–	–	–	–			
	kum. %	–	–	0,0	0,0	0,0	57,1	100,0	100,0	100,0	100,0	100,0	100,0	–	–	–	–	–	–			
Doxycyclin[1]	abs.	–	–	–	0	0	0	0	5	8	3	2	2	0	1	0	–	–	–			
	kum. %	–	–	–	0,0	0,0	0,0	0,0	23,8	61,9	76,2	85,7	95,2	95,2	100,0	100,0	–	–	–			
Enrofloxacin	abs.	0	0	13	3	1	0	3	0	0	0	0	0	1*	–	–	–	–	–	81,0	14,3	4,8
	kum. %	0,0	0,0	61,9	76,2	81,0	81,0	95,2	95,2	95,2	95,2	95,2	95,2	100,0	–	–	–	–	–			
Florfenicol[1]	abs.	–	–	–	0	0	0	0	0	0	1	20	0	0	0	0	0	–	–			
	kum. %	–	–	–	0,0	0,0	0,0	0,0	0,0	0,0	4,8	100,0	100,0	100,0	100,0	100,0	100,0	–	–			
Gentamicin	abs.	–	–	–	0	2	7	10	2	0	0	0	0	0	0	0	–	–	–	100,0	0,0	0,0
	kum. %	–	–	–	0,0	9,5	42,9	90,5	100,0	100,0	100,0	100,0	100,0	100,0	100,0	100,0	–	–	–			
Nalidixinsäure[1]	abs.	–	–	0	0	0	0	0	14	3	0	0	0	0	1	3*	–	–	–			
	kum. %	–	–	–	0,0	0,0	0,0	0,0	0,0	66,7	81,0	81,0	81,0	81,0	81,0	85,7	100,0	–	–			

Fortsetzung

Antimikrobieller Wirkstoff	MHK [mg/L]																			S [%]	I [%]	R [%]
		0,008	0,015	0,03	0,06	0,12	0,25	0,5	1	2	4	8	16	32	64	128	256	512	1024			
Penicillin[1]	abs.	–	0	0	0	0	0	0	0	0	0	0	2	9	10*	–	–	–	–			
	kum. %	–	0,0	0,0	0,0	0,0	0,0	0,0	0,0	0,0	0,0	0,0	9,5	52,4	100,0	–	–	–	–			
Spectinomycin[1]	abs.	–	–	–	–	0	0	0	0	0	0	0	13	7	1	0	0	–	–			
	kum. %	–	–	–	–	0,0	0,0	0,0	0,0	0,0	0,0	0,0	61,9	95,2	100,0	100,0	100,0	–	–			
Spiramycin[1]	abs.	–	–	–	0	0	0	0	0	0	0	0	0	0	0	4	17*	–	–			
	kum. %	–	–	–	0,0	0,0	0,0	0,0	0,0	0,0	0,0	0,0	0,0	0,0	0,0	19,0	100,0	–	–			
Tetracyclin	abs.	–	–	–	–	0	0	0	3	13	0	0	0	0	2	2	1	–	–	76,2	0,0	23,8
	kum. %	–	–	–	–	0,0	0,0	0,0	14,3	76,2	76,2	76,2	76,2	76,2	85,7	95,2	100,0	–	–			
Tiamulin[1]	abs.	–	–	0	0	0	0	0	0	0	0	0	0	0	4	17*	–	–	–			
	kum. %	–	–	0,0	0,0	0,0	0,0	0,0	0,0	0,0	0,0	0,0	0,0	0,0	19,0	100,0	–	–	–			
Tilmicosin[1]	abs.	–	–	–	0	0	0	0	0	0	0	0	0	0	7	14	–	–	–			
	kum. %	–	–	–	0,0	0,0	0,0	0,0	0,0	0,0	0,0	0,0	0,0	0,0	33,3	100,0	–	–	–			
Trimethoprim[1]	abs.	–	–	–	0	1	8	8	1	0	0	0	0	0	0	0	3*	–	–			
	kum. %	–	–	–	0,0	4,8	42,9	81,0	85,7	85,7	85,7	85,7	85,7	85,7	85,7	85,7	100,0	–	–			
Trimethoprim/	abs.	–	0	2	9	5	1	1	0	0	0	0	0	0	3*	–	–	–	–	85,7		14,3
Sulfamethoxazol	kum. %	–	0,0	9,5	52,4	76,2	81,0	85,7	85,7	85,7	85,7	85,7	85,7	85,7	100,0	–	–	–	–			
Tulathromycin[1]	abs.	–	–	0	0	0	0	0	0	0	0	6	15	0	0	–	–	–	–			
	kum. %	–	–	0,0	0,0	0,0	0,0	0,0	0,0	0,0	0,0	28,6	100,0	100,0	100,0	–	–	–	–			

S [%] Prozent empfindliche Stämme; I [%] Prozent intermediäre Stämme; R [%] Prozent resistente Stämme;
abs.: absolut; kum. %: kumulativ in %; Querstrich: Konzentration nicht getestet;
[1] kein Grenzwert in CLSI M31–S1 für diese Bakterien/Indikation verfügbar;
* Anzahl Stämme, deren MIC größer als die höchste getestete Konzentration ist.

Tab. 19 Verteilung der MHK der vom Küken (Masthahn) isolierten *Escherichia-coli*-Stämme (n = 34), 2008

Antimikrobieller Wirkstoff	MHK [mg/L]	0,008	0,015	0,03	0,06	0,12	0,25	0,5	1	2	4	8	16	32	64	128	256	512	1024	S [%]	I [%]	R [%]
Ampicillin	abs.	–	–	0	0	0	0	0	0	4	20	1	0	0	0	9*	–	–	–	73,5	0,0	26,5
	kum. %	–	–	0,0	0,0	0,0	0,0	0,0	0,0	11,8	70,6	73,5	73,5	73,5	73,5	100,0	–	–	–			
Amoxicillin/	abs.	–	–	0	0	0	0	0	0	3	21	7	3	0	0	–	–	–	–	91,2	8,8	0,0
Clavulansäure	kum. %	–	–	0,0	0,0	0,0	0,0	0,0	0,0	8,8	70,6	91,2	100,0	100,0	100,0	–	–	–	–			
Apramycin[1]	abs.	–	–	0	0	0	0	0	0	2	18	12	2	0	0	–	–	–	–			
	kum. %	–	–	0,0	0,0	0,0	0,0	0,0	0,0	5,9	58,8	94,1	100,0	100,0	100,0	–	–	–	–			
Cefoperazon[1]	abs.	–	–	–	1	5	17	3	2	0	3	0	1	1	1*	–	–	–	–			
	kum. %	–	–	–	2,9	17,6	67,6	76,5	82,4	82,4	91,2	91,2	94,1	97,1	100,0	–	–	–	–			
Cefotaxim[1]	abs.	–	0	0	27	6	0	0	0	0	0	0	0	0	1*	–	–	–	–			
	kum. %	–	0,0	0,0	79,4	97,1	97,1	97,1	97,1	97,1	97,1	97,1	97,1	97,1	100,0	–	–	–	–			
Cefquinom[1]	abs.	–	0	3	24	6	0	0	0	0	0	0	0	0	1*	–	–	–	–			
	kum. %	–	0,0	8,8	79,4	97,1	97,1	97,1	97,1	97,1	97,1	97,1	97,1	97,1	100,0	–	–	–	–			
Ceftiofur[1]	abs.	–	–	0	0	1	18	14	0	0	0	0	0	0	0	1*	–	–	–			
	kum. %	–	–	0,0	0,0	2,9	55,9	97,1	97,1	97,1	97,1	97,1	97,1	97,1	97,1	100,0	–	–	–			
Cephalothin	abs.	–	–	–	0	0	0	0	0	0	2	13	15	2	1	0	1*	–	–	44,1	44,1	11,8
	kum. %	–	–	–	0,0	0,0	0,0	0,0	0,0	0,0	5,9	44,1	88,2	94,1	97,1	97,1	100,0	–	–			
Chloramphenicol	abs.	–	–	–	–	–	–	0	0	0	7	25	0	0	0	0	2	–	–	94,1	0,0	5,9
	kum. %	–	–	–	–	–	–	0,0	0,0	0,0	20,6	94,1	94,1	94,1	94,1	94,1	100,0	–	–			
Colistin[1]	abs.	–	–	0	0	0	17	17	0	0	0	0	0	–	–	–	–	–	–			
	kum. %	–	–	0,0	0,0	0,0	50,0	100,0	100,0	100,0	100,0	100,0	100,0	–	–	–	–	–	–			
Doxycyclin[1]	abs.	–	–	–	0	0	0	1	7	10	4	0	8	3	1	0	–	–	–			
	kum. %	–	–	–	0,0	0,0	0,0	2,9	23,5	52,9	64,7	64,7	88,2	97,1	100,0	100,0	–	–	–			
Enrofloxacin	abs.	0	0	14	6	0	4	8	2	0	0	0	0	–	–	–	–	–	–	70,6	29,4	0,0
	kum. %	0,0	0,0	41,2	58,8	58,8	70,6	94,1	100,0	100,0	100,0	100,0	100,0	–	–	–	–	–	–			
Florfenicol[1]	abs.	–	–	–	–	0	0	0	0	0	9	24	0	1	0	0	0	–	–			
	kum. %	–	–	–	–	0,0	0,0	0,0	0,0	0,0	26,5	97,1	97,1	100,0	100,0	100,0	100,0	–	–			
Gentamicin	abs.	–	–	–	–	0	0	15	13	3	1	0	1	1	0	0	0	–	–	94,1	0,0	5,9
	kum. %	–	–	–	–	0,0	0,0	44,1	82,4	91,2	94,1	94,1	97,1	100,0	100,0	100,0	100,0	–	–			
Nalidixinsäure[1]	abs.	–	–	–	0	0	0	0	0	17	3	1	0	2	1	6	4*	–	–			
	kum. %	–	–	–	0,0	0,0	0,0	0,0	0,0	50,0	58,8	61,8	61,8	67,6	70,6	88,2	100,0	–	–			

Fortsetzung

Antimikrobieller Wirkstoff	MHK [mg/L]	0,008	0,015	0,03	0,06	0,12	0,25	0,5	1	2	4	8	16	32	64	128	256	512	1024	S [%]	I [%]	R [%]
Penicillin[1]	abs.	–	0	0	0	0	0	0	0	0	0	0	1	21	12*	–	–	–	–			
	kum. %	–	0,0	0,0	0,0	0,0	0,0	0,0	0,0	0,0	0,0	0,0	2,9	64,7	100,0	–	–	–	–			
Spectinomycin[1]	abs.	–	–	–	–	0	0	0	0	0	0	0	15	10	4	0	1	4*	–			
	kum. %	–	–	–	–	0,0	0,0	0,0	0,0	0,0	0,0	0,0	44,1	73,5	85,3	85,3	88,2	100,0	–			
Spiramycin[1]	abs.	–	–	–	0	0	0	0	0	0	0	0	0	0	1	11	22*	–	–			
	kum. %	–	–	–	0,0	0,0	0,0	0,0	0,0	0,0	0,0	0,0	0,0	0,0	2,9	35,3	100,0	–	–			
Tetracyclin	abs.	–	–	–	–	0	0	0	5	15	2	0	0	0	5	5	1	1*	–	64,7	0,0	35,3
	kum. %	–	–	–	–	0,0	0,0	0,0	14,7	58,8	64,7	64,7	64,7	64,7	79,4	94,1	97,1	100,0	–			
Tiamulin[1]	abs.	–	–	0	0	0	0	0	0	0	0	0	0	1	15	18*	–	–	–			
	kum. %	–	–	0,0	0,0	0,0	0,0	0,0	0,0	0,0	0,0	0,0	0,0	2,9	47,1	100,0	–	–	–			
Tilmicosin[1]	abs.	–	–	–	0	0	0	0	0	0	0	0	0	0	14	19	1*	–	–			
	kum. %	–	–	–	0,0	0,0	0,0	0,0	0,0	0,0	0,0	0,0	0,0	0,0	41,2	97,1	100,0	–	–			
Trimethoprim[1]	abs.	–	–	–	0	0	11	18	1	1	0	0	0	0	0	0	3*	–	–			
	kum. %	–	–	–	0,0	0,0	32,4	85,3	88,2	91,2	91,2	91,2	91,2	91,2	91,2	91,2	100,0	–	–			
Trimethoprim/ Sulfamethoxazol	abs.	–	0	0	21	5	3	2	0	0	0	0	0	0	3*	–	–	–	–	91,2		8,8
	kum. %	–	0,0	0,0	61,8	76,5	85,3	91,2	91,2	91,2	91,2	91,2	91,2	91,2	100,0	–	–	–	–			
Tulathromycin[1]	abs.	–	–	0	0	0	0	0	0	0	0	5	24	5	0	–	–	–	–			
	kum. %	–	–	0,0	0,0	0,0	0,0	0,0	0,0	0,0	0,0	14,7	85,3	100,0	100,0	–	–	–	–			

S [%] Prozent empfindliche Stämme; I [%] Prozent intermediäre Stämme; R [%] Prozent resistente Stämme;
abs.: absolut; kum. %: kumulativ in %; Querstrich: Konzentration nicht getestet;
[1] kein Grenzwert in CLSI M31–S1 für diese Bakterien/Indikation verfügbar;
* Anzahl Stämme, deren MIC größer als die höchste getestete Konzentration ist.

Tab. 20 Verteilung der MHK der vom Kleintier mit der Indikation „Gastritis" isolierten *Escherichia-coli*-Stämme (n = 38)[2], 2008

Antimikrobieller Wirkstoff	MHK [mg/L]	0,008	0,015	0,03	0,06	0,12	0,25	0,5	1	2	4	8	16	32	64	128	256	512	1024	S [%]	I [%]	R [%]
Ampicillin	abs.	–	–	0	0	0	0	0	0	11	15	1	1	0	0	10*	–	–	–	71,1	2,6	26,3
	kum. %	–	–	0,0	0,0	0,0	0,0	0,0	0,0	28,9	68,4	71,1	73,7	73,7	73,7	100,0	–	–	–			
Amoxicillin/	abs.	–	–	0	0	0	0	0	0	4	22	9	2	1	0	–	–	–	–	92,1	5,3	2,6
Clavulansäure	kum. %	–	–	0,0	0,0	0,0	0,0	0,0	0,0	10,5	68,4	92,1	97,4	100,0	100,0	–	–	–	–			
Apramycin[1]	abs.	–	–	0	0	0	0	0	0	0	28	10	0	0	–	–	–	–	–			
	kum. %	–	–	0,0	0,0	0,0	0,0	0,0	0,0	0,0	73,7	100,0	100,0	100,0	–	–	–	–	–			
Cefoperazon[1]	abs.	–	–	–	0	10	17	2	4	2	2	0	1	0	–	–	–	–	–			
	kum. %	–	–	–	0,0	26,3	71,1	76,3	86,8	92,1	97,4	97,4	100,0	100,0	–	–	–	–	–			
Cefotaxim[1]	abs.	–	0	5	26	7	0	0	0	0	0	0	0	0	–	–	–	–	–			
	kum. %	–	0,0	13,2	81,6	100,0	100,0	100,0	100,0	100,0	100,0	100,0	100,0	100,0	–	–	–	–	–			
Cefquinom[1]	abs.	–	0	7	28	3	0	0	0	0	0	0	0	0	–	–	–	–	–			
	kum. %	–	0,0	18,4	92,1	100,0	100,0	100,0	100,0	100,0	100,0	100,0	100,0	100,0	–	–	–	–	–			
Ceftiofur[1]	abs.	–	–	0	0	1	24	13	0	0	0	0	0	0	0	–	–	–	–			
	kum. %	–	–	0,0	0,0	2,6	65,8	100,0	100,0	100,0	100,0	100,0	100,0	100,0	100,0	–	–	–	–			
Cephalothin	abs.	–	–	–	0	0	0	0	0	0	3	16	15	3	1	0	–	–	–	50,0	39,5	10,5
	kum. %	–	–	–	0,0	0,0	0,0	0,0	0,0	0,0	7,9	50,0	89,5	97,4	100,0	100,0	–	–	–			
Chloramphenicol	abs.	–	–	–	–	–	–	0	0	0	5	31	0	0	0	0	1	1*	–	94,7	0,0	5,3
	kum. %	–	–	–	–	–	–	0,0	0,0	0,0	13,2	94,7	94,7	94,7	94,7	94,7	97,4	100,0	–			
Colistin[1]	abs.	–	–	0	0	0	11	25	1	0	0	1	0	–	–	–	–	–	–			
	kum. %	–	–	0,0	0,0	0,0	28,9	94,7	97,4	97,4	97,4	100,0	100,0	–	–	–	–	–	–			
Doxycyclin[1]	abs.	–	–	–	0	0	0	1	7	13	6	2	2	2	5	0	–	–	–			
	kum. %	–	–	–	0,0	0,0	0,0	2,6	21,1	55,3	71,1	76,3	81,6	86,8	100,0	100,0	–	–	–			
Enrofloxacin[1]	abs.	0	4	22	7	1	0	3	0	0	0	0	0	1*	–	–	–	–	–			
	kum. %	0,0	10,5	68,4	86,8	89,5	89,5	97,4	97,4	97,4	97,4	97,4	97,4	100,0	–	–	–	–	–			
Florfenicol[1]	abs.	–	–	–	–	0	0	0	0	1	8	26	2	0	0	0	1	–	–			
	kum. %	–	–	–	–	0,0	0,0	0,0	0,0	2,6	23,7	92,1	97,4	97,4	97,4	97,4	100,0	–	–			
Gentamicin[3]	abs.	–	–	–	–	0	0	5	10	2	0	0	0	0	0	0	0	–	–	100,0	0,0	0,0
	kum. %	–	–	–	–	0,0	0,0	29,4	88,2	100,0	100,0	100,0	100,0	100,0	100,0	100,0	100,0	–	–			
Gentamicin[4]	abs.	–	–	–	–	0	1	11	7	1	0	0	1	0	0	0	0	–	–	95,2	0,0	4,8
	kum. %	–	–	–	–	0,0	4,8	57,1	90,5	95,2	95,2	95,2	100,0	100,0	100,0	100,0	100,0	–	–			

Fortsetzung

Antimikrobieller Wirkstoff	MHK [mg/L]	0,008	0,015	0,03	0,06	0,12	0,25	0,5	1	2	4	8	16	32	64	128	256	512	1024	S [%]	I [%]	R [%]
Nalidixinsäure[1]	abs.	–	–	–	0	0	0	0	2	23	8	0	1	0	0	1	3*	–	–			
	kum. %	–	–	–	0,0	0,0	0,0	0,0	5,3	65,8	86,8	86,8	89,5	89,5	89,5	92,1	100,0	–	–			
Penicillin[1]	abs.	–	0	0	0	0	0	0	0	0	0	0	2	21	15*	–	–	–	–			
	kum. %	–	0,0	0,0	0,0	0,0	0,0	0,0	0,0	0,0	0,0	0,0	5,3	60,5	100,0	–	–	–	–			
Spectinomycin[1]	abs.	–	–	–	–	0	0	0	0	0	0	0	18	13	1	1	2	3*	–			
	kum. %	–	–	–	–	0,0	0,0	0,0	0,0	0,0	0,0	0,0	47,4	81,6	84,2	86,8	92,1	100,0	–			
Spiramycin[1]	abs.	–	–	–	0	0	0	0	0	0	0	0	0	0	0	17	21*	–	–			
	kum. %	–	–	–	0,0	0,0	0,0	0,0	0,0	0,0	0,0	0,0	0,0	0,0	0,0	44,7	100,0	–	–			
Tetracyclin	abs.	–	–	–	–	0	0	0	6	20	1	0	0	0	2	4	5	–	–	71,1	0,0	28,9
	kum. %	–	–	–	–	0,0	0,0	0,0	15,8	68,4	71,1	71,1	71,1	71,1	76,3	86,8	100,0	–	–			
Tiamulin[1]	abs.	–	–	0	0	0	0	0	0	0	0	0	0	2	17	19*	–	–	–			
	kum. %	–	–	0,0	0,0	0,0	0,0	0,0	0,0	0,0	0,0	0,0	0,0	5,3	50,0	100,0	–	–	–			
Tilmicosin[1]	abs.	–	–	–	0	0	0	0	0	0	0	0	0	0	18	19	1*	–	–			
	kum. %	–	–	–	0,0	0,0	0,0	0,0	0,0	0,0	0,0	0,0	0,0	0,0	47,4	97,4	100,0	–	–			
Trimethoprim[1]	abs.	–	–	–	0	5	15	12	1	0	0	0	0	0	0	0	5*	–	–			
	kum. %	–	–	–	0,0	13,2	52,6	84,2	86,8	86,8	86,8	86,8	86,8	86,8	86,8	86,8	100,0	–	–			
Trimethoprim/	abs.	–	0	4	20	6	1	1	1	0	0	0	0	0	5*	–	–	–	–	86,8		13,2
Sulfamethoxazol	kum. %	–	0,0	10,5	63,2	78,9	81,6	84,2	86,8	86,8	86,8	86,8	86,8	86,8	100,0	–	–	–	–			
Tulathromycin[1]	abs.	–	–	0	0	0	0	0	0	0	0	0	10	25	3	0	–	–	–			
	kum. %	–	–	0,0	0,0	0,0	0,0	0,0	0,0	0,0	0,0	26,3	92,1	100,0	100,0	–	–	–	–			

S [%] Prozent empfindliche Stämme; I [%] Prozent intermediäre Stämme; R [%] Prozent resistente Stämme;
abs.: absolut; kum. %: kumulativ in %; Querstrich: Konzentration nicht getestet;
[1] kein Grenzwert in CLSI M31–S1 für diese Bakterien/Indikation verfügbar;
[2] Isolate vom Hund: n = 17; Isolate von der Katze: n = 21;
[3] für Isolate vom Hund; unterschiedlicher Grenzwert von Gentamicin für Isolate von Hunden und Katzen, daher erfolgt getrennte Darstellung;
[4] Isolate von der Katze; unterschiedlicher Grenzwert von Gentamicin für Isolate von Hunden und Katzen, daher erfolgt getrennte Darstellung;
* Anzahl Stämme, deren MIC größer als die höchste getestete Konzentration ist.

Tab. 21 Verteilung der MHK der vom Kleintier mit der Indikation „Urogenitaltraktinfektionen" isolierten *Escherichia-coli*-Stämme (n = 28)[2], 2008

Antimikrobieller Wirkstoff	MHK [mg/L]	0,008	0,015	0,03	0,06	0,12	0,25	0,5	1	2	4	8	16	32	64	128	256	512	1024	S [%]	I [%]	R [%]
Ampicillin	abs.	–	–	0	0	0	0	0	0	7	10	1	0	0	0	10*	–	–	–	64,3	0,0	35,7
	kum. %	–	–	0,0	0,0	0,0	0,0	0,0	0,0	25,0	60,7	64,3	64,3	64,3	64,3	100,0	–	–	–			
Amoxicillin/	abs.	–	–	0	0	0	0	0	0	2	15	5	6	0	0	–	–	–	–	78,6	21,4	0,0
Clavulansäure	kum. %	–	–	0,0	0,0	0,0	0,0	0,0	0,0	7,1	60,7	78,6	100,0	100,0	100,0	–	–	–	–			
Apramycin[1]	abs.	–	–	0	0	0	0	0	1	3	19	4	1	0	–	–	–	–	–			
	kum. %	–	–	0,0	0,0	0,0	0,0	0,0	3,6	14,3	82,1	96,4	100,0	100,0	–	–	–	–	–			
Cefoperazon[1]	abs.	–	–	–	0	5	10	4	0	3	1	0	1	1	3*	–	–	–	–			
	kum. %	–	–	–	0,0	17,9	53,6	67,9	67,9	78,6	82,1	82,1	85,7	89,3	100,0	–	–	–	–			
Cefotaxim[1]	abs.	–	0	1	19	5	1	0	0	0	0	0	0	0	2*	–	–	–	–			
	kum. %	–	0,0	3,6	71,4	89,3	92,9	92,9	92,9	92,9	92,9	92,9	92,9	92,9	100,0	–	–	–	–			
Cefquinom[1]	abs.	–	0	6	16	2	2	0	0	0	0	0	0	0	–	–	–	–	–			
	kum. %	–	0,0	23,1	84,6	92,3	100,0	100,0	100,0	100,0	100,0	100,0	100,0	100,0	–	–	–	–	–			
Ceftiofur[1]	abs.	–	–	0	0	1	13	11	1	0	0	0	0	0	0	2*	–	–	–			
	kum. %	–	–	0,0	0,0	3,6	50,0	89,3	92,9	92,9	92,9	92,9	92,9	92,9	92,9	100,0	–	–	–			
Cephalothin	abs.	–	–	–	0	0	0	0	0	0	0	10	12	3	0	0	3*	–	–	35,7	42,9	21,4
	kum. %	–	–	–	0,0	0,0	0,0	0,0	0,0	0,0	0,0	35,7	78,6	89,3	89,3	89,3	100,0	–	–			
Chloramphenicol	abs.	–	–	–	–	–	–	0	0	0	5	21	0	0	0	0	2	–	–	92,9	0,0	7,1
	kum. %	–	–	–	–	–	–	0,0	0,0	0,0	17,9	92,9	92,9	92,9	92,9	92,9	100,0	–	–			
Colistin[1]	abs.	–	–	0	0	0	9	17	1	0	1	0	0	–	–	–	–	–	–			
	kum. %	–	–	0,0	0,0	0,0	32,1	92,9	96,4	96,4	100,0	100,0	100,0	–	–	–	–	–	–			
Doxycyclin[1]	abs.	–	–	–	0	0	0	1	4	9	4	2	3	2	3	0	–	–	–			
	kum. %	–	–	–	0,0	0,0	0,0	3,6	17,9	50,0	64,3	71,4	82,1	89,3	100,0	100,0	–	–	–			
Enrofloxacin[5]	abs.	0	0	10	5	0	0	1	1	0	0	0	1	1*	–	–	–	–	–	84,2	5,3	10,5
	kum. %	0,0	0,0	52,6	78,9	78,9	78,9	84,2	89,5	89,5	89,5	89,5	94,7	100,0	–	–	–	–	–			
Enrofloxacin[6]	abs.	0	1	5	0	1	0	0	0	0	0	0	1	1*	–	–	–	–	–			
	kum. %	0,0	11,1	66,7	66,7	77,8	77,8	77,8	77,8	77,8	77,8	77,8	88,9	100,0	–	–	–	–	–			
Florfenicol[1]	abs.	–	–	–	–	0	0	0	0	1	4	15	7	0	0	1	0	–	–			
	kum. %	–	–	–	–	0,0	0,0	0,0	0,0	3,6	17,9	71,4	96,4	96,4	96,4	100,0	100,0	–	–			
Gentamicin[3]	abs.	–	–	–	–	0	1	11	7	0	0	0	0	0	0	0	0	–	–	100,0	0,0	0,0
	kum. %	–	–	–	–	0,0	5,3	63,2	100,0	100,0	100,0	100,0	100,0	100,0	100,0	100,0	100,0	–	–			

Fortsetzung

Antimikrobieller Wirkstoff	MHK [mg/L]	0,008	0,015	0,03	0,06	0,12	0,25	0,5	1	2	4	8	16	32	64	128	256	512	1024	S [%]	I [%]	R [%]
Gentamicin[4]	abs.	–	–	–	–	0	1	2	6	0	0	0	0	0	0	0	0	–	–	100,0	0,0	0,0
	kum. %	–	–	–	–	0,0	11,1	33,3	100,0	100,0	100,0	100,0	100,0	100,0	100,0	100,0	100,0	–	–			
Nalidixinsäure[1]	abs.	–	–	–	0	0	0	0	0	18	3	1	0	0	1	0	5*	–	–			
	kum. %	–	–	–	0,0	0,0	0,0	0,0	0,0	64,3	75,0	78,6	78,6	78,6	82,1	82,1	100,0	–	–			
Penicillin[1]	abs.	–	0	0	0	0	0	0	0	0	0	0	0	14	14*	–	–	–	–			
	kum. %	–	0,0	0,0	0,0	0,0	0,0	0,0	0,0	0,0	0,0	0,0	0,0	50,0	100,0	–	–	–	–			
Spectinomycin[1]	abs.	–	–	–	–	0	0	0	0	0	0	0	10	12	1	2	1	2*	–			
	kum. %	–	–	–	–	0,0	0,0	0,0	0,0	0,0	0,0	0,0	35,7	78,6	82,1	89,3	92,9	100,0	–			
Spiramycin[1]	abs.	–	–	–	0	0	0	0	0	0	0	0	0	0	1	8	19*	–	–			
	kum. %	–	–	–	0,0	0,0	0,0	0,0	0,0	0,0	0,0	0,0	0,0	0,0	3,6	32,1	100,0	–	–			
Tetracyclin	abs.	–	–	–	–	0	0	0	3	15	1	0	0	0	3	4	1	1*	–	67,9	0,0	32,1
	kum. %	–	–	–	–	0,0	0,0	0,0	10,7	64,3	67,9	67,9	67,9	67,9	78,6	92,9	96,4	100,0	–			
Tiamulin[1]	abs.	–	–	0	0	0	0	0	0	0	0	0	0	2	14	12*	–	–	–			
	kum. %	–	–	0,0	0,0	0,0	0,0	0,0	0,0	0,0	0,0	0,0	0,0	7,1	57,1	100,0	–	–	–			
Tilmicosin[1]	abs.	–	–	–	0	0	0	0	0	0	0	0	0	0	0	8	18	2*	–			
	kum. %	–	–	–	0,0	0,0	0,0	0,0	0,0	0,0	0,0	0,0	0,0	0,0	0,0	28,6	92,9	100,0	–			
Trimethoprim[1]	abs.	–	–	–	1	1	7	14	0	0	0	0	0	0	0	0	5*	–	–			
	kum. %	–	–	–	3,6	7,1	32,1	82,1	82,1	82,1	82,1	82,1	82,1	82,1	82,1	82,1	100,0	–	–			
Trimethoprim/	abs.	–	1	1	13	5	0	3	0	0	0	0	0	0	5*	–	–	–	–	82,1		17,9
Sulfamethoxazol	kum. %	–	3,6	7,1	53,6	71,4	71,4	82,1	82,1	82,1	82,1	82,1	82,1	82,1	100,0	–	–	–	–			
Tulathromycin[1]	abs.	–	–	0	0	0	0	0	0	0	4	20	4	0	–	–	–	–	–			
	kum. %	–	–	0,0	0,0	0,0	0,0	0,0	0,0	0,0	14,3	85,7	100,0	100,0	–	–	–	–	–			

S [%] Prozent empfindliche Stämme; I [%] Prozent intermediäre Stämme; R [%] Prozent resistente Stämme;
abs.: absolut; kum. %: kumulativ in %; Querstrich: Konzentration nicht getestet;
[1] kein Grenzwert in CLSI M31–S1 für diese Bakterien/Indikation verfügbar;
[2] Isolate vom Hund: n = 19; Isolate von der Katze: n = 9;
[3] Isolate vom Hund; unterschiedlicher Grenzwert von Gentamicin für Isolate von Hunden und Katzen, daher erfolgt getrennte Darstellung;
[4] Isolate von der Katze; unterschiedlicher Grenzwert von Gentamicin für Isolate von Hunden und Katzen, daher erfolgt getrennte Darstellung;
[5] Isolate vom Hund; kein Grenzwert in CLSI M31-S1 für Enrofloxacin bei der Katze verfügbar; daher erfolgt getrennte Darstellung;
[6] Isolate von der Katze; kein Grenzwert in CLSI M31-S1 für Enrofloxacin bei der Katze verfügbar; daher erfolgt getrennte Darstellung;
* Anzahl Stämme, deren MIC größer als die höchste getestete Konzentration ist.

Tab. 22 Verteilung der MHK der vom Pferd isolierten *Escherichia-coli*-Stämme (n = 26), 2008

Antimikrobieller Wirkstoff	MHK [mg/L]	0,008	0,015	0,03	0,06	0,12	0,25	0,5	1	2	4	8	16	32	64	128	256	512	1024	S [%]	I [%]	R [%]
Ampicillin	abs.	–	–	0	0	0	0	0	0	6	4	3	0	0	13	–	–	–	–	50,0	0,0	50,0
	kum. %	–	–	0,0	0,0	0,0	0,0	0,0	0,0	23,1	38,5	50,0	50,0	50,0	100,0	–	–	–	–			
Amoxicillin/	abs.	–	–	0	0	0	0	0	0	4	6	14	2	0	0	–	–	–	–	92,3	7,7	0,0
Clavulansäure	kum. %	–	–	0,0	0,0	0,0	0,0	0,0	0,0	15,4	38,5	92,3	100,0	100,0	100,0	–	–	–	–			
Apramycin[1]	abs.	–	–	0	0	0	0	0	0	0	15	11	0	0	0	–	–	–	–			
	kum. %	–	–	0,0	0,0	0,0	0,0	0,0	0,0	0,0	57,7	100,0	100,0	100,0	100,0	–	–	–	–			
Cefoperazon[1]	abs.	–	–	–	2	6	3	5	2	2	0	4	0	0	2*	–	–	–	–			
	kum. %	–	–	–	7,7	30,8	42,3	61,5	69,2	76,9	76,9	92,3	92,3	92,3	100,0	–	–	–	–			
Cefotaxim[1]	abs.	–	0	3	14	7	0	0	0	0	0	0	0	2	–	–	–	–	–			
	kum. %	–	0,0	11,5	65,4	92,3	92,3	92,3	92,3	92,3	92,3	92,3	92,3	100,0	–	–	–	–	–			
Cefquinom[1]	abs.	–	0	6	13	5	0	0	0	0	0	0	0	0	2*	–	–	–	–			
	kum. %	–	0,0	23,1	73,1	92,3	92,3	92,3	92,3	92,3	92,3	92,3	92,3	92,3	–	–	–	–	–			
Ceftiofur[1]	abs.	–	–	0	0	0	13	11	0	0	0	0	0	0	0	2*	–	–	–			
	kum. %	–	–	0,0	0,0	0,0	50,0	92,3	92,3	92,3	92,3	92,3	92,3	92,3	92,3	100,0	–	–	–			
Cephalothin	abs.	–	–	–	0	0	0	0	0	0	0	10	11	3	0	0	2	–	–	38,5	42,3	19,2
	kum. %	–	–	–	0,0	0,0	0,0	0,0	0,0	0,0	0,0	38,5	80,8	92,3	92,3	92,3	100,0	–	–			
Chloramphenicol	abs.	–	–	–	–	–	–	0	0	1	1	20	1	2	0	0	1	–	–	84,6	3,8	11,5
	kum. %	–	–	–	–	–	–	0,0	0,0	3,8	7,7	84,6	88,5	96,2	96,2	96,2	100,0	–	–			
Colistin[1]	abs.	–	–	0	0	0	9	15	1	0	1	0	0	–	–	–	–	–	–			
	kum. %	–	–	–	0,0	0,0	0,0	34,6	92,3	96,2	96,2	100,0	100,0	100,0	–	–	–	–	–			
Doxycyclin[1]	abs.	–	–	–	0	0	0	1	4	7	3	0	6	5	0	0	–	–	–			
	kum. %	–	–	–	0,0	0,0	0,0	3,8	19,2	46,2	57,7	57,7	80,8	100,0	100,0	100,0	–	–	–			
Enrofloxacin[1]	abs.	0	3	13	6	0	0	0	2	0	0	0	0	2*	–	–	–	–	–			
	kum. %	0,0	11,5	61,5	84,6	84,6	84,6	84,6	92,3	92,3	92,3	92,3	92,3	100,0	–	–	–	–	–			
Florfenicol[1]	abs.	–	–	–	–	0	0	0	0	1	3	16	5	0	0	0	0	1*	–			
	kum. %	–	–	–	–	0,0	0,0	0,0	0,0	3,8	15,4	76,9	96,2	96,2	96,2	96,2	96,2	100,0	–			
Gentamicin	abs.	–	–	–	–	0	0	11	13	2	0	0	0	0	0	0	0	–	–	100,0	0,0	0,0
	kum. %	–	–	–	–	0,0	0,0	42,3	92,3	100,0	100,0	100,0	100,0	100,0	100,0	100,0	100,0	–	–			
Nalidixinsäure[1]	abs.	–	–	–	0	0	0	0	2	17	3	0	0	0	0	0	4*	–	–			
	kum. %	–	–	–	0,0	0,0	0,0	0,0	7,7	73,1	84,6	84,6	84,6	84,6	84,6	84,6	100,0	–	–			

Fortsetzung

Antimikrobieller Wirkstoff	MHK [mg/L]																		S [%]	I [%]	R [%]
		0,008	0,015	0,03	0,06	0,12	0,25	0,5	1	2	4	8	16	32	64	128	256	512	1024			
Penicillin[1]	abs.	–	0	0	0	0	0	0	0	0	0	0	4	5	17*	–	–	–	–			
	kum. %	–	0,0	0,0	0,0	0,0	0,0	0,0	0,0	0,0	0,0	0,0	15,4	34,6	100,0	–	–	–	–			
Spectinomycin[1]	abs.	–	–	–	–	0	0	0	0	0	0	0	5	13	0	2	1	5*				
	kum. %	–	–	–	–	0,0	0,0	0,0	0,0	0,0	0,0	0,0	19,2	69,2	69,2	76,9	80,8	100,0	–			
Spiramycin[1]	abs.	–	–	–	0	0	0	0	0	0	0	0	0	0	1	4	21*	–	–			
	kum. %	–	–	–	0,0	0,0	0,0	0,0	0,0	0,0	0,0	0,0	0,0	0,0	3,8	19,2	100,0	–	–			
Tetracyclin	abs.	–	–	–	–	0	0	0	5	5	5	0	0	0	1	9	1	–	–	57,7	0,0	42,3
	kum. %	–	–	–	–	0,0	0,0	0,0	19,2	38,5	57,7	57,7	57,7	57,7	61,5	96,2	100,0	–	–			
Tiamulin[1]	abs.	–	–	0	0	0	0	0	0	0	0	0	0	1	5	20*	–	–	–			
	kum. %	–	–	0,0	0,0	0,0	0,0	0,0	0,0	0,0	0,0	0,0	0,0	3,8	23,1	100,0	–	–	–			
Tilmicosin[1]	abs.	–	–	–	0	0	0	0	0	0	0	0	0	0	11	13	2*	–	–			
	kum. %	–	–	–	0,0	0,0	0,0	0,0	0,0	0,0	0,0	0,0	0,0	0,0	42,3	92,3	100,0	–	–			
Trimethoprim[1]	abs.	–	–	–	0	1	6	7	0	0	0	0	0	0	0	0	12*	–	–			
	kum. %	–	–	–	0,0	3,8	26,9	53,8	53,8	53,8	53,8	53,8	53,8	53,8	53,8	53,8	100,0	–	–			
Trimethoprim/ Sulfamethoxazol	abs.	–	0	3	4	5	0	2	1	0	0	0	0	0	11*	–	–	–	–	57,7		42,3
	kum. %	–	0,0	11,5	26,9	46,2	46,2	53,8	57,7	57,7	57,7	57,7	57,7	57,7	100,0	–	–	–	–			
Tulathromycin[1]	abs.	–	–	0	0	0	0	0	0	0	0	8	14	4	0	–	–	–	–			
	kum. %	–	–	0,0	0,0	0,0	0,0	0,0	0,0	0,0	0,0	30,8	84,6	100,0	100,0	–	–	–	–			

S [%] Prozent empfindliche Stämme; I [%] Prozent intermediäre Stämme; R [%] Prozent resistente Stämme;
abs.: absolut; kum. %: kumulativ in %; Querstrich: Konzentration nicht getestet;
[1] kein Grenzwert in CLSI M31–S1 für diese Bakterien/Indikation verfügbar;
* Anzahl Stämme, deren MIC größer als die höchste getestete Konzentration ist.

Tab. 23 Verteilung der MHK der vom Rind mit der Indikation „Mastitis" isolierten *Klebsiella*-spp.-Stämme (n = 95), 2008

Antimikrobieller Wirkstoff	MHK [mg/L]																			S [%]	I [%]	R [%]
		0,008	0,015	0,03	0,06	0,12	0,25	0,5	1	2	4	8	16	32	64	128	256	512	1024			
Ampicillin	abs.	–	–	0	0	0	0	0	1	3	1	7	23	35	15	10*	–	–	–	12,6	24,2	63,2
	kum. %	–	–	0,0	0,0	0,0	0,0	0,0	1,1	4,2	5,3	12,6	36,8	73,7	89,5	100,0	–	–	–			
Amoxicillin/	abs.	–	–	0	0	0	0	0	10	70	12	1	0	2	0	–	–	–	–	97,9	0,0	2,1
Clavulansäure	kum. %	–	–	0,0	0,0	0,0	0,0	0,0	10,5	84,2	96,8	97,9	97,9	100,0	100,0	–	–	–	–			
Apramycin[1]	abs.	–	–	0	0	0	0	0	1	78	15	1	0	0	0	–	–	–	–			
	kum. %	–	–		0,0	0,0	0,0	0,0	1,1	83,2	98,9	100,0	100,0	100,0	100,0	–	–	–	–			
Cefoperazon[1]	abs.	–	–	–	2	11	37	18	15	9	2	0	1	0	–	–	–	–	–			
	kum. %	–	–	–	2,1	13,7	52,6	71,6	87,4	96,8	98,9	98,9	100,0	100,0	–	–	–	–	–			
Cefotaxim[1]	abs.	–	12	47	30	3	1	2	0	0	0	0	0	0	–	–	–	–	–			
	kum. %	–	12,6	62,1	93,7	96,8	97,9	100,0	100,0	100,0	100,0	100,0	100,0	100,0	–	–	–	–	–			
Cefquinom[1]	abs.	–	2	39	46	4	1	1	0	1	1	0	0	0	–	–	–	–	–			
	kum. %	–	2,1	43,2	91,6	95,8	96,8	97,9	97,9	98,9	100,0	100,0	100,0	100,0	–	–	–	–	–			
Ceftiofur[1]	abs.	–	–	0	0	7	47	39	1	0	1	0	0	0	0	–	–	–	–			
	kum. %	–	–	0,0	0,0	7,4	56,8	97,9	98,9	98,9	100,0	100,0	100,0	100,0	100,0	–	–	–	–			
Cephalothin	abs.	–	–	–	0	0	1	0	4	37	47	4	2	0	0	0	–	–	–	97,9	2,1	0,0
	kum. %	–	–	–	0,0	0,0	1,1	1,1	5,3	44,2	93,7	97,9	100,0	100,0	100,0	100,0	–	–	–			
Chloramphenicol	abs.	–	–	–	–	–	–	1	0	17	53	22	0	0	0	0	1	–	–	98,9	0,0	1,1
	kum. %	–	–	–	–	–	–	1,1	1,1	19,1	75,5	98,9	98,9	98,9	98,9	98,9	100,0	–	–			
Colistin[1]	abs.	–	–	0	0	0	52	41	1	1	0	0	0	–	–	–	–	–	–			
	kum. %	–	–	0,0	0,0	0,0	54,7	97,9	98,9	100,0	100,0	100,0	100,0	–	–	–	–	–	–			
Doxycyclin[1]	abs.	–	–	–	0	0	0	0	27	48	15	3	0	2	0	0	–	–	–			
	kum. %	–	–	–	0,0	0,0	0,0	0,0	28,4	78,9	94,7	97,9	97,9	100,0	100,0	100,0	–	–	–			
Enrofloxacin[1]	abs.	0	1	20	67	4	0	0	0	1	0	0	0	1*	–	–	–	–	–			
	kum. %	0,0	1,1	22,3	93,6	97,9	97,9	97,9	97,9	98,9	98,9	98,9	98,9	100,0	–	–	–	–	–			
Florfenicol[1]	abs.	–	–	–	–	0	0	0	0	36	42	15	2	0	0	0	0	–	–			
	kum. %	–	–	–	–	0,0	0,0	0,0	0,0	37,9	82,1	97,9	100,0	100,0	100,0	100,0	100,0	–	–			
Gentamicin	abs.	–	–	–	–	0	30	60	4	0	0	0	0	0	0	0	0	–	–	100,0	0,0	0,0
	kum. %	–	–	–	–	0,0	31,9	95,7	100,0	100,0	100,0	100,0	100,0	100,0	100,0	100,0	100,0	–	–			
Nalidixinsäure[1]	abs.	–	–	–	0	0	0	0	0	49	42	1	2	0	0	0	1*	–	–			
	kum. %	–	–	–	0,0	0,0	0,0	0,0	0,0	51,6	95,8	96,8	98,9	98,9	98,9	98,9	100,0	–	–			

Fortsetzung

Antimikrobieller Wirkstoff	MHK [mg/L]	0,008	0,015	0,03	0,06	0,12	0,25	0,5	1	2	4	8	16	32	64	128	256	512	1024	S [%]	I [%]	R [%]
Penicillin[1]	abs.	–	0	0	0	0	0	0	0	0	0	0	3	24	68*	–	–	–	–			
	kum. %	–	0,0	0,0	0,0	0,0	0,0	0,0	0,0	0,0	0,0	0,0	3,2	28,4	100,0	–	–	–	–			
Spectinomycin[1]	abs.	–	–	–	–	0	0	0	0	0	0	0	81	12	0	0	0	2*	–			
	kum. %	–	–	–	–	0,0	0,0	0,0	0,0	0,0	0,0	0,0	85,3	97,9	97,9	97,9	97,9	100,0	–			
Spiramycin[1]	abs.	–	–	–	0	0	0	0	0	0	0	0	0	0	0	1	93*	–	–			
	kum. %	–	–	–	0,0	0,0	0,0	0,0	0,0	0,0	0,0	0,0	0,0	0,0	0,0	1,1	100,0	–	–			
Tetracyclin	abs.	–	–	–	–	0	1	0	33	43	15	0	0	0	0	2	0	–	–	97,9	0,0	2,1
	kum. %	–	–	–	–	0,0	1,1	1,1	36,2	81,9	97,9	97,9	97,9	97,9	97,9	100,0	100,0	–	–			
Tiamulin[1]	abs.	–	–	0	0	0	0	0	0	0	0	0	0	0	0	95*	–	–	–			
	kum. %	–	–	0,0	0,0	0,0	0,0	0,0	0,0	0,0	0,0	0,0	0,0	0,0	0,0	100,0	–	–	–			
Tilmicosin[1]	abs.	–	–	–	0	0	0	0	0	0	0	0	0	0	0	7	87*	–	–			
	kum. %	–	–	–	0,0	0,0	0,0	0,0	0,0	0,0	0,0	0,0	0,0	0,0	0,0	7,4	100,0	–	–			
Trimethoprim[1]	abs.	–	–	–	0	0	12	60	21	1	0	0	0	0	0	0	1*	–	–			
	kum. %	–	–	–	0,0	0,0	12,6	75,8	97,9	98,9	98,9	98,9	98,9	98,9	98,9	98,9	100,0	–	–			
Trimethoprim/	abs.	–	0	2	14	48	25	4	0	0	0	0	0	0	1*	–	–	–	–	98,9		1,1
Sulfamethoxazol	kum. %	–	0,0	2,1	17,0	68,1	94,7	98,9	98,9	98,9	98,9	98,9	98,9	98,9	100,0	–	–	–	–			
Tulathromycin[1]	abs.	–	–	0	0	0	0	0	0	0	0	1	6	38	19	30*	–	–	–			
	kum. %	–	–	0,0	0,0	0,0	0,0	0,0	0,0	0,0	0,0	1,1	7,4	47,9	68,1	100,0	–	–	–			

S [%] Prozent empfindliche Stämme; I [%] Prozent intermediäre Stämme; R [%] Prozent resistente Stämme;
abs.: absolut; kum. %: kumulativ in %; Querstrich: Konzentration nicht getestet;
[1] kein Grenzwert in CLSI M31–S1 für diese Bakterien/Indikation verfügbar;
* Anzahl Stämme, deren MIC größer als die höchste getestete Konzentration ist.

Tab. 24 Verteilung der MHK der vom Rind mit der Indikation „Respiratorische Erkrankung" isolierten *Mannheimia-haemolytica*-Stämme (n = 54), 2008

Antimikrobieller Wirkstoff	MHK [mg/L]	0,008	0,015	0,03	0,06	0,12	0,25	0,5	1	2	4	8	16	32	64	128	256	512	1024	S [%]	I [%]	R [%]
Ampicillin[1]	abs.	–	–	0	7	26	11	2	0	1	0	0	0	2	1	4*	–	–	–			
	kum. %	–	–	0,0	13,0	61,1	81,5	85,2	85,2	87,0	87,0	87,0	87,0	90,7	92,6	100,0	–	–	–			
Amoxicillin/	abs.	–	–	0	0	9	36	7	1	1	0	0	0	0	0	–	–	–	–	100,0	0,0	0,0
Clavulansäure	kum. %	–	–	0,0	0,0	16,7	83,3	96,3	98,1	100,0	100,0	100,0	100,0	100,0	100,0	–	–	–	–			
Apramycin[1]	abs.	–	–	0	0	0	0	0	0	0	2	2	40	10	0	–	–	–	–			
	kum. %	–	–	0,0	0,0	0,0	0,0	0,0	0,0	0,0	3,7	7,4	81,5	100,0	100,0	–	–	–	–			
Cefoperazon[1]	abs.	–	–	–	45	4	3	1	1	0	0	0	0	0	–	–	–	–	–			
	kum. %	–	–	–	83,3	90,7	96,3	98,1	100,0	100,0	100,0	100,0	100,0	100,0	–	–	–	–	–			
Cefotaxim[1]	abs.	–	53	1	0	0	0	0	0	0	0	0	0	0	–	–	–	–	–			
	kum. %	–	98,1	100,0	100,0	100,0	100,0	100,0	100,0	100,0	100,0	100,0	100,0	100,0	–	–	–	–	–			
Cefquinom[1]	abs.	–	25	23	4	1	1	0	0	0	0	0	0	0	–	–	–	–	–			
	kum. %	–	46,3	88,9	96,3	98,1	100,0	100,0	100,0	100,0	100,0	100,0	100,0	100,0	–	–	–	–	–			
Ceftiofur	abs.	–	–	51	2	1	0	0	0	0	0	0	0	0	0	–	–	–	–	100,0	0,0	0,0
	kum. %	–	–	94,4	98,1	100,0	100,0	100,0	100,0	100,0	100,0	100,0	100,0	100,0	100,0	–	–	–	–			
Cephalothin	abs.	–	–	–	0	6	21	16	7	3	0	1	0	0	0	0	–	–	–	100,0	0,0	0,0
	kum. %	–	–	–	0,0	11,1	50,0	79,6	92,6	98,1	98,1	100,0	100,0	100,0	100,0	100,0	–	–	–			
Chloramphenicol	abs.	–	–	–	–	–	–	10	30	10	0	0	2	1	0	0	0	–	–	94,3	3,8	1,9
	kum. %	–	–	–	–	–	–	18,9	75,5	94,3	94,3	94,3	98,1	100,0	100,0	100,0	100,0	–	–			
Colistin[1]	abs.	–	–	0	10	23	16	5	0	0	0	0	0	–	–	–	–	–	–			
	kum. %	–	–	0,0	18,5	61,1	90,7	100,0	100,0	100,0	100,0	100,0	100,0	–	–	–	–	–	–			
Doxycyclin[1]	abs.	–	–	–	0	1	13	28	3	1	5	1	1	1	0	0	–	–	–			
	kum. %	–	–	–	0,0	1,9	25,9	77,8	83,3	85,2	94,4	96,3	98,1	100,0	100,0	100,0	–	–	–			
Enrofloxacin	abs.	1	6	25	10	3	1	5	2	0	0	0	0	1*	–	–	–	–	–	85,2	13,0	1,9
	kum. %	1,9	13,0	59,3	77,8	83,3	85,2	94,4	98,1	98,1	98,1	98,1	98,1	100,0	–	–	–	–	–			
Florfenicol	abs.	–	–	–	–	0	4	9	41	0	0	0	0	0	0	0	0	–	–	100,0	0,0	0,0
	kum. %	–	–	–	–	0,0	7,4	24,1	100,0	100,0	100,0	100,0	100,0	100,0	100,0	100,0	100,0	–	–			
Gentamicin	abs.	–	–	–	–	0	1	2	2	38	11	0	0	0	0	0	0	–	–	100,0	0,0	0,0
	kum. %	–	–	–	–	0,0	1,9	5,6	9,3	79,6	100,0	100,0	100,0	100,0	100,0	100,0	100,0	–	–			
Nalidixinsäure[1]	abs.	–	–	–	0	0	0	2	10	30	3	0	0	0	0	5	4*	–	–			
	kum. %	–	–	–	0,0	0,0	0,0	3,7	22,2	77,8	83,3	83,3	83,3	83,3	83,3	92,6	100,0	–	–			

Fortsetzung

Antimikrobieller Wirkstoff	MHK [mg/L]	0,008	0,015	0,03	0,06	0,12	0,25	0,5	1	2	4	8	16	32	64	128	256	512	1024	S [%]	I [%]	R [%]
Penicillin[1]	abs.	–	0	0	2	7	16	16	3	2	1	0	0	0	7*	–	–	–	–			
	kum. %	–	0,0	0,0	3,7	16,7	46,3	75,9	81,5	85,2	87,0	87,0	87,0	87,0	100,0	–	–	–	–			
Spectinomycin	abs.	–	–	–	–	0	0	0	0	0	0	1	2	48	3	0	0	–	–	94,4	5,6	0,0
	kum. %	–	–	–	–	0,0	0,0	0,0	0,0	0,0	0,0	1,9	5,6	94,4	100,0	100,0	100,0	–	–			
Spiramycin[1]	abs.	–	–	–	0	0	0	0	0	0	0	0	1	5	34	12	2*	–	–			
	kum. %	–	–	–	0,0	0,0	0,0	0,0	0,0	0,0	0,0	0,0	1,9	11,1	74,1	96,3	100,0	–	–			
Tetracyclin	abs.	–	–	–	–	2	1	31	10	0	2	1	2	2	2	0	0	1*	–	81,5	3,7	14,8
	kum. %	–	–	–	–	3,7	5,6	63,0	81,5	81,5	85,2	87,0	90,7	94,4	98,1	98,1	98,1	100,0	–			
Tiamulin[1]	abs.	–	–	0	0	0	0	0	0	0	0	9	31	13	1	–	–	–	–			
	kum. %	–	–	0,0	0,0	0,0	0,0	0,0	0,0	0,0	0,0	16,7	74,1	98,1	100,0	–	–	–	–			
Tilmicosin	abs.	–	–	–	1	0	0	0	0	0	14	29	10	0	0	0	–	–	–	81,5	18,5	0,0
	kum. %	–	–	–	1,9	1,9	1,9	1,9	1,9	1,9	27,8	81,5	100,0	100,0	100,0	100,0	–	–	–			
Trimethoprim[1]	abs.	–	–	–	11	22	12	5	2	0	0	0	1	0	0	0	1*	–	–			
	kum. %	–	–	–	20,4	61,1	83,3	92,6	96,3	96,3	96,3	96,3	98,1	98,1	98,1	98,1	100,0	–	–			
Trimethoprim/ Sulfamethoxazol[1]	abs.	–	12	31	6	0	2	0	2	0	0	0	1	0	–	–	–	–	–			
	kum. %	–	22,2	79,6	90,7	90,7	94,4	94,4	98,1	98,1	98,1	98,1	100,0	100,0	–	–	–	–	–			
Tulathromycin	abs.	–	–	0	0	0	0	0	1	3	11	26	12	1	0	–	–	–	–	98,1	1,9	0,0
	kum. %	–	–	0,0	0,0	0,0	0,0	0,0	1,9	7,4	27,8	75,9	98,1	100,0	100,0	–	–	–	–			

S [%] Prozent empfindliche Stämme; I [%] Prozent intermediäre Stämme; R [%] Prozent resistente Stämme;
abs.: absolut; kum. %: kumulativ in %; Querstrich: Konzentration nicht getestet;
[1] kein Grenzwert in CLSI M31–S1 für diese Bakterien/Indikation verfügbar;
* Anzahl Stämme, deren MIC größer als die höchste getestete Konzentration ist.

Tab. 25 Verteilung der MHK der vom kleinen Wiederkäuer[2] mit der Indikation „Respiratorische Erkrankung" isolierten *Mannheimia-haemolytica*-Stämme (n = 68), 2008

Antimikrobieller Wirkstoff	MHK [mg/L]	0,008	0,015	0,03	0,06	0,12	0,25	0,5	1	2	4	8	16	32	64	128	256	512	1024	S [%]	I [%]	R [%]
Ampicillin[1]	abs.	–	–	2	8	32	25	0	0	0	0	0	0	1	0	–	–	–	–			
	kum. %	–	–	2,9	14,7	61,8	98,5	98,5	98,5	98,5	98,5	98,5	98,5	100,0	100,0	–	–	–	–			
Amoxicillin/	abs.	–	–	0	1	11	43	13	0	0	0	0	0	0	0	–	–	–	–	100,0	0,0	0,0
Clavulansäure	kum. %	–	–	0,0	1,5	17,6	80,9	100,0	100,0	100,0	100,0	100,0	100,0	100,0	100,0	–	–	–	–			
Apramycin[1]	abs.	–	–	0	0	0	0	0	0	0	2	30	34	2	0	–	–	–	–			
	kum. %	–	–	0,0	0,0	0,0	0,0	0,0	0,0	0,0	2,9	47,1	97,1	100,0	100,0	–	–	–	–			
Cefoperazon[1]	abs.	–	–	–	65	3	0	0	0	0	0	0	0	0	–	–	–	–	–			
	kum. %	–	–	–	95,6	100,0	100,0	100,0	100,0	100,0	100,0	100,0	100,0	100,0	–	–	–	–	–			
Cefotaxim[1]	abs.	–	66	1	0	0	0	0	0	0	0	0	0	0	–	–	–	–	–			
	kum. %	–	98,5	100,0	100,0	100,0	100,0	100,0	100,0	100,0	100,0	100,0	100,0	100,0	–	–	–	–	–			
Cefquinom[1]	abs.	–	44	21	3	0	0	0	0	0	0	0	0	0	–	–	–	–	–			
	kum. %	–	64,7	95,6	100,0	100,0	100,0	100,0	100,0	100,0	100,0	100,0	100,0	100,0	–	–	–	–	–			
Ceftiofur[1]	abs.	–	–	66	1	1	0	0	0	0	0	0	0	0	0	–	–	–	–			
	kum. %	–	–	97,1	98,5	100,0	100,0	100,0	100,0	100,0	100,0	100,0	100,0	100,0	100,0	–	–	–	–			
Cephalothin	abs.	–	–	–	0	3	34	24	6	1	0	0	0	0	0	0	–	–	–	100,0	0,0	0,0
	kum. %	–	–	–	0,0	4,4	54,4	89,7	98,5	100,0	100,0	100,0	100,0	100,0	100,0	100,0	–	–	–			
Chloramphenicol	abs.	–	–	–	–	–	–	22	39	3	2	0	0	1	0	0	0	–	–	98,5	0,0	1,5
	kum. %	–	–	–	–	–	–	32,8	91,0	95,5	98,5	98,5	98,5	100,0	100,0	100,0	100,0	–	–			
Colistin[1]	abs.	–	–	0	10	24	31	3	0	0	0	0	0	–	–	–	–	–	–			
	kum. %	–	–	0,0	14,7	50,0	95,6	100,0	100,0	100,0	100,0	100,0	100,0	–	–	–	–	–	–			
Doxycyclin[1]	abs.	–	–	–	0	0	40	24	3	0	0	0	1	0	0	0	–	–	–			
	kum. %	–	–	–	0,0	0,0	58,8	94,1	98,5	98,5	98,5	98,5	100,0	100,0	100,0	100,0	–	–	–			
Enrofloxacin[1]	abs.	0	19	31	13	3	1	0	0	0	0	0	0	–	–	–	–	–	–			
	kum. %	0,0	28,4	74,6	94,0	98,5	100,0	100,0	100,0	100,0	100,0	100,0	100,0	–	–	–	–	–	–			
Florfenicol[1]	abs.	–	–	–	–	0	1	37	29	1	0	0	0	0	0	0	0	–	–			
	kum. %	–	–	–	–	0,0	1,5	55,9	98,5	100,0	100,0	100,0	100,0	100,0	100,0	100,0	100,0	–	–			
Gentamicin	abs.	–	–	–	–	0	0	3	23	40	1	0	0	0	0	0	0	–	–	100,0	0,0	0,0
	kum. %	–	–	–	–	0,0	0,0	4,5	38,8	98,5	100,0	100,0	100,0	100,0	100,0	100,0	100,0	–	–			
Nalidixinsäure[1]	abs.	–	–	–	0	0	0	2	23	36	5	1	1	0	0	0	–	–	–			
	kum. %	–	–	–	0,0	0,0	0,0	2,9	36,8	89,7	97,1	98,5	100,0	100,0	100,0	100,0	–	–	–			

Fortsetzung

Antimikrobieller Wirkstoff	MHK [mg/L]																			S [%]	I [%]	R [%]
		0,008	0,015	0,03	0,06	0,12	0,25	0,5	1	2	4	8	16	32	64	128	256	512	1024			
Penicillin[1]	abs.	–	1	5	9	12	23	11	5	1	0	0	0	1	–	–	–	–	–			
	kum. %	–	1,5	8,8	22,1	39,7	73,5	89,7	97,1	98,5	98,5	98,5	98,5	100,0	–	–	–	–	–			
Spectinomycin[1]	abs.	–	–	–	–	0	0	0	0	0	0	0	9	59	0	0	0	–	–			
	kum. %	–	–	–	–	0,0	0,0	0,0	0,0	0,0	0,0	0,0	13,2	100,0	100,0	100,0	100,0	–	–			
Spiramycin[1]	abs.	–	–	–	0	0	0	0	0	1	0	0	2	23	38	2	1*	–	–			
	kum. %	–	–	–	0,0	0,0	0,0	0,0	0,0	1,5	1,5	1,5	4,5	38,8	95,5	98,5	100,0	–	–			
Tetracyclin	abs.	–	–	–	–	0	5	49	11	0	0	0	0	1	0	1	0	–	–	97,0	0,0	3,0
	kum. %	–	–	–	–	0,0	7,5	80,6	97,0	97,0	97,0	97,0	97,0	98,5	98,5	100,0	100,0	–	–			
Tiamulin[1]	abs.	–	–	0	0	1	0	0	0	0	4	51	10	2	0	–	–	–	–			
	kum. %	–	–	0,0	0,0	1,5	1,5	1,5	1,5	1,5	7,4	82,4	97,1	100,0	100,0	–	–	–	–			
Tilmicosin[1]	abs.	–	–	0	0	0	0	2	4	43	16	2	0	0	0	–	–	–	–			
	kum. %	–	–	0,0	0,0	0,0	0,0	3,0	9,0	73,1	97,0	100,0	100,0	100,0	100,0	–	–	–	–			
Trimethoprim[1]	abs.	–	–	–	43	16	6	2	1	0	0	0	0	0	0	0	–	–	–			
	kum. %	–	–	–	63,2	86,8	95,6	98,5	100,0	100,0	100,0	100,0	100,0	100,0	100,0	100,0	–	–	–			
Trimethoprim/ Sulfamethoxazol[1]	abs.	–	44	21	2	0	0	0	0	0	0	0	0	0	–	–	–	–	–			
	kum. %	–	65,7	97,0	100,0	100,0	100,0	100,0	100,0	100,0	100,0	100,0	100,0	100,0	–	–	–	–	–			
Tulathromycin[1]	abs.	–	–	0	0	0	0	0	1	7	50	6	3	0	0	–	–	–	–			
	kum. %	–	–	0,0	0,0	0,0	0,0	0,0	1,5	11,9	86,6	95,5	100,0	100,0	100,0	–	–	–	–			

S [%] Prozent empfindliche Stämme; I [%] Prozent intermediäre Stämme; R [%] Prozent resistente Stämme;
abs.: absolut; kum. %: kumulativ in %; Querstrich: Konzentration nicht getestet;
[1] kein Grenzwert in CLSI M31–S1 für diese Bakterien/Indikation verfügbar;
[2] Kleiner Wiederkäuer: Isolate vom Schaf (n = 57) und von der Ziege (n = 11);
* Anzahl Stämme, deren MIC größer als die höchste getestete Konzentration ist.

Tab. 26 Verteilung der MHK der vom Rind (Kalb, Jungrind, adult) mit der Indikation „Respiratorische Erkrankung" isolierten *Pasteurella-multocida*-Stämme (n = 75), 2008

Antimikrobieller Wirkstoff	MHK [mg/L]	0,008	0,015	0,03	0,06	0,12	0,25	0,5	1	2	4	8	16	32	64	128	256	512	1024	S [%]	I [%]	R [%]
Ampicillin[1]	abs.	–	–	0	0	7	62	4	1	1	0	0	0	0	0	–	–	–	–			
	kum. %	–	–	0,0	0,0	9,3	92,0	97,3	98,7	100,0	100,0	100,0	100,0	100,0	100,0	–	–	–	–			
Amoxicillin/	abs.	–	–	0	0	0	25	47	1	1	1	0	0	0	0	–	–	–	–	100,0	0,0	0,0
Clavulansäure	kum. %	–	–	0,0	0,0	0,0	33,3	96,0	97,3	98,7	100,0	100,0	100,0	100,0	100,0	–	–	–	–			
Apramycin[1]	abs.	–	–	0	0	0	0	0	0	0	0	15	44	14	1	–	–	–	–			
	kum. %	–	–	0,0	0,0	0,0	0,0	0,0	0,0	0,0	0,0	20,3	79,7	98,6	100,0	–	–	–	–			
Cefoperazon[1]	abs.	–	–	–	75	0	0	0	0	0	0	0	0	0	–							
	kum. %	–	–	–	100,0	100,0	100,0	100,0	100,0	100,0	100,0	100,0	100,0	100,0	–							
Cefotaxim[1]	abs.	–	68	7	0	0	0	0	0	0	0	0	0	0	–							
	kum. %	–	90,7	100,0	100,0	100,0	100,0	100,0	100,0	100,0	100,0	100,0	100,0	100,0	–							
Cefquinom[1]	abs.	–	2	21	50	0	0	1	1	0	0	0	0	0	–							
	kum. %	–	2,7	30,7	97,3	97,3	97,3	98,7	100,0	100,0	100,0	100,0	100,0	100,0	–							
Ceftiofur	abs.	–	–	72	2	0	0	0	0	0	0	0	0	0	1	–	–	–	–	98,7	0,0	1,3
	kum. %	–	–	96,0	98,7	98,7	98,7	98,7	98,7	98,7	98,7	98,7	98,7	98,7	100,0	–	–	–	–			
Cephalothin	abs.	–	–	–	0	2	57	15	0	1	0	0	0	0	0	0	–	–	–	100,0	0,0	0,0
	kum. %	–	–	–	0,0	2,7	78,7	98,7	98,7	100,0	100,0	100,0	100,0	100,0	100,0	100,0	–	–	–			
Chloramphenicol	abs.	–	–	–	–	–	–	51	19	0	0	0	1	3	1	0	0	–	–	93,3	1,3	5,3
	kum. %	–	–	–	–	–	–	68,0	93,3	93,3	93,3	93,3	94,7	98,7	100,0	100,0	100,0	–	–			
Colistin[1]	abs.	–	–	0	0	1	13	14	22	10	7	6	1	–	–	–	–	–	–			
	kum. %	–	–	0,0	0,0	1,4	18,9	37,8	67,6	81,1	90,5	98,6	100,0	–	–	–	–	–	–			
Doxycyclin[1]	abs.	–	–	–	0	5	39	14	10	4	1	1	0	0	0	0	–	–	–			
	kum. %	–	–	–	0,0	6,8	59,5	78,4	91,9	97,3	98,6	100,0	100,0	100,0	100,0	100,0	–	–	–			
Enrofloxacin	abs.	42	17	10	3	1	1	0	0	1	0	0	0	–	–	–	–	–	–	98,7	0,0	1,3
	kum. %	56,0	78,7	92,0	96,0	97,3	98,7	98,7	98,7	100,0	100,0	100,0	100,0	–	–	–	–	–	–			
Florfenicol	abs.	–	–	–	–	2	35	36	0	0	0	0	0	1	0	0	0	–	–	98,6	0,0	1,4
	kum. %	–	–	–	–	2,7	50,0	98,6	98,6	98,6	98,6	98,6	98,6	100,0	100,0	100,0	100,0	–	–			
Gentamicin	abs.	–	–	–	–	0	0	0	6	37	29	3	0	0	0	0	0	–	–	96,0	4,0	0,0
	kum. %	–	–	–	–	0,0	0,0	0,0	8,0	57,3	96,0	100,0	100,0	100,0	100,0	100,0	100,0	–	–			
Nalidixinsäure[1]	abs.	–	–	–	0	0	4	40	15	7	2	0	1	3	0	0	2*	–	–			
	kum. %	–	–	–	0,0	0,0	5,4	59,5	79,7	89,2	91,9	91,9	93,2	97,3	97,3	97,3	100,0	–	–			

Fortsetzung

Antimikrobieller Wirkstoff	MHK [mg/L]																		S [%]	I [%]	R [%]
		0,008	0,015	0,03	0,06	0,12	0,25	0,5	1	2	4	8	16	32	64	128	256	512	1024			
Penicillin[1]	abs.	–	0	0	5	13	54	2	0	1	0	0	0	0	–	–	–	–	–			
	kum. %	–	0,0	0,0	6,7	24,0	96,0	98,7	98,7	100,0	100,0	100,0	100,0	100,0	–	–	–	–	–			
Spectinomycin	abs.	–	–	–	–	0	0	0	0	0	0	0	5	37	24	0	0	8*	–	56,8	32,4	10,8
	kum. %	–	–	–	–	0,0	0,0	0,0	0,0	0,0	0,0	0,0	6,8	56,8	89,2	89,2	89,2	100,0	–			
Spiramycin[1]	abs.	–	–	–	0	0	0	0	0	2	3	1	7	32	28	2	–	–	–			
	kum. %	–	–	–	0,0	0,0	0,0	0,0	0,0	2,7	6,7	8,0	17,3	60,0	97,3	100,0	–	–	–			
Tetracyclin	abs.	–	–	–	–	0	6	44	13	7	0	1	2	1	1	0	0	–	–	93,3	0,0	6,7
	kum. %	–	–	–	–	0,0	8,0	66,7	84,0	93,3	93,3	94,7	97,3	98,7	100,0	100,0	100,0	–	–			
Tiamulin[1]	abs.	–	–	0	0	0	1	0	2	1	6	15	40	8	1	–	–	–	–			
	kum. %	–	–	0,0	0,0	0,0	1,4	1,4	4,1	5,4	13,5	33,8	87,8	98,6	100,0	–	–	–	–			
Tilmicosin[1]	abs.	–	–	–	0	0	0	3	2	15	36	16	2	1	0	0	–	–	–			
	kum. %	–	–	–	0,0	0,0	0,0	4,0	6,7	26,7	74,7	96,0	98,7	100,0	100,0	100,0	–	–	–			
Trimethoprim[1]	abs.	–	–	–	6	23	21	12	3	5	2	0	1	0	0	0	1*	–	–			
	kum. %	–	–	–	8,1	39,2	67,6	83,8	87,8	94,6	97,3	97,3	98,6	98,6	98,6	98,6	100,0	–	–			
Trimethoprim/ Sulfamethoxazol[1]	abs.	–	3	17	27	14	4	5	1	2	1	0	1	0	–	–	–	–	–			
	kum. %	–	4,0	26,7	62,7	81,3	86,7	93,3	94,7	97,3	98,7	98,7	100,0	100,0	–	–	–	–	–			
Tulathromycin	abs.	–	–	0	0	0	0	1	7	30	33	3	1	0	0	–	–	–	–	100,0	0,0	0,0
	kum. %	–	–	0,0	0,0	0,0	0,0	1,3	10,7	50,7	94,7	98,7	100,0	100,0	100,0	–	–	–	–			

S [%] Prozent empfindliche Stämme; I [%] Prozent intermediäre Stämme; R [%] Prozent resistente Stämme;
abs.: absolut; kum. %: kumulativ in %; Querstrich: Konzentration nicht getestet;
[1] kein Grenzwert in CLSI M31–S1 für diese Bakterien/Indikation verfügbar;
* Anzahl Stämme, deren MIC größer als die höchste getestete Konzentration ist.

Tab. 27 Verteilung der MHK der vom Schwein isolierten *Pasteurella-multocida*-Stämme (n = 221), 2008

Antimikrobieller Wirkstoff	MHK [mg/L]	0,008	0,015	0,03	0,06	0,12	0,25	0,5	1	2	4	8	16	32	64	128	256	512	1024	S [%]	I [%]	R [%]
Ampicillin[1]	abs.	–	–	0	1	55	146	2	2	0	0	0	0	0	1	13*	–	–	–			
	kum. %	–	–	0,0	0,5	25,5	91,8	92,7	93,6	93,6	93,6	93,6	93,6	93,6	94,1	100,0	–	–	–			
Amoxicillin/	abs.	–	–	0	0	1	160	59	0	0	0	0	0	0	0	–	–	–	–	100,0	0,0	0,0
Clavulansäure	kum. %	–	–	0,0	0,0	0,5	73,2	100,0	100,0	100,0	100,0	100,0	100,0	100,0	100,0	–	–	–	–			
Apramycin[1]	abs.	–	–	0	0	0	0	0	0	0	0	12	154	51	1	–	–	–	–			
	kum. %	–	–	0,0	0,0	0,0	0,0	0,0	0,0	0,0	0,0	5,5	76,1	99,5	100,0	–	–	–	–			
Cefoperazon[1]	abs.	–	–	–	203	2	3	3	6	3	0	0	0	0	–	–	–	–	–			
	kum. %	–	–	–	92,3	93,2	94,5	95,9	98,6	100,0	100,0	100,0	100,0	100,0	–	–	–	–	–			
Cefotaxim[1]	abs.	–	217	1	0	0	1	0	1	0	0	0	0	0	–	–	–	–	–			
	kum. %	–	98,6	99,1	99,1	99,1	99,5	99,5	100,0	100,0	100,0	100,0	100,0	100,0	–	–	–	–	–			
Cefquinom[1]	abs.	–	1	113	97	6	1	0	0	1	0	0	1	0	–	–	–	–	–			
	kum. %	–	0,5	51,8	95,9	98,6	99,1	99,1	99,1	99,5	99,5	99,5	100,0	100,0	–	–	–	–	–			
Ceftiofur	abs.	–	–	216	1	0	2	1	0	0	0	0	0	0	0	–	–	–	–	100,0	0,0	0,0
	kum. %	–	–	98,2	98,6	98,6	99,5	100,0	100,0	100,0	100,0	100,0	100,0	100,0	100,0	–	–	–	–			
Cephalothin	abs.	–	–	–	1	0	136	68	7	1	1	4	1	1	0	0	–	–	–	99,1	0,5	0,5
	kum. %	–	–	–	0,5	0,5	62,3	93,2	96,4	96,8	97,3	99,1	99,5	100,0	100,0	100,0	–	–	–			
Chloramphenicol	abs.	–	–	–	–	–	–	143	67	1	0	0	5	1	1	1	0	–	–	96,3	2,3	1,4
	kum. %	–	–	–	–	–	–	65,3	95,9	96,3	96,3	96,3	98,6	99,1	99,5	100,0	100,0	–	–			
Colistin[1]	abs.	–	–	0	0	0	0	6	65	85	51	10	1	–	–	–	–	–	–			
	kum. %	–	–	0,0	0,0	0,0	0,0	2,8	32,6	71,6	95,0	99,5	100,0	–	–	–	–	–	–			
Doxycyclin[1]	abs.	–	–	–	0	10	117	39	18	20	8	4	2	0	0	0	–	–	–			
	kum. %	–	–	–	0,0	4,6	58,3	76,1	84,4	93,6	97,2	99,1	100,0	100,0	100,0	100,0	–	–	–			
Enrofloxacin[1]	abs.	54	131	22	8	2	0	0	0	0	0	2	0	–	–	–	–	–	–			
	kum. %	24,7	84,5	94,5	98,2	99,1	99,1	99,1	99,1	99,1	99,1	100,0	100,0	–	–	–	–	–	–			
Florfenicol	abs.	–	–	–	–	1	83	129	3	1	1	0	0	0	0	0	0	–	–	99,5	0,5	0,0
	kum. %	–	–	–	–	0,5	38,5	97,7	99,1	99,5	100,0	100,0	100,0	100,0	100,0	100,0	100,0	–	–			
Gentamicin	abs.	–	–	–	–	0	0	0	7	125	74	5	0	0	2	5	0	1*	–	94,1	2,3	3,7
	kum. %	–	–	–	–	0,0	0,0	0,0	3,2	60,3	94,1	96,3	96,3	96,3	97,3	99,5	99,5	100,0	–			
Nalidixinsäure[1]	abs.	–	–	–	0	0	0	71	120	15	1	0	7	3	0	0	1*	–	–			
	kum. %	–	–	–	0,0	0,0	0,0	32,6	87,6	94,5	95,0	95,0	98,2	99,5	99,5	99,5	100,0	–	–			

Fortsetzung

Antimikrobieller Wirkstoff	MHK [mg/L]																		S [%]	I [%]	R [%]
		0,008	0,015	0,03	0,06	0,12	0,25	0,5	1	2	4	8	16	32	64	128	256	512	1024			
Penicillin[1]	abs.	–	0	1	11	86	107	0	0	1	0	0	0	0	14*	–	–	–	–			
	kum. %	–	0,0	0,5	5,5	44,5	93,2	93,2	93,2	93,6	93,6	93,6	93,6	93,6	100,0	–	–	–	–			
Spectinomycin[1]	abs.	–	–	–	–	0	0	0	0	0	0	0	1	61	153	1	0	2*	–			
	kum. %	–	–	–	–	0,0	0,0	0,0	0,0	0,0	0,0	0,0	0,5	28,4	98,6	99,1	99,1	100,0	–			
Spiramycin[1]	abs.	–	–	–	0	0	1	1	0	0	0	2	3	51	122	38	1*	–	–			
	kum. %	–	–	–	0,0	0,0	0,5	0,9	0,9	0,9	0,9	1,8	3,2	26,5	82,2	99,5	100,0	–	–			
Tetracyclin	abs.	–	–	–	–	1	22	128	21	19	1	3	11	9	3	1	0	–	–	68,9	9,6	21,5
	kum. %	–	–	–	–	0,5	10,5	68,9	78,5	87,2	87,7	89,0	94,1	98,2	99,5	100,0	100,0	–	–			
Tiamulin[1]	abs.	–	–	0	0	0	0	0	0	1	2	12	94	102	7	–	–	–	–			
	kum. %	–	–	0,0	0,0	0,0	0,0	0,0	0,0	0,5	1,4	6,9	50,0	96,8	100,0	–	–	–	–			
Tilmicosin	abs.	–	–	–	1	0	1	0	3	12	67	78	55	1	0	0	1*	–	–	99,1		0,9
	kum. %	–	–	–	0,5	0,5	0,9	0,9	2,3	7,8	38,4	74,0	99,1	99,5	99,5	99,5	100,0	–	–			
Trimethoprim[1]	abs.	–	–	–	22	90	52	25	10	5	0	1	0	0	0	0	13*	–	–			
	kum. %	–	–	–	10,1	51,4	75,2	86,7	91,3	93,6	93,6	94,0	94,0	94,0	94,0	94,0	100,0	–	–			
Trimethoprim/ Sulfamethoxazol[1]	abs.	–	6	83	56	31	12	7	6	0	0	2	1	0	15*	–	–	–	–			
	kum. %	–	2,7	40,6	66,2	80,4	85,8	89,0	91,8	91,8	91,8	92,7	93,2	93,2	100,0	–	–	–	–			
Tulathromycin[1]	abs.	–	–	0	0	1	1	0	11	89	95	20	1	0	0	1*	–	–	–			
	kum. %	–	–	0,0	0,0	0,5	0,9	0,9	5,9	46,6	90,0	99,1	99,5	99,5	99,5	100,0	–	–	–			

S [%] Prozent empfindliche Stämme; I [%] Prozent intermediäre Stämme; R [%] Prozent resistente Stämme;
abs.: absolut; kum. %: kumulativ in %; Querstrich: Konzentration nicht getestet;
[1] kein Grenzwert in CLSI M31–S1 für diese Bakterien/Indikation verfügbar;
* Anzahl Stämme, deren MIC größer als die höchste getestete Konzentration ist.

Tab. 28 Verteilung der MHK der vom Heimtier isolierten *Pasteurella-multocida*-Stämme (n = 22), 2008

Antimikrobieller Wirkstoff	MHK [mg/L]																			S [%]	I [%]	R [%]
		0,008	0,015	0,03	0,06	0,12	0,25	0,5	1	2	4	8	16	32	64	128	256	512	1024			
Ampicillin[1]	abs.	–	–	0	0	4	17	1	0	0	0	0	0	0	0	–	–	–	–			
	kum. %	–	–	0,0	0,0	18,2	95,5	100,0	100,0	100,0	100,0	100,0	100,0	100,0	100,0	–	–	–	–			
Amoxicillin/	abs.	–	–	0	0	0	6	16	0	0	0	0	0	0	0	–	–	–	–	100,0	0,0	0,0
Clavulansäure	kum. %	–	–	0,0	0,0	0,0	27,3	100,0	100,0	100,0	100,0	100,0	100,0	100,0	100,0	–	–	–	–			
Apramycin[1]	abs.	–	–	0	0	0	0	0	0	0	1	3	14	4	0	–	–	–	–			
	kum. %	–	–	0,0	0,0	0,0	0,0	0,0	0,0	0,0	4,5	18,2	81,8	100,0	100,0	–	–	–	–			
Cefoperazon[1]	abs.	–	–	–	20	1	0	1	0	0	0	0	0	0	–	–	–	–	–			
	kum. %	–	–	–	90,9	95,5	95,5	100,0	100,0	100,0	100,0	100,0	100,0	100,0	–	–	–	–	–			
Cefotaxim[1]	abs.	–	18	1	2	1	0	0	0	0	0	0	0	0	–	–	–	–	–			
	kum. %	–	81,8	86,4	95,5	100,0	100,0	100,0	100,0	100,0	100,0	100,0	100,0	100,0	–	–	–	–	–			
Cefquinom[1]	abs.	–	0	8	12	1	1	0	0	0	0	0	0	0	–	–	–	–	–			
	kum. %	–	0,0	36,4	90,9	95,5	100,0	100,0	100,0	100,0	100,0	100,0	100,0	100,0	–	–	–	–	–			
Ceftiofur	abs.	–	–	19	1	0	1	1	0	0	0	0	0	0	0	–	–	–	–			
	kum. %	–	–	86,4	90,9	90,9	95,5	100,0	100,0	100,0	100,0	100,0	100,0	100,0	100,0	–	–	–	–			
Cephalothin	abs.	–	–	–	0	0	11	9	2	0	0	0	0	0	0	0	–	–	–	100,0	0,0	0,0
	kum. %	–	–	–	0,0	0,0	50,0	90,9	100,0	100,0	100,0	100,0	100,0	100,0	100,0	100,0	–	–	–			
Chloramphenicol	abs.	–	–	–	–	–	–	21	1	0	0	0	0	0	0	0	0	–	–	100,0	0,0	0,0
	kum. %	–	–	–	–	–	–	95,5	100,0	100,0	100,0	100,0	100,0	100,0	100,0	100,0	100,0	–	–			
Colistin[1]	abs.	–	–	0	0	0	1	1	12	7	1	0	0	–	–	–	–	–	–			
	kum. %	–	–	0,0	0,0	0,0	4,5	9,1	63,6	95,5	100,0	100,0	100,0	–	–	–	–	–	–			
Doxycyclin[1]	abs.	–	–	–	1	2	17	1	1	0	0	0	0	0	0	0	–	–	–			
	kum. %	–	–	–	4,5	13,6	90,9	95,5	100,0	100,0	100,0	100,0	100,0	100,0	100,0	100,0	–	–	–			
Enrofloxacin[1]	abs.	3	11	7	0	0	1	0	0	0	0	0	0	–	–	–	–	–	–			
	kum. %	13,6	63,6	95,5	95,5	95,5	100,0	100,0	100,0	100,0	100,0	100,0	100,0	–	–	–	–	–	–			
Florfenicol	abs.	–	–	–	–	0	17	5	0	0	0	0	0	0	0	0	0	–	–			
	kum. %	–	–	–	–	0,0	77,3	100,0	100,0	100,0	100,0	100,0	100,0	100,0	100,0	100,0	100,0	–	–			
Gentamicin	abs.	–	–	–	–	0	0	0	2	7	13	0	0	0	0	0	0	–	–	100,0	0,0	0,0
	kum. %	–	–	–	–	0,0	0,0	0,0	9,1	40,9	100,0	100,0	100,0	100,0	100,0	100,0	100,0	–	–			
Nalidixinsäure[1]	abs.	–	–	–	0	0	0	4	13	2	2	0	0	0	1	0	–	–	–			
	kum. %	–	–	–	0,0	0,0	0,0	18,2	77,3	86,4	95,5	95,5	95,5	95,5	100,0	100,0	–	–	–			

Fortsetzung

Antimikrobieller Wirkstoff	MHK [mg/L]																		S [%]	I [%]	R [%]
		0,008	0,015	0,03	0,06	0,12	0,25	0,5	1	2	4	8	16	32	64	128	256	512	1024			
Penicillin[1]	abs.	–	0	0	3	3	16	0	0	0	0	0	0	0	–	–	–	–	–			
	kum. %	–	0,0	0,0	13,6	27,3	100,0	100,0	100,0	100,0	100,0	100,0	100,0	100,0	–	–	–	–	–			
Spectinomycin[1]	abs.	–	–	–	–	0	0	0	0	0	0	0	0	9	13	0	0	–	–			
	kum. %	–	–	–	–	0,0	0,0	0,0	0,0	0,0	0,0	0,0	0,0	40,9	100,0	100,0	100,0	–	–			
Spiramycin[1]	abs.	–	–	–	0	0	0	0	0	0	0	0	1	6	12	3	–	–	–			
	kum. %	–	–	–	0,0	0,0	0,0	0,0	0,0	0,0	0,0	0,0	4,5	31,8	86,4	100,0	–	–	–			
Tetracyclin	abs.	–	–	–	–	1	5	13	2	0	0	0	1	0	0	0	0	–	–	95,5	0,0	4,5
	kum. %	–	–	–	–	4,5	27,3	86,4	95,5	95,5	95,5	95,5	100,0	100,0	100,0	100,0	100,0	–	–			
Tiamulin[1]	abs.	–	–	0	0	0	0	0	0	0	0	3	12	7	0	–	–	–	–			
	kum. %	–	–	0,0	0,0	0,0	0,0	0,0	0,0	0,0	0,0	13,6	68,2	100,0	100,0	–	–	–	–			
Tilmicosin	abs.	–	–	–	0	0	0	0	0	1	4	14	3	0	0	0	–	–	–			
	kum. %	–	–	–	0,0	0,0	0,0	0,0	0,0	4,5	22,7	86,4	100,0	100,0	100,0	100,0	–	–	–			
Trimethoprim[1]	abs.	–	–	–	9	5	4	2	1	1	0	0	0	0	0	–	–	–	–			
	kum. %	–	–	–	40,9	63,6	81,8	90,9	95,5	100,0	100,0	100,0	100,0	100,0	100,0	–	–	–	–			
Trimethoprim/ Sulfamethoxazol[1]	abs.	–	5	9	6	2	0	0	0	0	0	0	0	0	–	–	–	–	–			
	kum. %	–	22,7	63,6	90,9	100,0	100,0	100,0	100,0	100,0	100,0	100,0	100,0	100,0	–	–	–	–	–			
Tulathromycin[1]	abs.	–	–	0	0	0	0	0	1	5	11	5	0	0	0	–	–	–	–			
	kum. %	–	–	0,0	0,0	0,0	0,0	0,0	4,5	27,3	77,3	100,0	100,0	100,0	100,0	–	–	–	–			

S [%] Prozent empfindliche Stämme; I [%] Prozent intermediäre Stämme; R [%] Prozent resistente Stämme;
abs.: absolut; kum. %: kumulativ in %; Querstrich: Konzentration nicht getestet;
[1] kein Grenzwert in CLSI M31–S1 für diese Bakterien/Indikation verfügbar;
* Anzahl Stämme, deren MIC größer als die höchste getestete Konzentration ist.

Tab. 29 Verteilung der MHK der vom Fisch isolierten *Pseudomonas*-spp.-Stämme (n = 50), 2008

Antimikrobieller Wirkstoff	MHK [mg/L]	0,008	0,015	0,03	0,06	0,12	0,25	0,5	1	2	4	8	16	32	64	128	256	512	1024	S [%]	I [%]	R [%]
Ampicillin[1]	abs.	–	–	0	2	2	6	1	5	4	1	1	0	1	0	27*	–	–	–			
	kum. %	–	–	0,0	4,0	8,0	20,0	22,0	32,0	40,0	42,0	44,0	44,0	46,0	46,0	100,0	–	–	–			
Amoxicillin/	abs.	–	–	0	0	3	1	5	1	4	4	3	4	3	4	18*	–	–	–	42,0	8,0	50,0
Clavulansäure	kum. %	–	–	0,0	0,0	6,0	8,0	18,0	20,0	28,0	36,0	42,0	50,0	56,0	64,0	100,0	–	–	–			
Apramycin[1]	abs.	–	–	0	0	0	0	0	8	25	13	3	1	0	0	–	–	–	–			
	kum. %	–	–	0,0	0,0	0,0	0,0	0,0	16,0	66,0	92,0	98,0	100,0	100,0	100,0	–	–	–	–			
Cefoperazon[1]	abs.	–	–	–	7	4	8	4	0	1	2	10	11	3	–	–	–	–	–			
	kum. %	–	–	–	14,0	22,0	38,0	46,0	46,0	48,0	52,0	72,0	94,0	100,0	–	–	–	–	–			
Cefotaxim[1]	abs.	–	10	7	4	1	0	0	0	2	0	1	6	7	12*	–	–	–	–			
	kum. %	–	20,0	34,0	42,0	44,0	44,0	44,0	44,0	48,0	48,0	50,0	62,0	76,0	100,0	–	–	–	–			
Cefquinom[1]	abs.	–	5	13	4	0	0	1	1	0	6	14	5	0	1*	–	–	–	–			
	kum. %	–	10,0	36,0	44,0	44,0	44,0	46,0	48,0	48,0	60,0	88,0	98,0	98,0	100,0	–	–	–	–			
Ceftiofur[1]	abs.	–	–	1	1	9	9	2	1	0	1	0	7	10	9	–	–	–	–			
	kum. %	–	–	2,0	4,0	22,0	40,0	44,0	46,0	46,0	48,0	48,0	62,0	82,0	100,0	–	–	–	–			
Cephalothin	abs.	–	–	–	0	1	0	2	0	0	4	4	6	1	4	0	28*	–	–	22,0	12,0	66,0
	kum. %	–	–	–	0,0	2,0	2,0	6,0	6,0	6,0	14,0	22,0	34,0	36,0	44,0	44,0	100,0	–	–			
Chloramphenicol	abs.	–	–	–	–	–	–	9	5	5	0	1	5	9	10	4	2	–	–	40,0	10,0	50,0
	kum. %	–	–	–	–	–	–	18,0	28,0	38,0	38,0	40,0	50,0	68,0	88,0	96,0	100,0	–	–			
Colistin[1]	abs.	–	–	0	0	1	2	19	11	2	1	0	4	10*	–	–	–	–	–			
	kum. %	–	–	0,0	0,0	2,0	6,0	44,0	66,0	70,0	72,0	72,0	80,0	100,0	–	–	–	–	–			
Doxycyclin[1]	abs.	–	–	–	6	3	13	13	6	4	0	0	3	2	0	0	–	–	–			
	kum. %	–	–	–	12,0	18,0	44,0	70,0	82,0	90,0	90,0	90,0	96,0	100,0	100,0	100,0	–	–	–			
Enrofloxacin[1]	abs.	4	7	1	3	4	14	11	1	1	0	0	1	3*	–	–	–	–	–			
	kum. %	8,0	22,0	24,0	30,0	38,0	66,0	88,0	90,0	92,0	92,0	92,0	94,0	100,0	–	–	–	–	–			
Florfenicol[1]	abs.	–	–	–	–	0	2	10	6	1	2	0	2	11	7	5	2	2*	–			
	kum. %	–	–	–	–	0,0	4,0	24,0	36,0	38,0	42,0	42,0	46,0	68,0	82,0	92,0	96,0	100,0	–			
Gentamicin	abs.	–	–	–	–	0	10	25	13	1	1	0	0	0	0	0	0	–	–	100,0	0,0	0,0
	kum. %	–	–	–	–	0,0	20,0	70,0	96,0	98,0	100,0	100,0	100,0	100,0	100,0	100,0	100,0	–	–			
Nalidixinsäure[1]	abs.	–	–	–	2	0	8	3	1	3	2	13	11	1	0	5	1*	–	–			
	kum. %	–	–	–	4,0	4,0	20,0	26,0	28,0	34,0	38,0	64,0	86,0	88,0	88,0	98,0	100,0	–	–			

Fortsetzung

Antimikrobieller Wirkstoff	MHK [mg/L]																		S [%]	I [%]	R [%]
		0,008	0,015	0,03	0,06	0,12	0,25	0,5	1	2	4	8	16	32	64	128	256	512	1024			
Penicillin[1]	abs.	–	0	0	1	0	0	3	5	1	4	4	3	0	29*	–	–	–	–			
	kum. %	–	0,0	0,0	2,0	2,0	2,0	8,0	18,0	20,0	28,0	36,0	42,0	42,0	100,0	–	–	–	–			
Spectinomycin[1]	abs.	–	–	–	–	0	0	0	0	0	0	0	5	7	20	5	10	3*	–			
	kum. %	–	–	–	–	0,0	0,0	0,0	0,0	0,0	0,0	0,0	10,0	24,0	64,0	74,0	94,0	100,0	–			
Spiramycin[1]	abs.	–	–	–	0	0	0	1	0	0	0	0	3	7	10	1	28*	–	–			
	kum. %	–	–	–	0,0	0,0	0,0	2,0	2,0	2,0	2,0	2,0	8,0	22,0	42,0	44,0	100,0	–	–			
Tetracyclin	abs.	–	–	–	–	1	2	3	12	15	8	0	2	1	5	1	0	–	–	82,0	0,0	18,0
	kum. %	–	–	–	–	2,0	6,0	12,0	36,0	66,0	82,0	82,0	86,0	88,0	98,0	100,0	100,0	–	–			
Tiamulin[1]	abs.	–	–	0	0	0	0	1	0	0	1	2	8	8	3	27*	–	–	–			
	kum. %	–	–	0,0	0,0	0,0	0,0	2,0	2,0	2,0	4,0	8,0	24,0	40,0	46,0	100,0	–	–	–			
Tilmicosin[1]	abs.	–	–	–	0	0	1	0	0	0	1	0	3	13	4	1	27*	–	–			
	kum. %	–	–	–	0,0	0,0	2,0	2,0	2,0	2,0	4,0	4,0	10,0	36,0	44,0	46,0	100,0	–	–			
Trimethoprim[1]	abs.	–	–	–	1	5	9	4	0	1	1	2	1	0	1	2	23*	–	–			
	kum. %	–	–	–	2,0	12,0	30,0	38,0	38,0	40,0	42,0	46,0	48,0	48,0	50,0	54,0	100,0	–	–			
Trimethoprim/ Sulfamethoxazol[1]	abs.	–	1	4	7	7	1	3	6	9	3	4	1	2	2*	–	–	–	–			
	kum. %	–	2,0	10,0	24,0	38,0	40,0	46,0	58,0	76,0	82,0	90,0	92,0	96,0	100,0	–	–	–	–			
Tulathromycin[1]	abs.	–	–	0	0	0	0	0	1	1	3	8	5	3	1	28*	–	–	–			
	kum. %	–	–	0,0	0,0	0,0	0,0	0,0	2,0	4,0	10,0	26,0	36,0	42,0	44,0	100,0	–	–	–			

S [%] Prozent empfindliche Stämme; I [%] Prozent intermediäre Stämme; R [%] Prozent resistente Stämme;
abs.: absolut; kum. %: kumulativ in %; Querstrich: Konzentration nicht getestet;
[1] kein Grenzwert in CLSI M31-S1 für diese Bakterien/Indikation verfügbar;
* Anzahl Stämme, deren MIC größer als die höchste getestete Konzentration ist.

Tab. 30 Verteilung der MHK der vom Kleintier[2] isolierten *Pseudomonas*-spp.-Stämme (n = 28), 2008

Antimikrobieller Wirkstoff	MHK [mg/L]	0,008	0,015	0,03	0,06	0,12	0,25	0,5	1	2	4	8	16	32	64	128	256	512	1024	S [%]	I [%]	R [%]
Ampicillin[1]	abs.	–	–	0	0	0	0	0	0	0	0	0	1	1	0	26*	–	–	–			
	kum. %	–	–	0,0	0,0	0,0	0,0	0,0	0,0	0,0	0,0	0,0	3,6	7,1	7,1	100,0	–	–	–			
Amoxicillin/	abs.	–	–	0	0	0	0	0	0	0	0	1	1	0	1	25*	–	–	–	3,6	3,6	92,9
Clavulansäure	kum. %	–	–	0,0	0,0	0,0	0,0	0,0	0,0	0,0	0,0	3,6	7,1	7,1	10,7	100,0	–	–	–			
Apramycin[1]	abs.	–	–	0	0	0	0	1	1	1	3	19	2	1	0	–	–	–	–			
	kum. %	–	–	0,0	0,0	0,0	0,0	3,6	7,1	10,7	21,4	89,3	96,4	100,0	100,0	–	–	–	–			
Cefoperazon[1]	abs.	–	–	–	0	0	0	0	1	0	8	14	2	2	1*	–	–	–	–			
	kum. %	–	–	–	0,0	0,0	0,0	0,0	3,6	3,6	32,1	82,1	89,3	96,4	100,0	–	–	–	–			
Cefotaxim[1]	abs.	–	0	0	0	0	0	0	0	1	1	2	12	8	4*	–	–	–	–			
	kum. %	–	0,0	0,0	0,0	0,0	0,0	0,0	0,0	3,6	7,1	14,3	57,1	85,7	100,0	–	–	–	–			
Cefquinom[1]	abs.	–	0	0	0	0	0	0	0	4	9	12	2	1	–	–	–	–	–			
	kum. %	–	0,0	0,0	0,0	0,0	0,0	0,0	0,0	14,3	46,4	89,3	96,4	100,0	–	–	–	–	–			
Ceftiofur[1]	abs.	–	–	0	0	0	0	0	0	0	0	3	4	10	10	1*	–	–	–			
	kum. %	–	–	0,0	0,0	0,0	0,0	0,0	0,0	0,0	0,0	10,7	25,0	60,7	96,4	100,0	–	–	–			
Cephalothin	abs.	–	–	–	0	0	0	0	0	0	0	0	0	1	0	0	27*	–	–	0,0	0,0	100,0
	kum. %	–	–	–	0,0	0,0	0,0	0,0	0,0	0,0	0,0	0,0	0,0	3,6	3,6	3,6	100,0	–	–			
Chloramphenicol	abs.	–	–	–	–	–	–	0	0	0	0	1	1	4	11	8	2	1*	–	3,6	3,6	92,9
	kum. %	–	–	–	–	–	–	0,0	0,0	0,0	0,0	3,6	7,1	21,4	60,7	89,3	96,4	100,0	–			
Colistin[1]	abs.	–	–	0	0	0	0	2	21	3	1	1	0	–	–	–	–	–	–			
	kum. %	–	–	0,0	0,0	0,0	0,0	7,1	82,1	92,9	96,4	100,0	100,0	–	–	–	–	–	–			
Doxycyclin[1]	abs.	–	–	–	0	0	1	0	0	2	0	1	6	18	0	0	–	–	–			
	kum. %	–	–	–	0,0	0,0	3,6	3,6	3,6	10,7	10,7	14,3	35,7	100,0	100,0	100,0	–	–	–			
Enrofloxacin[3]	abs.	0	0	0	0	1	1	4	9	2	1	2	0	2*	–	–	–	–	–	27,3	50,0	22,7
	kum. %	0,0	0,0	0,0	0,0	4,5	9,1	27,3	68,2	77,3	81,8	90,9	90,9	100,0	–	–	–	–	–			
Florfenicol[1]	abs.	–	–	–	–	0	0	0	0	1	0	0	1	1	5	14	4	2*	–			
	kum. %	–	–	–	–	0,0	0,0	0,0	0,0	3,6	3,6	3,6	7,1	10,7	28,6	78,6	92,9	100,0	–			
Gentamicin	abs.	–	–	–	–	0	1	0	4	15	2	0	0	0	0	0	0	–	–	90,9	9,1	0,0
(Hund)[4]	kum. %	–	–	–	–	0,0	4,5	4,5	22,7	90,9	100,0	100,0	100,0	100,0	100,0	100,0	100,0	–	–			

Fortsetzung

Antimikrobieller Wirkstoff	MHK [mg/L]	0,008	0,015	0,03	0,06	0,12	0,25	0,5	1	2	4	8	16	32	64	128	256	512	1024	S [%]	I [%]	R [%]
Gentamicin (Katze)[5]	abs.	–	–	–	–	0	0	1	2	2	1	0	0	0	0	0	0	–	–	100,0	0,0	0,0
	kum. %	–	–	–	–	0,0	0,0	16,7	50,0	83,3	100,0	100,0	100,0	100,0	100,0	100,0	100,0	–	–			
Nalidixinsäure[1]	abs.	–	–	–	0	0	0	0	0	0	0	1	0	12	11	1	3*	–	–			
	kum. %	–	–	–	0,0	0,0	0,0	0,0	0,0	0,0	0,0	3,6	3,6	46,4	85,7	89,3	100,0	–	–			
Penicillin[1]	abs.	–	0	0	0	0	0	0	0	0	0	0	0	0	28*	–	–	–	–			
	kum. %	–	0,0	0,0	0,0	0,0	0,0	0,0	0,0	0,0	0,0	0,0	0,0	0,0	100,0	–	–	–	–			
Spectinomycin[1]	abs.	–	–	–	–	0	0	0	0	0	1	0	0	0	0	1	4	22*	–			
	kum. %	–	–	–	–	0,0	0,0	0,0	0,0	0,0	3,6	3,6	3,6	3,6	3,6	7,1	21,4	100,0	–			
Spiramycin[1]	abs.	–	–	–	0	0	0	0	0	0	0	0	0	0	0	0	23*	–	–			
	kum. %	–	–	–	0,0	0,0	0,0	0,0	0,0	0,0	0,0	0,0	0,0	0,0	0,0	0,0	100,0	–	–			
Tetracyclin	abs.	–	–	–	–	0	0	0	0	1	1	0	8	15	3	0	0	–	–	7,1	0,0	92,9
	kum. %	–	–	–	–	0,0	0,0	0,0	0,0	3,6	7,1	7,1	35,7	89,3	100,0	100,0	100,0	–	–			
Tiamulin[1]	abs.	–	–	0	0	0	0	0	0	0	0	0	0	0	1	27*	–	–	–			
	kum. %	–	–	0,0	0,0	0,0	0,0	0,0	0,0	0,0	0,0	0,0	0,0	0,0	3,6	100,0	–	–	–			
Tilmicosin[1]	abs.	–	–	–	0	0	0	0	0	0	0	0	0	0	0	0	28*	–	–			
	kum. %	–	–	–	0,0	0,0	0,0	0,0	0,0	0,0	0,0	0,0	0,0	0,0	0,0	0,0	100,0	–	–			
Trimethoprim[1]	abs.	–	–	–	0	0	0	0	0	0	0	0	0	0	3	8	17*	–	–			
	kum. %	–	–	–	0,0	0,0	0,0	0,0	0,0	0,0	0,0	0,0	0,0	0,0	10,7	39,3	100,0	–	–			
Trimethoprim/ Sulfamethoxazol[1]	abs.	–	0	0	0	0	0	0	0	1	8	13	5	0	1*	–	–	–	–			
	kum. %	–	0,0	0,0	0,0	0,0	0,0	0,0	0,0	3,6	32,1	78,6	96,4	96,4	100,0	–	–	–	–			
Tulathromycin[1]	abs.	–	–	0	0	0	0	0	0	0	0	0	0	0	0	0	28*	–	–			
	kum. %	–	–	0,0	0,0	0,0	0,0	0,0	0,0	0,0	0,0	0,0	0,0	0,0	0,0	0,0	100,0	–	–			

S [%] Prozent empfindliche Stämme; I [%] Prozent intermediäre Stämme; R [%] Prozent resistente Stämme;
abs.: absolut; kum. %: kumulativ in %; Querstrich: Konzentration nicht getestet;
[1] kein Grenzwert in CLSI M31–S1 für diese Bakterien/Indikation verfügbar;
[2] Isolate vom Hund: n = 20; Isolate von der Katze: n = 6;
[3] nur Isolate vom Hund; für Isolate von der Katze ist kein Grenzwert verfügbar; MHK für Isolate von der Katze zwischen 0,5 und 2 mg/L;
[4] Isolate vom Hund; unterschiedlicher Grenzwert von Gentamicin für Isolate von Hunden und Katzen, daher erfolgt getrennte Darstellung;
[5] Isolate von der Katze; unterschiedlicher Grenzwert von Gentamicin für Isolate von Hunden und Katzen, daher erfolgt getrennte Darstellung;
* Anzahl Stämme, deren MIC größer als die höchste getestete Konzentration ist.

Tab. 31 Verteilung der MHK der vom Rind mit der Indikation „Gastritis/Enteritis" isolierten *Salmonella*-spp.-Stämme (n = 82), 2008

Antimikrobieller Wirkstoff	MHK [mg/L]	0,008	0,015	0,03	0,06	0,12	0,25	0,5	1	2	4	8	16	32	64	128	256	512	1024	S [%]	I [%]	R [%]
Ampicillin	abs.	–	–	0	0	0	0	26	10	5	1	0	0	0	0	40*	–	–	–	51,2	0,0	48,8
	kum. %	–	–	0,0	0,0	0,0	0,0	31,7	43,9	50,0	51,2	51,2	51,2	51,2	51,2	100,0	–	–	–			
Amoxicillin/	abs.	–	–	0	0	0	0	18	18	6	0	19	19	2	0	–	–	–	–	74,4	23,2	2,4
Clavulansäure	kum. %	–	–	0,0	0,0	0,0	0,0	22,0	43,9	51,2	51,2	74,4	97,6	100,0	100,0	–	–	–	–			
Apramycin[1]	abs.	–	–	0	0	0	0	0	5	35	37	3	1	0	0	–	–	–	–			
	kum. %	–	–	0,0	0,0	0,0	0,0	0,0	6,2	49,4	95,1	98,8	100,0	100,0	100,0	–	–	–	–			
Cefoperazon[1]	abs.	–	–	–	0	0	13	22	6	2	5	6	6	2	20*	–	–	–	–			
	kum. %	–	–	–	0,0	0,0	15,9	42,7	50,0	52,4	58,5	65,9	73,2	75,6	100,0	–	–	–	–			
Cefotaxim[1]	abs.	–	1	18	24	30	8	1	0	0	0	0	0	0	–	–	–	–	–			
	kum. %	–	1,2	23,2	52,4	89,0	98,8	100,0	100,0	100,0	100,0	100,0	100,0	100,0	–	–	–	–	–			
Cefquinom[1]	abs.	–	0	1	40	35	3	3	0	0	0	0	0	0	–	–	–	–	–			
	kum. %	–	0,0	1,2	50,0	92,7	96,3	100,0	100,0	100,0	100,0	100,0	100,0	100,0	–	–	–	–	–			
Ceftiofur[1]	abs.	–	–	0	0	4	18	23	33	4	0	0	0	0	–	–	–	–	–			
	kum. %	–	–	0,0	0,0	4,9	26,8	54,9	95,1	100,0	100,0	100,0	100,0	100,0	100,0	–	–	–	–			
Cephalothin	abs.	–	–	–	0	0	0	0	19	9	30	18	3	1	1	1	–	–	–	92,7	3,7	3,7
	kum. %	–	–	–	0,0	0,0	0,0	0,0	23,2	34,1	70,7	92,7	96,3	97,6	98,8	100,0	–	–	–			
Chloramphenicol	abs.	–	–	–	–	–	–	0	0	0	25	33	3	0	0	0	18	2*	–	71,6	3,7	24,7
	kum. %	–	–	–	–	–	–	0,0	0,0	0,0	30,9	71,6	75,3	75,3	75,3	75,3	97,5	100,0	–			
Colistin[1]	abs.	–	–	0	0	0	0	18	31	3	29	0	0	–	–	–	–	–	–			
	kum. %	–	–	0,0	0,0	0,0	0,0	22,2	60,5	64,2	100,0	100,0	100,0	–	–	–	–	–	–			
Doxycyclin[1]	abs.	–	–	–	0	0	0	0	1	27	12	2	16	6	15	2	–	–	–			
	kum. %	–	–	–	0,0	0,0	0,0	0,0	1,2	34,6	49,4	51,9	71,6	79,0	97,5	100,0	–	–	–			
Enrofloxacin[1]	abs.	0	0	5	64	10	1	0	0	1	0	0	0	–	–	–	–	–	–			
	kum. %	0,0	0,0	6,2	85,2	97,5	98,8	98,8	98,8	100,0	100,0	100,0	100,0	–	–	–	–	–	–			
Florfenicol[1]	abs.	–	–	–	–	0	0	0	0	1	42	16	2	6	11	0	3	–	–			
	kum. %	–	–	–	–	0,0	0,0	0,0	0,0	1,2	53,1	72,8	75,3	82,7	96,3	96,3	100,0	–	–			
Gentamicin	abs.	–	–	–	–	0	17	51	12	0	0	1	0	0	0	0	0	–	–	98,8	1,2	0,0
	kum. %	–	–	–	–	0,0	21,0	84,0	98,8	98,8	98,8	100,0	100,0	100,0	100,0	100,0	100,0	–	–			
Nalidixinsäure[1]	abs.	–	–	–	0	0	0	0	0	19	55	6	0	0	0	0	1*	–	–			
	kum. %	–	–	–	0,0	0,0	0,0	0,0	0,0	23,5	91,4	98,8	98,8	98,8	98,8	98,8	100,0	–	–			

Fortsetzung

Antimikrobieller Wirkstoff	MHK [mg/L]																		S [%]	I [%]	R [%]
		0,008	0,015	0,03	0,06	0,12	0,25	0,5	1	2	4	8	16	32	64	128	256	512	1024			
Penicillin[1]	abs.	–	0	0	0	0	0	0	1	6	17	7	10	1	40*	–	–	–	–			
	kum. %	–	0,0	0,0	0,0	0,0	0,0	0,0	1,2	8,5	29,3	37,8	50,0	51,2	100,0	–	–	–	–			
Spectinomycin[1]	abs.	–	–	–	–	0	0	0	0	0	0	0	0	16	41	1	1	22*	–			
	kum. %	–	–	–	–	0,0	0,0	0,0	0,0	0,0	0,0	0,0	0,0	19,8	70,4	71,6	72,8	100,0	–			
Spiramycin[1]	abs.	–	–	–	0	0	0	0	0	0	0	0	0	0	0	0	81*	–	–			
	kum. %	–	–	–	0,0	0,0	0,0	0,0	0,0	0,0	0,0	0,0	0,0	0,0	0,0	0,0	100,0	–	–			
Tetracyclin	abs.	–	–	–	–	0	0	0	13	28	1	1	0	1	17	7	13	–	–	51,9	1,2	46,9
	kum. %	–	–	–	–	0,0	0,0	0,0	16,0	50,6	51,9	53,1	53,1	54,3	75,3	84,0	100,0	–	–			
Tiamulin[1]	abs.	–	–	0	0	0	0	0	0	0	0	0	0	0	0	81*	–	–	–			
	kum. %	–	–	0,0	0,0	0,0	0,0	0,0	0,0	0,0	0,0	0,0	0,0	0,0	0,0	100,0	–	–	–			
Tilmicosin[1]	abs.	–	–	–	0	0	0	0	0	0	0	0	0	0	3	53	25*	–	–			
	kum. %	–	–	–	0,0	0,0	0,0	0,0	0,0	0,0	0,0	0,0	0,0	0,0	3,7	69,1	100,0	–	–			
Trimethoprim[1]	abs.	–	0	0	32	27	16	0	0	0	0	2	0	0	4*	–	–	–	–			
	kum. %	–	0,0	0,0	39,5	72,8	92,6	92,6	92,6	92,6	92,6	95,1	95,1	95,1	100,0	–	–	–	–			
Trimethoprim/	abs.	–	0	0	0	0	0	0	0	0	0	17	56	7	1*	–	–	–	–	92,6		7,4
Sulfamethoxazol	kum. %	–	0,0	0,0	0,0	0,0	0,0	0,0	0,0	0,0	0,0	21,0	90,1	98,8	100,0	–	–	–	–			
Tulathromycin[1]	abs.	–	–	0	0	0	0	0	0	0	0	17	56	7	1	–	–	–	–			
	kum. %	–	–	0,0	0,0	0,0	0,0	0,0	0,0	0,0	0,0	21,0	90,1	98,8	100,0	–	–	–	–			

S [%] Prozent empfindliche Stämme; I [%] Prozent intermediäre Stämme; R [%] Prozent resistente Stämme;
abs.: absolut; kum. %: kumulativ in %; Querstrich: Konzentration nicht getestet;
[1] kein Grenzwert in CLSI M31–S1 für diese Bakterien/Indikation verfügbar;
* Anzahl Stämme, deren MIC größer als die höchste getestete Konzentration ist.

Tab. 32 Verteilung der MHK der vom Schwein mit der Indikation „Gastritis/Enteritis" isolierten *Salmonella*-spp.-Stämme (n = 134), 2008

Antimikrobieller Wirkstoff	MHK [mg/L]	0,008	0,015	0,03	0,06	0,12	0,25	0,5	1	2	4	8	16	32	64	128	256	512	1024	S [%]	I [%]	R [%]
Ampicillin	abs.	–	–	0	0	0	0	1	21	21	0	0	1	0	0	90*	–	–	–	32,1	0,7	67,2
	kum. %	–	–	0,0	0,0	0,0	0,0	0,7	16,4	32,1	32,1	32,1	32,8	32,8	32,8	100,0	–	–	–			
Amoxicillin/	abs.	–	–	0	0	0	0	0	29	13	1	46	39	3	3	–	–	–	–	66,4	29,1	4,5
Clavulansäure	kum. %	–	–	0,0	0,0	0,0	0,0	0,0	21,6	31,3	32,1	66,4	95,5	97,8	100,0	–	–	–	–			
Apramycin[1]	abs.	–	–	0	0	0	0	0	0	46	76	5	0	0	0	7*	–	–	–			
	kum. %	–	–	0,0	0,0	0,0	0,0	0,0	0,0	34,3	91,0	94,8	94,8	94,8	94,8	100,0	–	–	–			
Cefoperazon[1]	abs.	–	–	–	0	0	0	24	18	2	13	23	10	7	37*	–	–	–	–			
	kum. %	–	–	–	0,0	0,0	0,0	17,9	31,3	32,8	42,5	59,7	67,2	72,4	100,0	–	–	–	–			
Cefotaxim[1]	abs.	–	1	0	32	72	22	3	2	0	0	1	1	0	–	–	–	–	–			
	kum. %	–	0,7	0,7	24,6	78,4	94,8	97,0	98,5	98,5	98,5	99,3	100,0	100,0	–	–	–	–	–			
Cefquinom[1]	abs.	–	0	0	37	74	18	2	2	0	0	1	0	0	–	–	–	–	–			
	kum. %	–	0,0	0,0	27,6	82,8	96,3	97,8	99,3	99,3	99,3	100,0	100,0	100,0	–	–	–	–	–			
Ceftiofur[1]	abs.	–	–	0	0	0	1	50	71	9	2	0	1	0	0	–	–	–	–			
	kum. %	–	–	0,0	0,0	0,0	0,7	38,1	91,0	97,8	99,3	99,3	100,0	100,0	100,0	–	–	–	–			
Cephalothin	abs.	–	–	–	0	0	0	0	0	9	51	41	20	6	4	1	2*	–	–	75,4	14,9	9,7
	kum. %	–	–	–	0,0	0,0	0,0	0,0	0,0	6,7	44,8	75,4	90,3	94,8	97,8	98,5	100,0	–	–			
Chloramphenicol	abs.	–	–	–	–	–	–	0	0	0	6	80	8	1	0	4	26	7*	–	65,2	6,1	28,8
	kum. %	–	–	–	–	–	–	0,0	0,0	0,0	4,5	65,2	71,2	72,0	72,0	75,0	94,7	100,0	–			
Colistin[1]	abs.	–	–	0	0	0	1	55	58	9	8	2	0	1*	–	–	–	–	–			
	kum. %	–	–	0,0	0,0	0,0	0,7	41,8	85,1	91,8	97,8	99,3	99,3	100,0	–	–	–	–	–			
Doxycyclin[1]	abs.	–	–	–	0	0	0	0	0	4	38	8	20	12	50	1	1*	–	–			
	kum. %	–	–	–	0,0	0,0	0,0	0,0	0,0	3,0	31,3	37,3	52,2	61,2	98,5	99,3	100,0	–	–			
Enrofloxacin[1]	abs.	0	0	5	94	24	4	1	3	0	0	1	0	–	–	–	–	–	–			
	kum. %	0,0	0,0	3,8	75,0	93,2	96,2	97,0	99,2	99,2	99,2	100,0	100,0	–	–	–	–	–	–			
Florfenicol[1]	abs.	–	–	–	0	0	0	0	0	1	44	51	5	9	9	2	3	10*	–			
	kum. %	–	–	–	0,0	0,0	0,0	0,0	0,0	0,7	33,6	71,6	75,4	82,1	88,8	90,3	92,5	100,0	–			
Gentamicin	abs.	–	–	–	0	11	91	19	2	1	3	3	2	0	0	0	–	–	–	93,9	2,3	3,8
	kum. %	–	–	–	0,0	8,3	77,3	91,7	93,2	93,9	96,2	98,5	100,0	100,0	100,0	100,0	–	–	–			
Nalidixinsäure[1]	abs.	–	–	–	0	0	0	0	0	11	105	13	0	0	0	0	5*	–	–			
	kum. %	–	–	–	0,0	0,0	0,0	0,0	0,0	8,2	86,6	96,3	96,3	96,3	96,3	96,3	100,0	–	–			

Fortsetzung

Antimikrobieller Wirkstoff	MHK [mg/L]	0,008	0,015	0,03	0,06	0,12	0,25	0,5	1	2	4	8	16	32	64	128	256	512	1024	S [%]	I [%]	R [%]
Penicillin[1]	abs.	–	0	0	0	0	0	0	0	0	0	16	25	1	92*	–	–	–	–			
	kum. %	–	0,0	0,0	0,0	0,0	0,0	0,0	0,0	0,0	0,0	11,9	30,6	31,3	100,0	–	–	–	–			
Spectinomycin[1]	abs.	–	–	–	–	0	0	0	0	0	0	0	0	31	48	4	13	38*	–			
	kum. %	–	–	–	–	0,0	0,0	0,0	0,0	0,0	0,0	0,0	0,0	23,1	59,0	61,9	71,6	100,0	–			
Spiramycin[1]	abs.	–	–	–	0	0	0	0	0	0	0	0	0	0	0	0	132*	–	–			
	kum. %	–	–	–	0,0	0,0	0,0	0,0	0,0	0,0	0,0	0,0	0,0	0,0	0,0	0,0	100,0	–	–			
Tetracyclin	abs.	–	–	–	–	0	0	0	0	42	4	1	0	4	15	15	46	5*	–	34,8	0,8	64,4
	kum. %	–	–	–	–	0,0	0,0	0,0	0,0	31,8	34,8	35,6	35,6	38,6	50,0	61,4	96,2	100,0	–			
Tiamulin[1]	abs.	–	–	0	0	0	0	0	0	0	0	0	0	0	0	134*	–	–	–			
	kum. %	–	–	0,0	0,0	0,0	0,0	0,0	0,0	0,0	0,0	0,0	0,0	0,0	0,0	100,0	–	–	–			
Tilmicosin[1]	abs.	–	–	–	0	0	0	0	0	0	0	0	0	0	2	61	69*	–	–			
	kum. %	–	–	–	0,0	0,0	0,0	0,0	0,0	0,0	0,0	0,0	0,0	0,0	1,5	47,7	100,0	–	–			
Trimethoprim[1]	abs.	–	–	–	0	22	70	7	2	0	0	0	0	0	0	0	33*	–	–			
	kum. %	–	–	–	0,0	16,4	68,7	73,9	75,4	75,4	75,4	75,4	75,4	75,4	75,4	75,4	100,0	–	–			
Trimethoprim/	abs.	–	0	2	26	32	38	0	2	1	0	0	0	0	31*	–	–	–	–	76,5		23,5
Sulfamethoxazol	kum. %	–	0,0	1,5	21,2	45,5	74,2	74,2	75,8	76,5	76,5	76,5	76,5	76,5	100,0	–	–	–	–			
Tulathromycin[1]	abs.	–	–	0	0	0	0	0	0	0	0	3	111	15	1	2*	–	–	–			
	kum. %	–	–	0,0	0,0	0,0	0,0	0,0	0,0	0,0	0,0	2,3	86,4	97,7	98,5	100,0	–	–	–			

S [%] Prozent empfindliche Stämme; I [%] Prozent intermediäre Stämme; R [%] Prozent resistente Stämme;
abs.: absolut; kum. %: kumulativ in %; Querstrich: Konzentration nicht getestet;
[1] kein Grenzwert in CLSI M31–S1 für diese Bakterien/Indikation verfügbar;
* Anzahl Stämme, deren MIC größer als die höchste getestete Konzentration ist.

Tab. 33 Verteilung der MHK der vom Nutzgeflügel isolierten *Salmonella*-spp.-Stämme (n = 31), 2008

Antimikrobieller Wirkstoff	MHK [mg/L]	0,008	0,015	0,03	0,06	0,12	0,25	0,5	1	2	4	8	16	32	64	128	256	512	1024	S [%]	I [%]	R [%]
Ampicillin	abs.	–	–	0	0	0	0	1	10	13	0	0	1	0	0	6*	–	–	–	77,4	3,2	19,4
	kum. %	–	–	0,0	0,0	0,0	0,0	3,2	35,5	77,4	77,4	77,4	80,6	80,6	80,6	100,0	–	–	–			
Amoxicillin/	abs.	–	–	0	0	0	0	0	18	6	0	0	6	0	1	–	–	–	–	77,4	19,4	3,2
Clavulansäure	kum. %	–	–	0,0	0,0	0,0	0,0	0,0	58,1	77,4	77,4	77,4	96,8	96,8	100,0	–	–	–	–			
Apramycin[1]	abs.	–	–	0	0	0	0	0	1	13	14	3	0	0	0	–	–	–	–			
	kum. %	–	–	0,0	0,0	0,0	0,0	0,0	3,2	45,2	90,3	100,0	100,0	100,0	100,0	–	–	–	–			
Cefoperazon[1]	abs.	–	–	–	0	0	1	10	11	3	0	0	0	0	6*	–	–	–	–			
	kum. %	–	–	–	0,0	0,0	3,2	35,5	71,0	80,6	80,6	80,6	80,6	80,6	100,0	–	–	–	–			
Cefotaxim[1]	abs.	–	0	1	5	22	2	0	0	1	0	0	0	0	–	–	–	–	–			
	kum. %	–	0,0	3,2	19,4	90,3	96,8	96,8	96,8	100,0	100,0	100,0	100,0	100,0	–	–	–	–	–			
Cefquinom[1]	abs.	–	0	1	9	17	2	2	0	0	0	0	0	0	–	–	–	–	–			
	kum. %	–	0,0	3,2	32,3	87,1	93,5	100,0	100,0	100,0	100,0	100,0	100,0	100,0	–	–	–	–	–			
Ceftiofur[1]	abs.	–	–	0	0	1	1	13	14	0	2	0	0	0	0	–	–	–	–			
	kum. %	–	–	0,0	0,0	3,2	6,5	48,4	93,5	93,5	100,0	100,0	100,0	100,0	100,0	–	–	–	–			
Cephalothin	abs.	–	–	–	0	0	0	0	1	4	20	1	0	0	2	3	–	–	–	83,9	0,0	16,1
	kum. %	–	–	–	0,0	0,0	0,0	0,0	3,2	16,1	80,6	83,9	83,9	83,9	90,3	100,0	–	–	–			
Chloramphenicol	abs.	–	–	–	–	–	–	0	0	1	5	21	3	0	0	0	1	–	–	87,1	9,7	3,2
	kum. %	–	–	–	–	–	–	0,0	0,0	3,2	19,4	87,1	96,8	96,8	96,8	96,8	100,0	–	–			
Colistin[1]	abs.	–	–	0	0	0	1	5	6	5	10	3	0	1*	–	–	–	–	–			
	kum. %	–	–	0,0	0,0	0,0	3,2	19,4	38,7	54,8	87,1	96,8	96,8	100,0	–	–	–	–	–			
Doxycyclin[1]	abs.	–	–	–	0	0	0	1	0	7	14	3	3	2	0	0	1*	–	–			
	kum. %	–	–	–	0,0	0,0	0,0	3,2	3,2	25,8	71,0	80,6	90,3	96,8	96,8	96,8	100,0	–	–			
Enrofloxacin[1]	abs.	0	1	0	20	5	1	0	1	2	0	1	0	–	–	–	–	–	–			
	kum. %	0,0	3,2	3,2	67,7	83,9	87,1	87,1	90,3	96,8	96,8	100,0	100,0	–	–	–	–	–	–			
Florfenicol[1]	abs.	–	–	–	–	0	0	0	1	1	17	8	3	1	0	0	0	–	–			
	kum. %	–	–	–	–	0,0	0,0	0,0	3,2	6,5	61,3	87,1	96,8	100,0	100,0	100,0	100,0	–	–			
Gentamicin	abs.	–	–	–	–	0	8	18	1	1	0	3	0	0	0	0	0	–	–	90,3	9,7	0,0
	kum. %	–	–	–	–	0,0	25,8	83,9	87,1	90,3	90,3	100,0	100,0	100,0	100,0	100,0	100,0	–	–			
Nalidixinsäure[1]	abs.	–	–	–	0	0	0	0	1	6	17	2	0	0	0	1	4*	–	–			
	kum. %	–	–	–	0,0	0,0	0,0	0,0	3,2	22,6	77,4	83,9	83,9	83,9	83,9	87,1	100,0	–	–			

Fortsetzung

Antimikrobieller Wirkstoff	MHK [mg/L]	0,008	0,015	0,03	0,06	0,12	0,25	0,5	1	2	4	8	16	32	64	128	256	512	1024	S [%]	I [%]	R [%]
Penicillin[1]	abs.	–	0	0	0	0	0	0	0	1	0	8	15	0	7*	–	–	–	–			
	kum. %	–	0,0	0,0	0,0	0,0	0,0	0,0	0,0	3,2	3,2	29,0	77,4	77,4	100,0	–	–	–	–			
Spectinomycin[1]	abs.	–	–	–	–	0	0	0	0	0	0	0	2	17	6	0	0	6*	–			
	kum. %	–	–	–	–	0,0	0,0	0,0	0,0	0,0	0,0	0,0	6,5	61,3	80,6	80,6	80,6	100,0	–			
Spiramycin[1]	abs.	–	–	–	0	0	0	0	0	0	0	0	0	0	0	1	30*	–	–			
	kum. %	–	–	–	0,0	0,0	0,0	0,0	0,0	0,0	0,0	0,0	0,0	0,0	0,0	3,2	100,0	–	–			
Tetracyclin	abs.	–	–	–	–	0	0	0	1	21	3	2	0	0	1	1	1	1*	–	80,6	6,5	12,9
	kum. %	–	–	–	–	0,0	0,0	0,0	3,2	71,0	80,6	87,1	87,1	87,1	90,3	93,5	96,8	100,0	–			
Tiamulin[1]	abs.	–	–	0	0	0	0	0	0	0	0	0	0	1	0	30*	–	–	–			
	kum. %	–	–	0,0	0,0	0,0	0,0	0,0	0,0	0,0	0,0	0,0	0,0	3,2	3,2	100,0	–	–	–			
Tilmicosin[1]	abs.	–	–	0	0	0	0	0	0	0	0	0	0	1	1	11	18*	–	–			
	kum. %	–	–	0,0	0,0	0,0	0,0	0,0	0,0	0,0	0,0	0,0	0,0	3,2	6,5	41,9	100,0	–	–			
Trimethoprim[1]	abs.	–	–	–	1	3	18	5	1	0	0	0	0	0	0	0	3*	–	–			
	kum. %	–	–	–	3,2	12,9	71,0	87,1	90,3	90,3	90,3	90,3	90,3	90,3	90,3	90,3	100,0	–	–			
Trimethoprim/	abs.	–	0	2	15	7	1	3	1	0	0	0	0	0	2*	–	–	–	–	93,5		6,5
Sulfamethoxazol	kum. %	–	0,0	6,5	54,8	77,4	80,6	90,3	93,5	93,5	93,5	93,5	93,5	93,5	100,0	–	–	–	–			
Tulathromycin[1]	abs.	–	–	0	0	0	0	0	0	0	4	24	2	0	1*	–	–	–				
	kum. %	–	–	0,0	0,0	0,0	0,0	0,0	0,0	0,0	0,0	12,9	90,3	96,8	96,8	100,0	–	–	–			

S [%] Prozent empfindliche Stämme; I [%] Prozent intermediäre Stämme; R [%] Prozent resistente Stämme;
abs.: absolut; kum. %: kumulativ in %; Querstrich: Konzentration nicht getestet;
[1] kein Grenzwert in CLSI M31–S1 für diese Bakterien/Indikation verfügbar;
* Anzahl Stämme, deren MIC größer als die höchste getestete Konzentration ist.

Tab. 34 Verteilung der MHK der von der Taube isolierten *Salmonella*-spp.-Stämmen (n = 69), 2008

Antimikrobieller Wirkstoff	MHK [mg/L]	0,008	0,015	0,03	0,06	0,12	0,25	0,5	1	2	4	8	16	32	64	128	256	512	1024	S [%]	I [%]	R [%]
Ampicillin	abs.	–	–	0	0	0	0	11	51	6	0	0	0	0	0	–	–	–	–	100,0	0,0	0,0
	kum. %	–	–	0,0	0,0	0,0	0,0	16,2	91,2	100,0	100,0	100,0	100,0	100,0	100,0	–	–	–	–			
Amoxicillin/	abs.	–	–	0	0	0	0	0	64	4	0	0	0	0	0	–	–	–	–	100,0	0,0	0,0
Clavulansäure	kum. %	–	–	0,0	0,0	0,0	0,0	0,0	94,1	100,0	100,0	100,0	100,0	100,0	100,0	–	–	–	–			
Apramycin[1]	abs.	–	–	0	0	0	0	0	0	47	18	3	0	0	0	–	–	–	–			
	kum. %	–	–	0,0	0,0	0,0	0,0	0,0	0,0	69,1	95,6	100,0	100,0	100,0	100,0	–	–	–	–			
Cefoperazon[1]	abs.	–	–	–	0	0	8	49	10	1	0	0	0	0	–	–	–	–	–			
	kum. %	–	–	–	0,0	0,0	11,8	83,8	98,5	100,0	100,0	100,0	100,0	100,0	–	–	–	–	–			
Cefotaxim[1]	abs.	–	0	9	37	21	0	1	0	0	0	0	0	0	–	–	–	–	–			
	kum. %	–	0,0	13,2	67,6	98,5	98,5	100,0	100,0	100,0	100,0	100,0	100,0	100,0	–	–	–	–	–			
Cefquinom[1]	abs.	–	0	6	39	21	2	0	0	0	0	0	0	0	–	–	–	–	–			
	kum. %	–	0,0	8,8	66,2	97,1	100,0	100,0	100,0	100,0	100,0	100,0	100,0	100,0	–	–	–	–	–			
Ceftiofur[1]	abs.	–	–	0	0	0	7	51	10	0	0	0	0	0	0	–	–	–	–			
	kum. %	–	–	0,0	0,0	0,0	10,3	85,3	100,0	100,0	100,0	100,0	100,0	100,0	100,0	–	–	–	–			
Cephalothin	abs.	–	–	–	0	0	0	0	5	39	23	1	0	0	0	0	–	–	–	100,0	0,0	0,0
	kum. %	–	–	–	0,0	0,0	0,0	0,0	7,4	64,7	98,5	100,0	100,0	100,0	100,0	100,0	–	–	–			
Chloramphenicol	abs.	–	–	–	–	–	–	0	0	9	52	5	1	0	0	0	0	2*	–	95,7	1,4	2,9
	kum. %	–	–	–	–	–	–	0,0	0,0	13,0	88,4	95,7	97,1	97,1	97,1	97,1	97,1	100,0	–			
Colistin[1]	abs.	–	–	0	0	0	10	55	2	1	0	0	0	–	–	–	–	–	–			
	kum. %	–	–	0,0	0,0	0,0	14,7	95,6	98,5	100,0	100,0	100,0	100,0	–	–	–	–	–	–			
Doxycyclin[1]	abs.	–	–	–	0	0	0	0	5	54	9	0	0	0	0	0	–	–	–			
	kum. %	–	–	–	0,0	0,0	0,0	0,0	7,4	86,8	100,0	100,0	100,0	100,0	100,0	100,0	–	–	–			
Enrofloxacin[1]	abs.	0	0	7	52	2	2	3	0	0	1	0	0	–	–	–	–	–	–			
	kum. %	0,0	0,0	10,4	88,1	91,0	94,0	98,5	98,5	98,5	100,0	100,0	100,0	–	–	–	–	–	–			
Florfenicol[1]	abs.	–	–	–	–	0	0	0	3	51	13	1	0	0	0	0	0	–	–			
	kum. %	–	–	–	–	0,0	0,0	0,0	4,4	79,4	98,5	100,0	100,0	100,0	100,0	100,0	100,0	–	–			
Gentamicin	abs.	–	–	–	–	0	17	42	8	0	0	0	0	0	0	0	0	–	–	100,0	0,0	0,0
	kum. %	–	–	–	–	0,0	25,4	88,1	100,0	100,0	100,0	100,0	100,0	100,0	100,0	100,0	100,0	–	–			
Nalidixinsäure[1]	abs.	–	–	–	0	0	0	0	0	42	20	1	1	0	0	3	1*	–	–			
	kum. %	–	–	–	0,0	0,0	0,0	0,0	0,0	61,8	91,2	92,6	94,1	94,1	94,1	98,5	100,0	–	–			

Fortsetzung

Antimikrobieller Wirkstoff	MHK [mg/L]	0,008	0,015	0,03	0,06	0,12	0,25	0,5	1	2	4	8	16	32	64	128	256	512	1024	S [%]	I [%]	R [%]
Penicillin[1]	abs.	–	0	0	0	0	0	0	0	0	6	52	10	0	–	–	–	–	–			
	kum. %	–	0,0	0,0	0,0	0,0	0,0	0,0	0,0	0,0	8,8	85,3	100,0	100,0	–	–	–	–	–			
Spectinomycin[1]	abs.	–	–	–	–	0	0	0	0	0	0	0	2	52	12	1	1	–	–			
	kum. %	–	–	–	–	0,0	0,0	0,0	0,0	0,0	0,0	0,0	2,9	79,4	97,1	98,5	100,0	–	–			
Spiramycin[1]	abs.	–	–	–	0	0	0	0	0	0	0	0	0	0	0	2	65*	–	–			
	kum. %	–	–	–	0,0	0,0	0,0	0,0	0,0	0,0	0,0	0,0	0,0	0,0	0,0	3,0	100,0	–	–			
Tetracyclin	abs.	–	–	–	–	0	0	0	4	50	12	0	0	0	1	0	0	–	–	98,5	0,0	1,5
	kum. %	–	–	–	–	0,0	0,0	0,0	6,0	80,6	98,5	98,5	98,5	98,5	100,0	100,0	100,0	–	–			
Tiamulin[1]	abs.	–	–	0	0	0	0	0	0	0	0	0	0	0	4	64*	–	–	–			
	kum. %	–	–	0,0	0,0	0,0	0,0	0,0	0,0	0,0	0,0	0,0	0,0	0,0	5,9	100,0	–	–	–			
Tilmicosin[1]	abs.	–	–	–	0	0	0	0	0	0	0	0	0	3	45	16	3*	–	–			
	kum. %	–	–	–	0,0	0,0	0,0	0,0	0,0	0,0	0,0	0,0	0,0	4,5	71,6	95,5	100,0	–	–			
Trimethoprim[1]	abs.	–	–	–	7	54	4	2	1	0	0	0	0	0	0	0	–	–	–			
	kum. %	–	–	–	10,3	89,7	95,6	98,5	100,0	100,0	100,0	100,0	100,0	100,0	100,0	100,0	–	–	–			
Trimethoprim/	abs.	–	4	48	13	2	0	0	0	0	0	0	0	0	–	–	–	–	–	100,0		0,0
Sulfamethoxazol	kum. %	–	6,0	77,6	97,0	100,0	100,0	100,0	100,0	100,0	100,0	100,0	100,0	100,0	–	–	–	–	–			
Tulathromycin[1]	abs.	–	–	0	0	0	0	0	0	0	0	11	55	0	0	1*	–	–	–			
	kum. %	–	–	0,0	0,0	0,0	0,0	0,0	0,0	0,0	0,0	16,4	98,5	98,5	98,5	100,0	–	–	–			

S [%] Prozent empfindliche Stämme; I [%] Prozent intermediäre Stämme; R [%] Prozent resistente Stämme;
abs.: absolut; kum. %: kumulativ in %; Querstrich: Konzentration nicht getestet;
[1] kein Grenzwert in CLSI M31–S1 für diese Bakterien/Indikation verfügbar;
* Anzahl Stämme, deren MIC größer als die höchste getestete Konzentration ist.

Tab. 35 Verteilung der MHK der vom Milchrind mit der Indikation „Mastitis" isolierten *Staphylococcus-aureus*-Stämme (n = 394), 2008

Antimikrobieller Wirkstoff	MHK [mg/L]	0,008	0,015	0,03	0,06	0,12	0,25	0,5	1	2	4	8	16	32	64	128	256	512	1024	S [%]	I [%]	R [%]
Ampicillin	abs.	–	–	18	161	134	19	8	6	25	11	6	6	0	0	–	–	–	–	84,3		15,7
	kum. %	–	–	4,6	45,4	79,4	84,3	86,3	87,8	94,2	97,0	98,5	100,0	100,0	100,0	–	–	–	–			
Amoxicillin/	abs.	–	–	0	21	130	166	36	33	4	3	1	0	0	0	–	–	–	–	99,7		0,3
Clavulansäure	kum. %	–	–	0,0	5,3	38,3	80,5	89,6	98,0	99,0	99,7	100,0	100,0	100,0	100,0	–	–	–	–			
Cefoperazon[1]	abs.	–	–	–	0	0	1	18	171	178	19	5	1	1	–	–	–	–	–			
	kum. %	–	–	–	0,0	0,0	0,3	4,8	48,2	93,4	98,2	99,5	99,7	100,0	–	–	–	–	–			
Cefotaxim[1]	abs.	–	0	0	0	0	3	12	136	216	20	5	1	1	–	–	–	–	–			
	kum. %	–	0,0	0,0	0,0	0,0	0,8	3,8	38,3	93,1	98,2	99,5	99,7	100,0	–	–	–	–	–			
Cefquinom[1]	abs.	–	0	0	0	2	131	157	97	4	2	0	0	1	–	–	–	–	–			
	kum. %	–	0,0	0,0	0,0	0,5	33,8	73,6	98,2	99,2	99,7	99,7	99,7	100,0	–	–	–	–	–			
Ceftiofur	abs.	–	–	0	0	1	26	163	187	10	4	3	0	0	0	–	–	–	–	98,2	1,0	0,8
	kum. %	–	–	0,0	0,0	0,3	6,9	48,2	95,7	98,2	99,2	100,0	100,0	100,0	100,0	–	–	–	–			
Cephalothin	abs.	–	–	–	16	158	181	33	3	2	1	0	0	0	0	0	–	–	–	100,0	0,0	0,0
	kum. %	–	–	–	4,1	44,2	90,1	98,5	99,2	99,7	100,0	100,0	100,0	100,0	100,0	100,0	–	–	–			
Chloramphenicol	abs.	–	–	–	–	–	–	0	0	2	55	326	10	1	0	0	0	–	–	97,2	2,5	0,3
	kum. %	–	–	–	–	–	–	0,0	0,0	0,5	14,5	97,2	99,7	100,0	100,0	100,0	100,0	–	–			
Clindamycin[1]	abs.	–	–	0	12	346	24	1	1	0	0	0	0	1	3	6*	–	–	–			
	kum. %	–	–	0,0	3,0	90,9	97,0	97,2	97,5	97,5	97,5	97,5	97,5	97,7	98,5	100,0	–	–	–			
Enrofloxacin[1]	abs.	0	0	9	54	209	115	2	1	0	2	2	0	–	–	–	–	–	–			
	kum. %	0,0	0,0	2,3	16,0	69,0	98,2	98,7	99,0	99,0	99,5	100,0	100,0	–	–	–	–	–	–			
Erythromycin	abs.	–	0	0	1	5	333	44	1	0	0	0	0	3	7*	–	–	–	–	97,2	0,3	2,5
	kum. %	–	0,0	0,0	0,3	1,5	86,0	97,2	97,5	97,5	97,5	97,5	97,5	98,2	100,0	–	–	–	–			
Gentamicin	abs.	–	–	–	–	31	233	112	12	0	1	0	2	1	2	0	0	–	–	98,7	0,0	1,3
	kum. %	–	–	–	–	7,9	67,0	95,4	98,5	98,5	98,7	98,7	99,2	99,5	100,0	100,0	100,0	–	–			
Oxacillin	abs.	–	0	1	9	79	183	103	13	1	1	2	2*	–	–	–	–	–	–	98,7		1,3
	kum. %	–	0,0	0,3	2,5	22,6	69,0	95,2	98,5	98,7	99,0	99,5	100,0	–	–	–	–	–	–			

Fortsetzung

Antimikrobieller Wirkstoff	MHK [mg/L]																			S [%]	I [%]	R [%]
		0,008	0,015	0,03	0,06	0,12	0,25	0,5	1	2	4	8	16	32	64	128	256	512	1024			
Penicillin	abs.	–	175	114	36	7	4	7	8	16	11	9	2	4	1*	–	–	–	–	84,3		15,7
	kum. %	–	44,4	73,4	82,5	84,3	85,3	87,1	89,1	93,1	95,9	98,2	98,7	99,7	100,0	–	–	–	–			
Pirlimycin	abs.	–	–	0	0	2	31	217	128	4	0	2	1	0	2	7*	–	–	–	97,0		3,0
	kum. %	–	–	0,0	0,0	0,5	8,4	63,5	95,9	97,0	97,0	97,5	97,7	97,7	98,2	100,0	–	–	–			
Quinupristin/ Dalfopristin[1]	abs.	–	0	0	0	4	182	198	9	1	0	0	0	0	–	–	–	–	–			
	kum. %	–	0,0	0,0	0,0	1,0	47,2	97,5	99,7	100,0	100,0	100,0	100,0	100,0	–	–	–	–	–			
Spiramycin[1]	abs.	–	–	–	0	0	0	1	7	80	291	7	0	0	0	2	6*	–	–			
	kum. %	–	–	–	0,0	0,0	0,0	0,3	2,0	22,3	96,2	98,0	98,0	98,0	98,0	98,5	100,0	–	–			
Tetracyclin	abs.	–	–	–	–	6	100	252	14	1	0	1	3	0	10	6	1	–	–	94,7	0,3	5,1
	kum. %	–	–	–	–	1,5	26,9	90,9	94,4	94,7	94,7	94,9	95,7	95,7	98,2	99,7	100,0	–	–			
Tilmicosin[1]	abs.	–	0	0	0	0	0	33	300	52	1	0	0	0	0	2	6*	–	–			
	kum. %	–	0,0	0,0	0,0	0,0	0,0	8,4	84,5	97,7	98,0	98,0	98,0	98,0	98,0	98,5	100,0	–	–			
Trimethoprim/ Sulfamethoxazol	abs.	–	1	20	308	62	0	1	2	0	0	0	0	0	–	–	–	–	–	100,0		0,0
	kum. %	–	0,3	5,3	83,5	99,2	99,2	99,5	100,0	100,0	100,0	100,0	100,0	100,0	–	–	–	–	–			
Tulathromycin[1]	abs.	–	–	0	0	0	0	0	0	0	33	315	34	4	3	5*	–	–	–			
	kum. %	–	–	0,0	0,0	0,0	0,0	0,0	0,0	0,0	8,4	88,3	97,0	98,0	98,7	100,0	–	–	–			
Tylosin[1]	abs.	–	–	–	0	0	1	68	296	19	2	0	0	0	0	1	7*	–	–			
	kum. %	–	–	–	0,0	0,0	0,3	17,5	92,6	97,5	98,0	98,0	98,0	98,0	98,0	98,2	100,0	–	–			
Vancomycin	abs.	–	0	0	0	0	4	329	60	1	0	0	0	0	–	–	–	–	–	100,0	0,0	0,0
	kum. %	–	0,0	0,0	0,0	0,0	1,0	84,5	99,7	100,0	100,0	100,0	100,0	100,0	–	–	–	–	–			

S [%] Prozent empfindliche Stämme; I [%] Prozent intermediäre Stämme; R [%] Prozent resistente Stämme;
abs.: absolut; kum. %: kumulativ in %; Querstrich: Konzentration nicht getestet;
[1] kein Grenzwert in CLSI M31–S1 für diese Bakterien/Indikation verfügbar;
* Anzahl Stämme, deren MIC größer als die höchste getestete Konzentration ist.

Tab. 36 Verteilung der MHK der vom Schwein isolierten *Staphylococcus-aureus*-Stämme (n = 136), 2008

Antimikrobieller Wirkstoff	MHK [mg/L]	0,008	0,015	0,03	0,06	0,12	0,25	0,5	1	2	4	8	16	32	64	128	256	512	1024	S [%]	I [%]	R [%]
Ampicillin	abs.	–	–	1	8	6	0	0	5	28	11	20	37	16	2	2*	–	–	–	11,0		89,0
	kum. %	–	–	0,7	6,6	11,0	11,0	11,0	14,7	35,3	43,4	58,1	85,3	97,1	98,5	100,0	–	–	–			
Amoxicillin/	abs.	–	–	0	2	5	7	14	31	5	41	27	4	0	0	–	–	–	–	77,2		22,8
Clavulansäure	kum. %	–	–	0,0	1,5	5,1	10,3	20,6	43,4	47,1	77,2	97,1	100,0	100,0	100,0	–	–	–	–			
Cefoperazon[1]	abs.	–	–	–	0	0	1	0	7	32	19	35	37	4	1*	–	–	–	–			
	kum. %	–	–	–	0,0	0,0	0,7	0,7	5,9	29,4	43,4	69,1	96,3	99,3	100,0	–	–	–	–			
Cefotaxim[1]	abs.	–	0	0	0	0	1	0	3	50	6	32	40	3	1*	–	–	–	–			
	kum. %	–	0,0	0,0	0,0	0,0	0,7	0,7	2,9	39,7	44,1	67,6	97,1	99,3	100,0	–	–	–	–			
Cefquinom[1]	abs.	–	0	0	0	0	2	27	32	30	40	5	0	0	–	–	–	–	–			
	kum. %	–	0,0	0,0	0,0	0,0	1,5	21,3	44,9	66,9	96,3	100,0	100,0	100,0	–	–	–	–	–			
Ceftiofur[1]	abs.	–	–	0	0	0	1	9	47	2	35	33	8	0	1	–	–	–	–			
	kum. %	–	–	0,0	0,0	0,0	0,7	7,4	41,9	43,4	69,1	93,4	99,3	99,3	100,0	–	–	–	–			
Cephalothin	abs.	–	–	–	1	5	39	14	17	47	11	0	1	1	0	0	–	–	–	98,5	0,7	0,7
	kum. %	–	–	–	0,7	4,4	33,1	43,4	55,9	90,4	98,5	98,5	99,3	100,0	100,0	100,0	–	–	–			
Chloramphenicol	abs.	–	–	–	–	–	–	0	0	0	4	101	22	1	7	1	0	–	–	77,2	16,2	6,6
	kum. %	–	–	–	–	–	–	0,0	0,0	0,0	2,9	77,2	93,4	94,1	99,3	100,0	100,0	–	–			
Clindamycin[1]	abs.	–	–	0	3	53	16	7	1	0	0	1	4	1	3	47*	–	–	–			
	kum. %	–	–	0,0	2,2	41,2	52,9	58,1	58,8	58,8	58,8	59,6	62,5	63,2	65,4	100,0	–	–	–			
Enrofloxacin[1]	abs.	0	0	0	1	68	36	4	9	3	7	7	0	1*	–	–	–	–	–			
	kum. %	0,0	0,0	0,0	0,7	50,7	77,2	80,1	86,8	89,0	94,1	99,3	99,3	100,0	–	–	–	–	–			
Erythromycin	abs.	–	0	0	0	0	42	38	0	1	0	0	0	3	52*	–	–	–	–	58,8	0,7	40,4
	kum. %	–	0,0	0,0	0,0	0,0	30,9	58,8	58,8	59,6	59,6	59,6	59,6	61,8	100,0	–	–	–	–			
Gentamicin	abs.	–	–	–	–	3	57	49	9	3	2	1	0	5	6	1	0	–	–	90,4	0,7	8,8
	kum. %	–	–	–	–	2,2	44,1	80,1	86,8	89,0	90,4	91,2	91,2	94,9	99,3	100,0	100,0	–	–			
Oxacillin	abs.	–	0	0	1	8	15	34	2	2	8	26	40*	–	–	–	–	–	–	45,6		54,4
	kum. %	–	0,0	0,0	0,7	6,6	17,6	42,6	44,1	45,6	51,5	70,6	100,0	–	–	–	–	–	–			

Fortsetzung

Antimikrobieller Wirkstoff	MHK [mg/L]	0,008	0,015	0,03	0,06	0,12	0,25	0,5	1	2	4	8	16	32	64	128	256	512	1024	S [%]	I [%]	R [%]
Penicillin	abs.	–	5	7	3	0	0	2	5	20	13	11	32	32	6*	–	–	–	–	11,0		89,0
	kum. %	–	3,7	8,8	11,0	11,0	11,0	12,5	16,2	30,9	40,4	48,5	72,1	95,6	100,0	–	–	–	–			
Pirlimycin[1]	abs.	–	–	0	0	1	10	54	11	4	0	1	0	5	3	47*	–	–	–			
	kum. %	–	–	0,0	0,0	0,7	8,1	47,8	55,9	58,8	58,8	59,6	59,6	63,2	65,4	100,0	–	–	–			
Quinupristin/	abs.	–	0	0	0	0	5	58	47	16	8	1	1	0	–	–	–	–	–			
Dalfopristin[1]	kum. %	–	0,0	0,0	0,0	0,0	3,7	46,3	80,9	92,6	98,5	99,3	100,0	100,0	–	–	–	–	–			
Spiramycin[1]	abs.	–	–	–	0	0	0	0	0	18	54	14	0	0	0	3	47*	–	–			
	kum. %	–	–	–	0,0	0,0	0,0	0,0	0,0	13,2	52,9	63,2	63,2	63,2	63,2	65,4	100,0	–	–			
Tetracyclin	abs.	–	–	–	–	0	3	24	2	0	0	0	1	6	18	82	0	–	–	21,3	0,0	78,7
	kum. %	–	–	–	–	0,0	2,2	19,9	21,3	21,3	21,3	21,3	22,1	26,5	39,7	100,0	100,0	–	–			
Tilmicosin[1]	abs.	–	0	0	0	0	0	0	60	15	4	5	2	0	0	3	47*	–	–			
	kum. %	–	0,0	0,0	0,0	0,0	0,0	0,0	44,1	55,1	58,1	61,8	63,2	63,2	63,2	65,4	100,0	–	–			
Trimethoprim/	abs.	–	0	3	54	27	2	18	10	10	3	0	2	0	7*	–	–	–	–	91,2		8,8
Sulfamethoxazol	kum. %	–	0,0	2,2	41,9	61,8	63,2	76,5	83,8	91,2	93,4	93,4	94,9	94,9	100,0	–	–	–	–			
Tulathromycin[1]	abs.	–	–	0	0	0	0	0	0	0	17	36	31	1	4	47*	–	–	–			
	kum. %	–	–	0,0	0,0	0,0	0,0	0,0	0,0	0,0	12,5	39,0	61,8	62,5	65,4	100,0	–	–	–			
Tylosin[1]	abs.	–	–	–	0	0	0	2	63	19	2	0	0	0	0	3	47*	–	–			
	kum. %	–	–	–	0,0	0,0	0,0	1,5	47,8	61,8	63,2	63,2	63,2	63,2	63,2	65,4	100,0	–	–			
Vancomycin	abs.	–	0	0	0	0	1	86	49	0	0	0	0	0	–	–	–	–	–	100,0	0,0	0,0
	kum. %	–	0,0	0,0	0,0	0,0	0,7	64,0	100,0	100,0	100,0	100,0	100,0	100,0	–	–	–	–	–			

S [%] Prozent empfindliche Stämme; I [%] Prozent intermediäre Stämme; R [%] Prozent resistente Stämme;
abs.: absolut; kum. %: kumulativ in %; Querstrich: Konzentration nicht getestet;
[1] kein Grenzwert in CLSI M31–S1 für diese Bakterien/Indikation verfügbar;
* Anzahl Stämme, deren MIC größer als die höchste getestete Konzentration ist.

Tab. 37 Verteilung der MHK der vom Nutzgeflügel[2] isolierten *Staphylococcus-aureus*-Stämme (n = 66), 2008

Antimikrobieller Wirkstoff	MHK [mg/L]	0,008	0,015	0,03	0,06	0,12	0,25	0,5	1	2	4	8	16	32	64	128	256	512	1024	S [%]	I [%]	R [%]
Ampicillin	abs.	–	–	1	12	8	5	2	1	3	8	6	3	3	11	3*	–	–	–	39,4		60,6
	kum. %	–	–	1,5	19,7	31,8	39,4	42,4	43,9	48,5	60,6	69,7	74,2	78,8	95,5	100,0	–	–	–			
Amoxicillin/	abs.	–	–	0	2	12	10	11	27	1	0	1	2	0	0	–	–	–	–	95,5		4,5
Clavulansäure	kum. %	–	–	0,0	3,0	21,2	36,4	53,0	93,9	95,5	95,5	97,0	100,0	100,0	100,0	–	–	–	–			
Cefoperazon[1]	abs.	–	–	–	0	0	1	2	7	17	30	7	1	0	1*	–	–	–	–			
	kum. %	–	–	–	0,0	0,0	1,5	4,5	15,2	40,9	86,4	97,0	98,5	98,5	100,0	–	–	–	–			
Cefotaxim[1]	abs.	–	0	0	0	1	0	1	4	47	9	3	0	1	–	–	–	–	–			
	kum. %	–	0,0	0,0	0,0	1,5	1,5	3,0	9,1	80,3	93,9	98,5	98,5	100,0	–	–	–	–	–			
Cefquinom[1]	abs.	–	0	0	0	1	2	30	29	3	0	1	0	0	–	–	–	–	–			
	kum. %	–	0,0	0,0	0,0	1,5	4,5	50,0	93,9	98,5	98,5	100,0	100,0	100,0	–	–	–	–	–			
Ceftiofur[1]	abs.	–	–	0	0	1	0	8	42	11	2	1	0	1	0	–	–	–	–			
	kum. %	–	–	0,0	0,0	1,5	1,5	13,6	77,3	93,9	97,0	98,5	98,5	100,0	100,0	–	–	–	–			
Cephalothin	abs.	–	–	–	1	10	24	25	4	1	0	1	0	0	0	0	–	–	–	100,0	0,0	0,0
	kum. %	–	–	–	1,5	16,7	53,0	90,9	97,0	98,5	98,5	100,0	100,0	100,0	100,0	100,0	–	–	–			
Chloramphenicol	abs.	–	–	–	–	–	–	0	0	1	8	54	3	0	0	0	0	–	–	95,5	4,5	0,0
	kum. %	–	–	–	–	–	–	0,0	0,0	1,5	13,6	95,5	100,0	100,0	100,0	100,0	100,0	–	–			
Clindamycin[1]	abs.	–	–	0	3	31	3	0	1	1	0	1	0	0	0	26*	–	–	–			
	kum. %	–	–	0,0	4,5	51,5	56,1	56,1	57,6	59,1	59,1	60,6	60,6	60,6	60,6	100,0	–	–	–			
Enrofloxacin	abs.	0	0	4	5	11	10	11	20	1	0	2	2	–	–	–	–	–	–			
	kum. %	0,0	0,0	6,1	13,6	30,3	45,5	62,1	92,4	93,9	93,9	97,0	100,0	–	–	–	–	–	–			
Erythromycin	abs.	–	0	0	0	1	17	19	0	0	0	0	0	0	29*	–	–	–	–	56,1	0,0	43,9
	kum. %	–	0,0	0,0	0,0	1,5	27,3	56,1	56,1	56,1	56,1	56,1	56,1	56,1	100,0	–	–	–	–			
Gentamicin	abs.	–	–	–	–	5	34	24	1	0	0	1	0	1	0	0	0	–	–	97,0	1,5	1,5
	kum. %	–	–	–	–	7,6	59,1	95,5	97,0	97,0	97,0	98,5	98,5	100,0	100,0	100,0	100,0	–	–			
Oxacillin	abs.	–	0	0	0	2	17	35	8	1	1	0	2*	–	–	–	–	–	–	95,5		4,5
	kum. %	–	0,0	0,0	0,0	3,0	28,8	81,8	93,9	95,5	97,0	97,0	100,0	–	–	–	–	–	–			

Fortsetzung

Antimikrobieller Wirkstoff	MHK [mg/L]																			S [%]	I [%]	R [%]
		0,008	0,015	0,03	0,06	0,12	0,25	0,5	1	2	4	8	16	32	64	128	256	512	1024			
Penicillin	abs.	–	14	4	7	0	2	0	0	4	5	7	4	4	15*	–	–	–	–	37,9		62,1
	kum. %	–	21,2	27,3	37,9	37,9	40,9	40,9	40,9	47,0	54,5	65,2	71,2	77,3	100,0	–	–	–	–			
Pirlimycin[1]	abs.	–	–	0	0	0	9	19	9	1	0	0	0	1	1	26*	–	–	–			
	kum. %	–	–	0,0	0,0	0,0	13,6	42,4	56,1	57,6	57,6	57,6	57,6	59,1	60,6	100,0	–	–	–			
Quinupristin/	abs.	–	0	0	0	0	1	34	15	1	4	9	2	0	–	–	–	–	–	75,8	1,5	22,7
Dalfopristin	kum. %	–	0,0	0,0	0,0	0,0	1,5	53,0	75,8	77,3	83,3	97,0	100,0	100,0	–	–	–	–	–			
Spiramycin[1]	abs.	–	–	–	0	0	0	0	0	4	30	5	0	0	0	0	27*	–	–			
	kum. %	–	–	–	0,0	0,0	0,0	0,0	0,0	6,1	51,5	59,1	59,1	59,1	59,1	59,1	100,0	–	–			
Tetracyclin	abs.	–	–	–	–	0	4	12	4	0	0	0	0	0	19	26	1	–	–	30,3	0,0	69,7
	kum. %	–	–	–	–	0,0	6,1	24,2	30,3	30,3	30,3	30,3	30,3	30,3	59,1	98,5	100,0	–	–			
Tilmicosin[1]	abs.	–	0	0	0	0	0	1	6	21	1	8	2	0	2	0	25*	–	–			
	kum. %	–	0,0	0,0	0,0	0,0	0,0	1,5	10,6	42,4	43,9	56,1	59,1	59,1	62,1	62,1	100,0	–	–			
Trimethoprim/	abs.	–	0	0	35	18	3	3	3	3	1	0	0	0	–	–	–	–	–	98,5		1,5
Sulfamethoxazol	kum. %	–	0,0	0,0	53,0	80,3	84,8	89,4	93,9	98,5	100,0	100,0	100,0	100,0	–	–	–	–	–			
Tulathromycin[1]	abs.	–	–	0	0	0	0	0	0	1	0	10	25	5	1	24*	–	–	–			
	kum. %	–	–	0,0	0,0	0,0	0,0	0,0	0,0	1,5	1,5	16,7	54,5	62,1	63,6	100,0	–	–	–			
Tylosin[1]	abs.	–	–	–	0	0	0	0	15	22	1	1	0	0	0	0	27*	–	–			
	kum. %	–	–	–	0,0	0,0	0,0	0,0	22,7	56,1	57,6	59,1	59,1	59,1	59,1	59,1	100,0	–	–			
Vancomycin	abs.	–	0	0	0	0	0	3	51	12	0	0	0	0	–	–	–	–	–	100,0	0,0	0,0
	kum. %	–	0,0	0,0	0,0	0,0	0,0	4,5	81,8	100,0	100,0	100,0	100,0	100,0	–	–	–	–	–			

S [%] Prozent empfindliche Stämme; I [%] Prozent intermediäre Stämme; R [%] Prozent resistente Stämme;
abs.: absolut; kum. %: kumulativ in %; Querstrich: Konzentration nicht getestet;
[1] kein Grenzwert in CLSI M31–S1 für diese Bakterien/Indikation verfügbar;
[2] Geflügel: Truthuhn: n = 40, Huhn: n = 20, Ente: n = 6
* Anzahl Stämme, deren MIC größer als die höchste getestete Konzentration ist.

Tab. 38 Verteilung der MHK der vom Hund mit der Indikation „Infektionen der Haut" isolierten *Staphylococcus-aureus*-Stämme (n = 63), 2008

Antimikrobieller Wirkstoff	MHK [mg/L]	0,008	0,015	0,03	0,06	0,12	0,25	0,5	1	2	4	8	16	32	64	128	256	512	1024	S [%]	I [%]	R [%]
Ampicillin	abs.	–	–	5	13	6	9	11	9	1	0	3	3	3	0	–	–	–	–	52,4		47,6
	kum. %	–	–	7,9	28,6	38,1	52,4	69,8	84,1	85,7	85,7	90,5	95,2	100,0	100,0	–	–	–	–			
Amoxicillin/	abs.	–	–	0	12	26	12	4	0	0	2	1	2	3	0	–	–	–	–	90,3		9,7
Clavulansäure	kum. %	–	–	0,0	19,4	61,3	80,6	87,1	87,1	87,1	90,3	91,9	95,2	100,0	100,0	–	–	–	–			
Cefoperazon[1]	abs.	–	–	–	0	1	25	24	1	4	0	1	2	1	4*	–	–	–	–			
	kum. %	–	–	–	0,0	1,6	41,3	79,4	81,0	87,3	87,3	88,9	92,1	93,7	100,0	–	–	–	–			
Cefotaxim[1]	abs.	–	0	0	0	2	47	0	2	4	0	2	1	1	4*	–	–	–	–			
	kum. %	–	0,0	0,0	0,0	3,2	77,8	77,8	81,0	87,3	87,3	90,5	92,1	93,7	100,0	–	–	–	–			
Cefquinom[1]	abs.	–	0	0	2	1	44	7	1	1	2	1	3	1	–	–	–	–	–			
	kum. %	–	0,0	0,0	3,2	4,8	74,6	85,7	87,3	88,9	92,1	93,7	98,4	100,0	–	–	–	–	–			
Ceftiofur[1]	abs.	–	–	0	1	25	24	2	2	1	2	0	1	2	0	3*	–	–	–			
	kum. %	–	–	0,0	1,6	41,3	79,4	82,5	85,7	87,3	90,5	90,5	92,1	95,2	95,2	100,0	–	–	–			
Cephalothin	abs.	–	–	–	40	9	5	1	1	2	0	0	1	1	3	0	–	–	–	92,1	1,6	6,3
	kum. %	–	–	–	63,5	77,8	85,7	87,3	88,9	92,1	92,1	92,1	93,7	95,2	100,0	100,0	–	–	–			
Chloramphenicol	abs.	–	–	–	–	–	–	0	0	2	34	12	8	0	7	0	0	–	–	76,2	12,7	11,1
	kum. %	–	–	–	–	–	–	0,0	0,0	3,2	57,1	76,2	88,9	88,9	100,0	100,0	100,0	–	–			
Clindamycin[1]	abs.	–	–	0	5	41	0	0	2	0	0	1	0	0	2	12*	–	–	–			
	kum. %	–	–	0,0	7,9	73,0	73,0	73,0	76,2	76,2	76,2	77,8	77,8	77,8	81,0	100,0	–	–	–			
Enrofloxacin	abs.	0	0	0	5	34	13	3	0	0	0	0	1	7*	–	–	–	–	–	87,3	0,0	12,7
	kum. %	0,0	0,0	0,0	7,9	61,9	82,5	87,3	87,3	87,3	87,3	87,3	88,9	100,0	–	–	–	–	–			
Erythromycin	abs.	–	0	0	0	6	36	4	0	0	0	0	0	0	17*	–	–	–	–	73,0	0,0	27,0
	kum. %	–	0,0	0,0	0,0	9,5	66,7	73,0	73,0	73,0	73,0	73,0	73,0	73,0	100,0	–	–	–	–			
Gentamicin	abs.	–	–	–	–	16	40	5	1	0	0	0	1	0	0	0	0	–	–	98,4	0,0	1,6
	kum. %	–	–	–	–	25,4	88,9	96,8	98,4	98,4	98,4	98,4	100,0	100,0	100,0	100,0	100,0	–	–			
Oxacillin	abs.	–	0	0	3	37	13	2	0	0	0	2	6*	–	–	–	–	–	–	87,3		12,7
	kum. %	–	0,0	0,0	4,8	63,5	84,1	87,3	87,3	87,3	87,3	90,5	100,0	–	–	–	–	–	–			

Fortsetzung

Antimikrobieller Wirkstoff	MHK [mg/L]	0,008	0,015	0,03	0,06	0,12	0,25	0,5	1	2	4	8	16	32	64	128	256	512	1024	S [%]	I [%]	R [%]
Penicillin	abs.	–	16	2	3	3	8	7	2	3	3	8	3	5	–	–	–	–	–	38,1		61,9
	kum. %	–	25,4	28,6	33,3	38,1	50,8	61,9	65,1	69,8	74,6	87,3	92,1	100,0	–	–	–	–	–			
Pirlimycin[1]	abs.	–	–	0	0	14	22	12	2	0	1	0	1	0	0	11*	–	–	–			
	kum. %	–	–	0,0	0,0	22,2	57,1	76,2	79,4	79,4	81,0	81,0	82,5	82,5	82,5	100,0	–	–	–			
Quinupristin/	abs.	–	0	0	0	0	44	12	6	1	0	0	0	0	–	–	–	–	–			
Dalfopristin[1]	kum. %	–	0,0	0,0	0,0	0,0	69,8	88,9	98,4	100,0	100,0	100,0	100,0	100,0	–	–	–	–	–			
Spiramycin[1]	abs.	–	–	–	0	0	0	0	3	39	3	1	0	0	0	0	17*	–	–			
	kum. %	–	–	–	0,0	0,0	0,0	0,0	4,8	66,7	71,4	73,0	73,0	73,0	73,0	73,0	100,0	–	–			
Tetracyclin	abs.	–	–	–	–	4	37	7	1	0	0	0	1	0	13	0	0	–	–	77,8	0,0	22,2
	kum. %	–	–	–	–	6,3	65,1	76,2	77,8	77,8	77,8	77,8	79,4	79,4	100,0	100,0	100,0	–	–			
Tilmicosin[1]	abs.	–	0	0	0	0	0	2	40	4	0	1	1	0	0	0	15*	–	–			
	kum. %	–	0,0	0,0	0,0	0,0	0,0	3,2	66,7	73,0	73,0	74,6	76,2	76,2	76,2	76,2	100,0	–	–			
Trimethoprim/	abs.	–	0	0	20	23	1	15	4	0	0	0	0	0	–	–	–	–	–	100,0		0,0
Sulfamethoxazol	kum. %	–	0,0	0,0	31,7	68,3	69,8	93,7	100,0	100,0	100,0	100,0	100,0	100,0	–	–	–	–	–			
Tulathromycin[1]	abs.	–	–	0	0	0	0	0	0	0	14	29	3	0	0	17*	–	–	–			
	kum. %	–	–	0,0	0,0	0,0	0,0	0,0	0,0	0,0	22,2	68,3	73,0	73,0	73,0	100,0	–	–	–			
Tylosin[1]	abs.	–	–	–	0	0	0	36	10	0	0	0	0	0	0	0	17*	–	–			
	kum. %	–	–	–	0,0	0,0	0,0	57,1	73,0	73,0	73,0	73,0	73,0	73,0	73,0	73,0	100,0	–	–			
Vancomycin	abs.	–	0	0	0	0	1	47	15	0	0	0	0	0	–	–	–	–	–	100,0	0,0	0,0
	kum. %	–	0,0	0,0	0,0	0,0	1,6	76,2	100,0	100,0	100,0	100,0	100,0	100,0	–	–	–	–	–			

S [%] Prozent empfindliche Stämme; I [%] Prozent intermediäre Stämme; R [%] Prozent resistente Stämme;
abs.: absolut; kum. %: kumulativ in %; Querstrich: Konzentration nicht getestet;
[1] kein Grenzwert in CLSI M31–S1 für diese Bakterien/Indikation verfügbar;
* Anzahl Stämme, deren MIC größer als die höchste getestete Konzentration ist.

Tab. 39 Verteilung der MHK der von der Katze mit der Indikation „Infektionen der Haut" isolierten *Staphylococcus-aureus*-Stämme (n = 12), 2008

Antimikrobieller Wirkstoff	MHK [mg/L]	0,008	0,015	0,03	0,06	0,12	0,25	0,5	1	2	4	8	16	32	64	128	256	512	1024	S [%]	I [%]	R [%]
Ampicillin	abs.	–	–	0	1	2	1	0	0	1	3	1	2	1	0	–	–	–	–	33,3		66,7
	kum. %	–	–	0,0	8,3	25,0	33,3	33,3	33,3	41,7	66,7	75,0	91,7	100,0	100,0	–	–	–	–			
Amoxicillin/ Clavulansäure	abs.	–	–	0	0	2	2	3	1	1	0	1	2	0	0	–	–	–	–	75,0		25,0
	kum. %	–	–	0,0	0,0	16,7	33,3	58,3	66,7	75,0	75,0	83,3	100,0	100,0	100,0	–	–	–	–			
Cefoperazon[1]	abs.	–	–	–	0	0	0	1	1	5	1	1	0	2	1*	–	–	–	–			
	kum. %	–	–	–	0,0	0,0	0,0	8,3	16,7	58,3	66,7	75,0	75,0	91,7	100,0	–	–	–	–			
Cefotaxim[1]	abs.	–	0	0	0	0	1	0	0	7	0	1	2	1	–	–	–	–	–			
	kum. %	–	0,0	0,0	0,0	0,0	8,3	8,3	8,3	66,7	66,7	75,0	91,7	100,0	–	–	–	–	–			
Cefquinom[1]	abs.	–	0	0	0	1	0	5	2	0	2	1	1	0	–	–	–	–	–			
	kum. %	–	0,0	0,0	0,0	8,3	8,3	50,0	66,7	66,7	83,3	91,7	100,0	100,0	–	–	–	–	–			
Ceftiofur[1]	abs.	–	–	0	0	0	1	0	7	0	1	1	0	1	1	–	–	–	–			
	kum. %	–	–	0,0	0,0	0,0	8,3	8,3	66,7	66,7	75,0	83,3	83,3	91,7	100,0	–	–	–	–			
Cephalothin	abs.	–	–	–	0	2	5	1	1	1	1	0	0	1	0	0	–	–	–	91,7	0,0	8,3
	kum. %	–	–	–	0,0	16,7	58,3	66,7	75,0	83,3	91,7	91,7	91,7	100,0	100,0	100,0	–	–	–			
Chloramphenicol	abs.	–	–	–	–	–	–	0	0	0	1	8	2	0	1	0	0	–	–	75,0	16,7	8,3
	kum. %	–	–	–	–	–	–	0,0	0,0	0,0	8,3	75,0	91,7	91,7	100,0	100,0	100,0	–	–			
Clindamycin[1]	abs.	–	–	0	0	9	0	0	0	0	0	0	0	0	1	2*	–	–	–			
	kum. %	–	–	0,0	0,0	75,0	75,0	75,0	75,0	75,0	75,0	75,0	75,0	75,0	83,3	100,0	–	–	–			
Enrofloxacin[1]	abs.	0	0	0	1	4	3	0	0	0	1	1	0	2*	–	–	–	–	–			
	kum. %	0,0	0,0	0,0	8,3	41,7	66,7	66,7	66,7	66,7	75,0	83,3	83,3	100,0	–	–	–	–	–			
Erythromycin	abs.	–	0	0	0	0	7	1	0	0	0	0	0	1	3*	–	–	–	–	66,7	0,0	33,3
	kum. %	–	0,0	0,0	0,0	0,0	58,3	66,7	66,7	66,7	66,7	66,7	66,7	75,0	100,0	–	–	–	–			
Gentamicin	abs.	–	–	–	–	2	7	1	0	0	0	0	1	1	0	0	0	–	–	83,3	0,0	16,7
	kum. %	–	–	–	–	16,7	75,0	83,3	83,3	83,3	83,3	83,3	91,7	100,0	100,0	100,0	100,0	–	–			
Oxacillin	abs.	–	0	0	0	2	3	2	2	1	0	0	2*	–	–	–	–	–	–	83,3		16,7
	kum. %	–	0,0	0,0	0,0	16,7	41,7	58,3	75,0	83,3	83,3	83,3	100,0	–	–	–	–	–	–			

Fortsetzung

Antimikrobieller Wirkstoff	MHK [mg/L]	0,008	0,015	0,03	0,06	0,12	0,25	0,5	1	2	4	8	16	32	64	128	256	512	1024	S [%]	I [%]	R [%]
Penicillin	abs.	–	3	1	0	0	0	0	0	1	0	3	2	2	–	–	–	–	–	33,3		66,7
	kum. %	–	25,0	33,3	33,3	33,3	33,3	33,3	33,3	41,7	41,7	66,7	83,3	100,0	–	–	–	–	–			
Pirlimycin[1]	abs.	–	–	0	0	0	2	5	2	0	0	0	0	0	1	2*	–	–	–			
	kum. %	–	–	0,0	0,0	0,0	16,7	58,3	75,0	75,0	75,0	75,0	75,0	75,0	83,3	100,0	–	–	–			
Quinupristin/	abs.	–	0	0	0	0	3	7	1	1	0	0	0	0	–	–	–	–	–			
Dalfopristin[1]	kum. %	–	0,0	0,0	0,0	0,0	25,0	83,3	91,7	100,0	100,0	100,0	100,0	100,0	–	–	–	–	–			
Spiramycin[1]	abs.	–	–	–	0	0	0	0	0	1	6	2	0	0	0	1	2*	–	–			
	kum. %	–	–	–	0,0	0,0	0,0	0,0	0,0	8,3	58,3	75,0	75,0	75,0	75,0	83,3	100,0	–	–			
Tetracyclin	abs.	–	–	–	–	0	2	8	0	0	0	0	0	0	2	0	0	–	–	83,3	0,0	16,7
	kum. %	–	–	–	–	0,0	16,7	83,3	83,3	83,3	83,3	83,3	83,3	83,3	100,0	100,0	100,0	–	–			
Tilmicosin[1]	abs.	–	0	0	0	0	0	0	7	2	0	0	0	0	0	1	2*	–	–			
	kum. %	–	0,0	0,0	0,0	0,0	0,0	0,0	58,3	75,0	75,0	75,0	75,0	75,0	75,0	83,3	100,0	–	–			
Trimethoprim/	abs.	–	0	0	7	3	1	0	0	0	1	0	0	0	–	–	–	–	–	91,7		8,3
Sulfamethoxazol	kum. %	–	0,0	0,0	58,3	83,3	91,7	91,7	91,7	91,7	100,0	100,0	100,0	100,0	–	–	–	–	–			
Tulathromycin[1]	abs.	–	–	0	0	0	0	0	0	0	0	4	4	0	1	3*	–	–	–			
	kum. %	–	–	0,0	0,0	0,0	0,0	0,0	0,0	0,0	0,0	33,3	66,7	66,7	75,0	100,0	–	–	–			
Tylosin[1]	abs.	–	–	–	0	0	0	0	6	3	0	0	0	0	0	1	2*	–	–			
	kum. %	–	–	–	0,0	0,0	0,0	0,0	50,0	75,0	75,0	75,0	75,0	75,0	75,0	83,3	100,0	–	–			
Vancomycin	abs.	–	0	0	0	0	0	9	3	0	0	0	0	0	–	–	–	–	–	100,0	0,0	0,0
	kum. %	–	0,0	0,0	0,0	0,0	0,0	75,0	100,0	100,0	100,0	100,0	100,0	100,0	–	–	–	–	–			

S [%] Prozent empfindliche Stämme; I [%] Prozent intermediäre Stämme; R [%] Prozent resistente Stämme;
abs.: absolut; kum. %: kumulativ in %; Querstrich: Konzentration nicht getestet;
[1] kein Grenzwert in CLSI M31–S1 für diese Bakterien/Indikation verfügbar;
* Anzahl Stämme, deren MIC größer als die höchste getestete Konzentration ist.

Tab. 40 Verteilung der MHK der vom kleinen Wiederkäuer[2] isolierten *Staphylococcus-aureus*-Stämme (n = 47), 2008

Antimikrobieller Wirkstoff	MHK [mg/L]	0,008	0,015	0,03	0,06	0,12	0,25	0,5	1	2	4	8	16	32	64	128	256	512	1024	S [%]	I [%]	R [%]
Ampicillin	abs.	–	–	3	16	16	5	0	2	4	1	0	0	0	0	–	–	–	–	85,1		14,9
	kum. %	–	–	6,4	40,4	74,5	85,1	85,1	89,4	97,9	100,0	100,0	100,0	100,0	100,0	–	–	–	–			
Amoxicillin/	abs.	–	–	0	2	17	18	5	1	3	1	0	0	0	0	–	–	–	–	100,0		0,0
Clavulansäure	kum. %	–	–	0,0	4,3	40,4	78,7	89,4	91,5	97,9	100,0	100,0	100,0	100,0	100,0	–	–	–	–			
Cefoperazon[1]	abs.	–	–	–	0	0	0	1	9	29	3	5	0	0	–	–	–	–	–			
	kum. %	–	–	–	0,0	0,0	0,0	2,1	21,3	83,0	89,4	100,0	100,0	100,0	–	–	–	–	–			
Cefotaxim[1]	abs.	–	0	0	0	0	0	2	1	36	3	4	1	0	–	–	–	–	–			
	kum. %	–	0,0	0,0	0,0	0,0	0,0	4,3	6,4	83,0	89,4	97,9	100,0	100,0	–	–	–	–	–			
Cefquinom[1]	abs.	–	0	0	0	0	4	21	17	5	0	0	0	0	–	–	–	–	–			
	kum. %	–	0,0	0,0	0,0	0,0	8,5	53,2	89,4	100,0	100,0	100,0	100,0	100,0	–	–	–	–	–			
Ceftiofur[1]	abs.	–	–	0	0	0	2	3	36	1	4	1	0	0	0	–	–	–	–			
	kum. %	–	–	0,0	0,0	0,0	4,3	10,6	87,2	89,4	97,9	100,0	100,0	100,0	100,0	–	–	–	–			
Cephalothin	abs.	–	–	–	1	10	30	1	5	0	0	0	0	0	0	–	–	–	100,0	0,0	0,0	
	kum. %	–	–	–	2,1	23,4	87,2	89,4	100,0	100,0	100,0	100,0	100,0	100,0	100,0	–	–	–	–			
Chloramphenicol	abs.	–	–	–	–	–	–	0	0	1	5	39	2	0	0	0	0	–	–	95,7	4,3	0,0
	kum. %	–	–	–	–	–	–	0,0	0,0	2,1	12,8	95,7	100,0	100,0	100,0	100,0	100,0	–	–			
Clindamycin[1]	abs.	–	–	0	3	42	2	0	0	0	0	0	0	0	0	–	–	–	–			
	kum. %	–	–	0,0	6,4	95,7	100,0	100,0	100,0	100,0	100,0	100,0	100,0	100,0	100,0	–	–	–	–			
Enrofloxacin[1]	abs.	0	0	1	8	33	3	1	0	0	0	1	0	–	–	–	–	–	–			
	kum. %	0,0	0,0	2,1	19,1	89,4	95,7	97,9	97,9	97,9	97,9	100,0	100,0	–	–	–	–	–	–			
Erythromycin	abs.	–	0	0	0	2	28	17	0	0	0	0	0	0	–	–	–	–	–	100,0	0,0	0,0
	kum. %	–	0,0	0,0	0,0	4,3	63,8	100,0	100,0	100,0	100,0	100,0	100,0	100,0	–	–	–	–	–			
Gentamicin	abs.	–	–	–	–	1	30	13	3	0	0	0	0	0	0	0	0	–	–	100,0	0,0	0,0
	kum. %	–	–	–	–	2,1	66,0	93,6	100,0	100,0	100,0	100,0	100,0	100,0	100,0	100,0	100,0	–	–			
Oxacillin	abs.	–	0	0	1	5	23	10	6	0	1	1	1*	–	–	–	–	–	–	93,8		6,2
	kum. %	–	0,0	0,0	2,1	12,5	60,4	81,3	93,8	93,8	95,8	97,9	100,0	–	–	–	–	–	–			

Fortsetzung

Antimikrobieller Wirkstoff	MHK [mg/L]	0,008	0,015	0,03	0,06	0,12	0,25	0,5	1	2	4	8	16	32	64	128	256	512	1024	S [%]	I [%]	R [%]
Penicillin	abs.	–	17	15	6	2	0	0	1	4	2	0	0	0	–	–	–	–	–	85,1		14,9
	kum. %	–	36,2	68,1	80,9	85,1	85,1	85,1	87,2	95,7	100,0	100,0	100,0	100,0	–	–	–	–	–			
Pirlimycin[1]	abs.	–	–	0	0	1	2	26	18	0	0	0	0	0	0	–	–	–	–			
	kum. %	–	–	0,0	0,0	2,1	6,4	61,7	100,0	100,0	100,0	100,0	100,0	100,0	100,0	–	–	–	–			
Quinupristin/	abs.	–	0	0	0	1	13	30	3	0	0	0	0	0	–	–	–	–	–			
Dalfopristin[1]	kum. %	–	0,0	0,0	0,0	2,1	29,8	93,6	100,0	100,0	100,0	100,0	100,0	100,0	–	–	–	–	–			
Spiramycin[1]	abs.	–	–	–	0	0	0	0	0	23	22	2	0	0	0	0	–	–	–			
	kum. %	–	–	–	0,0	0,0	0,0	0,0	0,0	48,9	95,7	100,0	100,0	100,0	100,0	100,0	–	–	–			
Tetracyclin	abs.	–	–	–	–	1	16	20	4	1	1	0	0	2	0	2	0	–	–	91,5	0,0	8,5
	kum. %	–	–	–	–	2,1	36,2	78,7	87,2	89,4	91,5	91,5	91,5	95,7	95,7	100,0	100,0	–	–			
Tilmicosin[1]	abs.	–	0	0	0	0	0	1	36	10	0	0	0	0	0	0	–	–	–			
	kum. %	–	0,0	0,0	0,0	0,0	0,0	2,1	78,7	100,0	100,0	100,0	100,0	100,0	100,0	100,0	–	–	–			
Trimethoprim/	abs.	–	0	2	31	13	1	0	0	0	0	0	0	0	–	–	–	–	–	100,0		0,0
Sulfamethoxazol	kum. %	–	0,0	4,3	70,2	97,9	100,0	100,0	100,0	100,0	100,0	100,0	100,0	100,0	–	–	–	–	–			
Tulathromycin[1]	abs.	–	–	0	0	0	0	0	0	1	2	38	6	0	0	–	–	–	–			
	kum. %	–	–	0,0	0,0	0,0	0,0	0,0	0,0	2,1	6,4	87,2	100,0	100,0	100,0	–	–	–	–			
Tylosin[1]	abs.	–	–	–	0	0	0	10	37	0	0	0	0	0	0	0	–	–	–			
	kum. %	–	–	–	0,0	0,0	0,0	21,3	100,0	100,0	100,0	100,0	100,0	100,0	100,0	100,0	–	–	–			
Vancomycin	abs.	–	0	0	0	0	0	36	10	1	0	0	0	0	–	–	–	–	–	100,0	0,0	0,0
	kum. %	–	0,0	0,0	0,0	0,0	0,0	76,6	97,9	100,0	100,0	100,0	100,0	100,0	–	–	–	–	–			

S [%] Prozent empfindliche Stämme; I [%] Prozent intermediäre Stämme; R [%] Prozent resistente Stämme;
abs.: absolut; kum. %: kumulativ in %; Querstrich: Konzentration nicht getestet;
[1] kein Grenzwert in CLSI M31–S1 für diese Bakterien/Indikation verfügbar;
[2] Kleine Wiederkäuer: Schaf: n = 24, Ziege: n = 23;
* Anzahl Stämme, deren MIC größer als die höchste getestete Konzentration ist.

Tab. 41 Verteilung der MHK der vom Pferd isolierten *Staphylococcus-aureus*-Stämme (n = 23), 2008

Antimikrobieller Wirkstoff	MHK [mg/L]	0,008	0,015	0,03	0,06	0,12	0,25	0,5	1	2	4	8	16	32	64	128	256	512	1024	S [%]	I [%]	R [%]
Ampicillin	abs.	–	–	3	7	5	0	0	0	2	3	1	1	1	0	–	–	–	–	65,2		34,8
	kum. %	–	–	13,0	43,5	65,2	65,2	65,2	65,2	73,9	87,0	91,3	95,7	100,0	100,0	–	–	–	–			
Amoxicillin/	abs.	–	–	0	3	6	5	1	7	0	0	1	0	0	0	–	–	–	–	95,7		4,3
Clavulansäure	kum. %	–	–	0,0	13,0	39,1	60,9	65,2	95,7	95,7	95,7	100,0	100,0	100,0	100,0	–	–	–	–			
Cefoperazon[1]	abs.	–	–	–	0	0	2	4	0	9	7	1	0	0	–	–	–	–	–			
	kum. %	–	–	–	0,0	0,0	8,7	26,1	26,1	65,2	95,7	100,0	100,0	100,0	–	–	–	–	–			
Cefotaxim[1]	abs.	–	0	0	0	0	1	5	0	13	3	1	0	0	–	–	–	–	–			
	kum. %	–	0,0	0,0	0,0	0,0	4,3	26,1	26,1	82,6	95,7	100,0	100,0	100,0	–	–	–	–	–			
Cefquinom[1]	abs.	–	0	1	0	1	3	11	6	0	1	0	0	0	–	–	–	–	–			
	kum. %	–	0,0	4,3	4,3	8,7	21,7	69,6	95,7	95,7	100,0	100,0	100,0	100,0	–	–	–	–	–			
Ceftiofur[1]	abs.	–	–	0	0	0	6	0	14	2	1	0	0	0	0	–	–	–	–			
	kum. %	–	–	0,0	0,0	0,0	26,1	26,1	87,0	95,7	100,0	100,0	100,0	100,0	100,0	–	–	–	–			
Cephalothin	abs.	–	–	–	1	5	7	9	0	1	0	0	0	0	0	0	–	–	–	100,0	0,0	0,0
	kum. %	–	–	–	4,3	26,1	56,5	95,7	95,7	100,0	100,0	100,0	100,0	100,0	100,0	100,0	–	–	–			
Chloramphenicol	abs.	–	–	–	–	–	–	0	0	0	4	19	0	0	0	0	0	–	–	100,0	0,0	0,0
	kum. %	–	–	–	–	–	–	0,0	0,0	0,0	17,4	100,0	100,0	100,0	100,0	100,0	100,0	–	–			
Clindamycin[1]	abs.	–	–	0	0	22	1	0	0	0	0	0	0	0	0	–	–	–	–			
	kum. %	–	–	0,0	0,0	95,7	100,0	100,0	100,0	100,0	100,0	100,0	100,0	100,0	100,0	–	–	–	–			
Enrofloxacin[1]	abs.	0	0	0	1	16	6	0	0	0	0	0	0	–	–	–	–	–	–			
	kum. %	0,0	0,0	0,0	4,3	73,9	100,0	100,0	100,0	100,0	100,0	100,0	100,0	–	–	–	–	–	–			
Erythromycin	abs.	–	0	0	0	0	16	7	0	0	0	0	0	0	–	–	–	–	–	100,0	0,0	0,0
	kum. %	–	0,0	0,0	0,0	0,0	69,6	100,0	100,0	100,0	100,0	100,0	100,0	100,0	–	–	–	–	–			
Gentamicin	abs.	–	–	–	–	5	10	5	0	0	0	0	0	2	1	0	0	–	–	87,0	0,0	13,0
	kum. %	–	–	–	–	21,7	65,2	87,0	87,0	87,0	87,0	87,0	87,0	95,7	100,0	100,0	100,0	–	–			
Oxacillin	abs.	–	0	0	1	6	4	8	3	0	0	0	1*	–	–	–	–	–	–	95,7		4,3
	kum. %	–	0,0	0,0	4,3	30,4	47,8	82,6	95,7	95,7	95,7	95,7	100,0	–	–	–	–	–	–			

Fortsetzung

Antimikrobieller Wirkstoff	MHK [mg/L]	0,008	0,015	0,03	0,06	0,12	0,25	0,5	1	2	4	8	16	32	64	128	256	512	1024	S [%]	I [%]	R [%]
Penicillin	abs.	–	10	4	1	0	0	0	0	2	1	2	2	1	–	–	–	–	–	65,2		34,8
	kum. %	–	43,5	60,9	65,2	65,2	65,2	65,2	65,2	73,9	78,3	87,0	95,7	100,0	–	–	–	–	–			
Pirlimycin[1]	abs.	–	–	0	0	0	5	16	2	0	0	0	0	0	0	–	–	–	–			
	kum. %	–	–	0,0	0,0	0,0	21,7	91,3	100,0	100,0	100,0	100,0	100,0	100,0	–	–	–	–			
Quinupristin/	abs.	–	0	0	0	0	6	16	1	0	0	0	0	0	–	–	–	–	–			
Dalfopristin[1]	kum. %	–	0,0	0,0	0,0	0,0	26,1	95,7	100,0	100,0	100,0	100,0	100,0	100,0	–	–	–	–	–			
Spiramycin[1]	abs.	–	–	–	0	0	0	0	2	4	16	1	0	0	0	0	–	–	–			
	kum. %	–	–	–	0,0	0,0	0,0	0,0	8,7	26,1	95,7	100,0	100,0	100,0	100,0	100,0	–	–	–			
Tetracyclin	abs.	–	–	–	–	0	6	11	3	0	0	0	0	0	2	1	0	–	–	87,0	0,0	13,0
	kum. %	–	–	–	–	0,0	26,1	73,9	87,0	87,0	87,0	87,0	87,0	87,0	95,7	100,0	100,0	–	–			
Tilmicosin[1]	abs.	–	0	0	0	0	0	1	19	2	0	1	0	0	0	0	–	–	–			
	kum. %	–	0,0	0,0	0,0	0,0	0,0	4,3	87,0	95,7	95,7	100,0	100,0	100,0	100,0	100,0	–	–	–			
Trimethoprim/	abs.	–	0	0	12	9	0	0	2	0	0	0	0	0	–	–	–	–	–	100,0		0,0
Sulfamethoxazol	kum. %	–	0,0	0,0	52,2	91,3	91,3	91,3	100,0	100,0	100,0	100,0	100,0	100,0	–	–	–	–	–			
Tulathromycin[1]	abs.	–	–	0	0	0	0	0	0	0	2	18	3	0	0	–	–	–	–			
	kum. %	–	–	0,0	0,0	0,0	0,0	0,0	0,0	0,0	8,7	87,0	100,0	100,0	100,0	–	–	–	–			
Tylosin[1]	abs.	–	–	–	0	0	0	5	12	6	0	0	0	0	0	0	–	–	–			
	kum. %	–	–	–	0,0	0,0	0,0	21,7	73,9	100,0	100,0	100,0	100,0	100,0	100,0	100,0	–	–	–			
Vancomycin	abs.	–	0	0	0	0	0	16	7	0	0	0	0	0	–	–	–	–	–	100,0	0,0	0,0
	kum. %	–	0,0	0,0	0,0	0,0	0,0	69,6	100,0	100,0	100,0	100,0	100,0	100,0	–	–	–	–	–			

S [%] Prozent empfindliche Stämme; I [%] Prozent intermediäre Stämme; R [%] Prozent resistente Stämme;
abs.: absolut; kum. %: kumulativ in %; Querstrich: Konzentration nicht getestet;
[1] kein Grenzwert in CLSI M31–S1 für diese Bakterien/Indikation verfügbar;
* Anzahl Stämme, deren MIC größer als die höchste getestete Konzentration ist.

Tab. 42 Verteilung der MHK der vom Hund mit der Indikation „Infektionen der Haut" isolierten *Staphylococcus-pseudintermedius*-Stämme (n = 85), 2008

Antimikrobieller Wirkstoff	MHK [mg/L]	0,008	0,015	0,03	0,06	0,12	0,25	0,5	1	2	4	8	16	32	64	128	256	512	1024	S [%]	I [%]	R [%]
Ampicillin	abs.	–	–	3	18	12	12	16	13	0	2	2	2	4	0	1*	–	–	–	52,9		47,1
	kum. %	–	–	3,5	24,7	38,8	52,9	71,8	87,1	87,1	89,4	91,8	94,1	98,8	98,8	100,0	–	–	–			
Amoxicillin/	abs.	–	–	0	17	46	15	0	0	2	0	3	2	0	0	–	–	–	–	94,1		5,9
Clavulansäure	kum. %	–	–	0,0	20,0	74,1	91,8	91,8	91,8	94,1	94,1	97,6	100,0	100,0	100,0	–	–	–	–			
Cefoperazon[1]	abs.	–	–	–	0	0	29	50	0	0	2	1	1	1	1*	–	–	–	–			
	kum. %	–	–	–	0,0	0,0	34,1	92,9	92,9	92,9	95,3	96,5	97,6	98,8	100,0	–	–	–	–			
Cefotaxim[1]	abs.	–	0	0	1	0	70	8	0	1	0	1	1	1	2*	–	–	–	–			
	kum. %	–	0,0	0,0	1,2	1,2	83,5	92,9	92,9	94,1	94,1	95,3	96,5	97,6	100,0	–	–	–	–			
Cefquinom[1]	abs.	–	0	1	0	0	74	5	0	1	1	2	1	0	–	–	–	–	–			
	kum. %	–	0,0	1,2	1,2	1,2	88,2	94,1	94,1	95,3	96,5	98,8	100,0	100,0	–	–	–	–	–			
Ceftiofur[1]	abs.	–	–	0	0	25	53	1	1	0	2	0	1	0	1	1*	–	–	–			
	kum. %	–	–	0,0	0,0	29,4	91,8	92,9	94,1	94,1	96,5	96,5	97,6	97,6	98,8	100,0	–	–	–			
Cephalothin	abs.	–	–	–	56	22	0	0	1	2	0	1	1	1	0	0	1*	–	–	96,5	1,2	2,4
	kum. %	–	–	–	65,9	91,8	91,8	91,8	92,9	95,3	95,3	96,5	97,6	98,8	98,8	98,8	100,0	–	–			
Chloramphenicol	abs.	–	–	–	–	–	–	1	0	2	52	5	0	1	24	0	0	–	–	70,6	0,0	29,4
	kum. %	–	–	–	–	–	–	1,2	1,2	3,5	64,7	70,6	70,6	71,8	100,0	100,0	100,0	–	–			
Clindamycin[1]	abs.	–	–	0	3	49	1	2	4	0	0	1	2	1	7	15*	–	–	–			
	kum. %	–	–	–	0,0	3,5	61,2	62,4	64,7	69,4	69,4	69,4	70,6	72,9	74,1	82,4	100,0	–	–			
Enrofloxacin	abs.	1	3	5	4	48	14	2	0	0	2	1	4	1*	–	–	–	–	–	90,6	0,0	9,4
	kum. %	1,2	4,7	10,6	15,3	71,8	88,2	90,6	90,6	90,6	92,9	94,1	98,8	100,0	–	–	–	–	–			
Erythromycin	abs.	–	0	0	1	5	47	0	0	0	0	0	1	0	31*	–	–	–	–	62,4	0,0	37,6
	kum. %	–	0,0	0,0	1,2	7,1	62,4	62,4	62,4	62,4	62,4	62,4	63,5	63,5	100,0	–	–	–	–			
Gentamicin	abs.	–	–	–	–	18	55	2	0	0	1	1	2	6	0	0	0	–	–	89,4	1,2	9,4
	kum. %	–	–	–	–	21,2	85,9	88,2	88,2	88,2	89,4	90,6	92,9	100,0	100,0	100,0	100,0	–	–			
Oxacillin	abs.	–	0	0	1	67	10	0	0	0	1	0	6*	–	–	–	–	–	–	91,8		8,2
	kum. %	–	0,0	0,0	1,2	80,0	91,8	91,8	91,8	91,8	92,9	92,9	100,0	–	–	–	–	–	–			

Fortsetzung

Antimikrobieller Wirkstoff	MHK [mg/L]	0,008	0,015	0,03	0,06	0,12	0,25	0,5	1	2	4	8	16	32	64	128	256	512	1024	S [%]	I [%]	R [%]
Penicillin	abs.	–	20	3	7	0	6	6	9	11	8	4	4	6	1*	–	–	–	–	35,3		64,7
	kum. %	–	23,5	27,1	35,3	35,3	42,4	49,4	60,0	72,9	82,4	87,1	91,8	98,8	100,0	–	–	–	–			
Pirlimycin[1]	abs.	–	–	0	1	22	29	7	5	6	4	2	0	0	0	9*	–	–	–			
	kum. %	–	–	0,0	1,2	27,1	61,2	69,4	75,3	82,4	87,1	89,4	89,4	89,4	89,4	100,0	–	–	–			
Quinupristin/	abs.	–	0	0	0	1	72	9	2	0	0	0	0	0	1*	–	–	–	–			
Dalfopristin[1]	kum. %	–	0,0	0,0	0,0	1,2	85,9	96,5	98,8	98,8	98,8	98,8	98,8	98,8	100,0	–	–	–	–			
Spiramycin[1]	abs.	–	–	–	0	0	0	0	7	45	1	0	0	0	0	1	31*	–	–			
	kum. %	–	–	–	0,0	0,0	0,0	0,0	8,2	61,2	62,4	62,4	62,4	62,4	62,4	63,5	100,0	–	–			
Tetracyclin	abs.	–	–	–	–	6	39	2	0	0	0	0	0	5	30	3	0	–	–	55,3	0,0	44,7
	kum. %	–	–	–	–	7,1	52,9	55,3	55,3	55,3	55,3	55,3	55,3	61,2	96,5	100,0	100,0	–	–			
Tilmicosin[1]	abs.	–	0	0	0	0	0	3	50	0	2	1	2	0	1	0	26*	–	–			
	kum. %	–	0,0	0,0	0,0	0,0	0,0	3,5	62,4	62,4	64,7	65,9	68,2	68,2	69,4	69,4	100,0	–	–			
Trimethoprim/	abs.	–	0	1	12	18	7	33	5	0	4	5	0	0	–	–	–	–	–	89,4		10,6
Sulfamethoxazol	kum. %	–	0,0	1,2	15,3	36,5	44,7	83,5	89,4	89,4	94,1	100,0	100,0	100,0	–	–	–	–	–			
Tulathromycin[1]	abs.	–	–	0	0	0	0	0	0	1	23	29	1	0	4	27*	–	–	–			
	kum. %	–	–	0,0	0,0	0,0	0,0	0,0	0,0	1,2	28,2	62,4	63,5	63,5	68,2	100,0	–	–	–			
Tylosin[1]	abs.	–	–	–	0	0	0	49	4	0	0	0	0	0	0	1	31*	–	–			
	kum. %	–	–	–	0,0	0,0	0,0	57,6	62,4	62,4	62,4	62,4	62,4	62,4	62,4	63,5	100,0	–	–			
Vancomycin	abs.	–	0	0	0	0	0	70	14	0	0	0	0	0	1*	–	–	–	–	98,8	0,0	1,2
	kum. %	–	0,0	0,0	0,0	0,0	0,0	82,4	98,8	98,8	98,8	98,8	98,8	98,8	100,0	–	–	–	–			

S [%] Prozent empfindliche Stämme; I [%] Prozent intermediäre Stämme; R [%] Prozent resistente Stämme;
abs.: absolut; kum. %: kumulativ in %; Querstrich: Konzentration nicht getestet;
[1] kein Grenzwert in CLSI M31–S1 für diese Bakterien/Indikation verfügbar;
* Anzahl Stämme, deren MIC größer als die höchste getestete Konzentration ist.

Tab. 43 Verteilung der MHK der vom Schwein isolierten *Streptococcus-suis*-Stämme (n = 133), 2008

Antimikrobieller Wirkstoff	MHK [mg/L]	0,008	0,015	0,03	0,06	0,12	0,25	0,5	1	2	4	8	16	32	64	128	256	512	1024	S [%]	I [%]	R [%]
Ampicillin	abs.	–	–	109	13	3	3	1	1	0	1	1	1	0	0	–	–	–	–	96,2	2,3	1,5
	kum. %	–	–	82,0	91,7	94,0	96,2	97,0	97,7	97,7	98,5	99,2	100,0	100,0	100,0	–	–	–	–			
Amoxicillin/	abs.	–	–	106	16	3	1	4	0	1	1	0	1	0	0	–	–	–	–	99,2	0,8	0,0
Clavulansäure	kum. %	–	–	79,7	91,7	94,0	94,7	97,7	97,7	98,5	99,2	99,2	100,0	100,0	100,0	–	–	–	–			
Cefoperazon[1]	abs.	–	–	–	1	30	56	30	5	6	3	2	0	0	–	–	–	–	–			
	kum. %	–	–	–	0,8	23,3	65,4	88,0	91,7	96,2	98,5	100,0	100,0	100,0	–	–	–	–	–			
Cefotaxim[1]	abs.	–	1	13	77	22	9	6	1	2	0	0	0	1	1*	–	–	–	–			
	kum. %	–	0,8	10,5	68,4	85,0	91,7	96,2	97,0	98,5	98,5	98,5	98,5	99,2	100,0	–	–	–	–			
Cefquinom[1]	abs.	–	26	66	26	7	2	1	3	0	0	1	0	1	–	–	–	–	–			
	kum. %	–	19,5	69,2	88,7	94,0	95,5	96,2	98,5	98,5	98,5	99,2	99,2	100,0	–	–	–	–	–			
Ceftiofur	abs.	–	–	2	55	47	14	4	8	0	0	0	0	3	0	–	–	–	–	97,7	0,0	2,3
	kum. %	–	–	1,5	42,9	78,2	88,7	91,7	97,7	97,7	97,7	97,7	97,7	100,0	100,0	–	–	–	–			
Cephalothin	abs.	–	–	–	0	3	15	77	11	16	8	0	1	1	1	0	–	–	–	97,7	0,8	1,5
	kum. %	–	–	–	0,0	2,3	13,5	71,4	79,7	91,7	97,7	97,7	98,5	99,2	100,0	100,0	–	–	–			
Chloramphenicol	abs.	–	–	–	–	–	–	0	3	21	99	8	2	0	0	0	0	–	–	92,5	6,0	1,5
	kum. %	–	–	–	–	–	–	0,0	2,3	18,0	92,5	98,5	100,0	100,0	100,0	100,0	100,0	–	–			
Clindamycin[1]	abs.	–	–	2	22	46	6	0	0	4	2	2	2	1	0	45*	–	–	–			
	kum. %	–	–	1,5	18,2	53,0	57,6	57,6	57,6	60,6	62,1	63,6	65,2	65,9	65,9	100,0	–	–	–			
Enrofloxacin[1]	abs.	0	1	0	0	2	30	83	16	0	0	0	1	–	–	–	–	–	–			
	kum. %	0,0	0,8	0,8	0,8	2,3	24,8	87,2	99,2	99,2	99,2	99,2	100,0	–	–	–	–	–	–			
Erythromycin	abs.	–	0	17	48	18	0	1	0	0	2	1	1	2	42*	–	–	–	–	62,9	0,8	36,4
	kum. %	–	0,0	12,9	49,2	62,9	62,9	63,6	63,6	63,6	65,2	65,9	66,7	68,2	100,0	–	–	–	–			
Gentamicin	abs.	–	–	–	–	0	1	2	1	10	64	51	2	2	0	0	0	–	–	58,6	38,3	3,0
	kum. %	–	–	–	–	0,0	0,8	2,3	3,0	10,5	58,6	97,0	98,5	100,0	100,0	100,0	100,0	–	–			
Oxacillin[1]	abs.	–	47	16	5	36	15	6	0	2	2	0	2*	–	–	–	–	–	–			
	kum. %	–	35,9	48,1	51,9	79,4	90,8	95,4	95,4	96,9	98,5	98,5	100,0	–	–	–	–	–	–			

Fortsetzung

Antimikrobieller Wirkstoff	MHK [mg/L]	0,008	0,015	0,03	0,06	0,12	0,25	0,5	1	2	4	8	16	32	64	128	256	512	1024	S [%]	I [%]	R [%]
Penicillin[1]	abs.	–	49	36	22	9	2	8	2	1	2	0	2	0	–	–	–	–	–			
	kum. %	–	36,8	63,9	80,5	87,2	88,7	94,7	96,2	97,0	98,5	98,5	100,0	100,0	–	–	–	–	–			
Pirlimycin[1]	abs.	–	–	2	30	44	0	3	0	2	2	2	2	0	0	45*	–	–	–			
	kum. %	–	–	1,5	24,2	57,6	57,6	59,8	59,8	61,4	62,9	64,4	65,9	65,9	65,9	100,0	–	–	–			
Quinupristin/	abs.	–	0	0	0	2	13	19	72	22	2	1	0	0	–	–	–	–	–			
Dalfopristin[1]	kum. %	–	0,0	0,0	0,0	1,5	11,5	26,0	80,9	97,7	99,2	100,0	100,0	100,0	–	–	–	–	–			
Spiramycin[1]	abs.	–	–	–	1	2	31	52	0	0	0	0	0	2	1	0	45*	–	–			
	kum. %	–	–	–	0,7	2,2	25,4	64,2	64,2	64,2	64,2	64,2	64,2	65,7	66,4	66,4	100,0	–	–			
Tetracyclin	abs.	–	–	–	–	0	1	2	2	13	11	5	1	8	70	20	0	–	–	2,3	1,5	96,2
	kum. %	–	–	–	–	0,0	0,8	2,3	3,8	13,5	21,8	25,6	26,3	32,3	85,0	100,0	100,0	–	–			
Tilmicosin[1]	abs.	–	0	0	2	0	3	0	1	0	13	67	0	0	1	0	47*	–	–			
	kum. %	–	0,0	0,0	1,5	1,5	3,7	3,7	4,5	4,5	14,2	64,2	64,2	64,2	64,9	64,9	100,0	–	–			
Trimethoprim/	abs.	–	2	30	30	29	9	11	2	3	4	2	2	2	7*	–	–	–	–			
Sulfamethoxazol[1]	kum. %	–	1,5	24,1	46,6	68,4	75,2	83,5	85,0	87,2	90,2	91,7	93,2	94,7	100,0	–	–	–	–			
Tulathromycin[1]	abs.	–	–	0	0	0	2	3	16	23	38	5	0	2	1	44*	–	–	–			
	kum. %	–	–	0,0	0,0	0,0	1,5	3,7	15,7	32,8	61,2	64,9	64,9	66,4	67,2	100,0	–	–	–			
Tylosin[1]	abs.	–	–	–	0	3	4	51	26	0	0	0	0	0	1	0	47*	–	–			
	kum. %	–	–	–	0,0	2,3	5,3	43,9	63,6	63,6	63,6	63,6	63,6	63,6	64,4	64,4	100,0	–	–			
Vancomycin	abs.	–	0	0	0	0	78	50	0	0	0	0	0	1	1*	–	–	–	–	0,0	0,0	0,0
	kum. %	–	0,0	0,0	0,0	0,0	60,0	98,5	98,5	98,5	98,5	98,5	98,5	99,2	100,0	–	–	–	–			

S [%] Prozent empfindliche Stämme; I [%] Prozent intermediäre Stämme; R [%] Prozent resistente Stämme;
abs.: absolut; kum. %: kumulativ in %; Querstrich: Konzentration nicht getestet;
[1] kein Grenzwert in CLSI M31–S1 für diese Bakterien/Indikation verfügbar;
* Anzahl Stämme, deren MIC größer als die höchste getestete Konzentration ist.

Tab. 44 Verteilung der MHK der vom Ferkel mit der Indikation „Respiratorische Erkrankungen" isolierten *Streptococcus-suis*-Stämme (n = 71), 2008

Antimikrobieller Wirkstoff	MHK [mg/L]																			S [%]	I [%]	R [%]
		0,008	0,015	0,03	0,06	0,12	0,25	0,5	1	2	4	8	16	32	64	128	256	512	1024			
Ampicillin	abs.	–	–	60	7	1	1	0	0	0	1	0	1	0	0	–	–	–	–	97,2	1,4	1,4
	kum. %	–	–	84,5	94,4	95,8	97,2	97,2	97,2	97,2	98,6	98,6	100,0	100,0	100,0	–	–	–	–			
Amoxicillin/	abs.	–	–	54	13	1	0	1	0	1	0	0	1	0	0	–	–	–	–	98,6	1,4	0,0
Clavulansäure	kum. %	–	–	76,1	94,4	95,8	95,8	97,2	97,2	98,6	98,6	98,6	100,0	100,0	100,0	–	–	–	–			
Cefoperazon[1]	abs.	–	–	–	0	12	32	19	2	5	0	1	0	0	–	–	–	–	–			
	kum. %	–	–	–	0,0	16,9	62,0	88,7	91,5	98,6	98,6	100,0	100,0	100,0	–	–	–	–	–			
Cefotaxim[1]	abs.	–	1	5	40	15	5	1	1	2	0	0	0	1	–	–	–	–	–			
	kum. %	–	1,4	8,5	64,8	85,9	93,0	94,4	95,8	98,6	98,6	98,6	98,6	100,0	–	–	–	–	–			
Cefquinom[1]	abs.	–	10	37	17	3	1	1	1	0	0	1	0	0	–	–	–	–	–			
	kum. %	–	14,1	66,2	90,1	94,4	95,8	97,2	98,6	98,6	98,6	100,0	100,0	100,0	–	–	–	–	–			
Ceftiofur	abs.	–	–	1	25	29	10	3	1	0	0	0	0	2	0	–	–	–	–	97,2	0,0	2,8
	kum. %	–	–	1,4	36,6	77,5	91,5	95,8	97,2	97,2	97,2	97,2	97,2	100,0	100,0	–	–	–	–			
Cephalothin	abs.	–	–	–	0	0	7	43	5	12	3	0	0	1	0	0	–	–	–	98,6	0,0	1,4
	kum. %	–	–	–	0,0	0,0	9,9	70,4	77,5	94,4	98,6	98,6	98,6	100,0	100,0	100,0	–	–	–			
Chloramphenicol	abs.	–	–	–	–	–	–	0	2	9	55	4	1	0	0	0	0	–	–	93,0	5,6	1,4
	kum. %	–	–	–	–	–	–	0,0	2,8	15,5	93,0	98,6	100,0	100,0	100,0	100,0	100,0	–	–			
Clindamycin[1]	abs.	–	–	1	13	25	4	0	0	3	0	2	2	0	0	20*	–	–	–			
	kum. %	–	–	1,4	20,0	55,7	61,4	61,4	61,4	65,7	65,7	68,6	71,4	71,4	71,4	100,0	–	–	–			
Enrofloxacin[1]	abs.	0	0	0	0	1	16	49	5	0	0	0	0	–	–	–	–	–	–			
	kum. %	0,0	0,0	0,0	0,0	1,4	23,9	93,0	100,0	100,0	100,0	100,0	100,0	–	–	–	–	–	–			
Erythromycin	abs.	–	0	10	29	9	0	1	0	0	1	1	0	2	17*	–	–	–	–	68,6	1,4	30,0
	kum. %	–	0,0	14,3	55,7	68,6	68,6	70,0	70,0	70,0	71,4	72,9	72,9	75,7	100,0	–	–	–	–			
Gentamicin	abs.	–	–	–	–	0	0	2	1	7	33	27	1	0	0	0	0	–	–	60,6	38,0	1,4
	kum. %	–	–	–	–	0,0	0,0	2,8	4,2	14,1	60,6	98,6	100,0	100,0	100,0	100,0	100,0	–	–			
Oxacillin[1]	abs.	–	25	11	1	19	7	5	0	0	1	0	2*	–	–	–	–	–	–			
	kum. %	–	35,2	50,7	52,1	78,9	88,7	95,8	95,8	95,8	97,2	97,2	100,0	–	–	–	–	–	–			

Fortsetzung

Antimikrobieller Wirkstoff	MHK [mg/L]																		S [%]	I [%]	R [%]
		0,008	0,015	0,03	0,06	0,12	0,25	0,5	1	2	4	8	16	32	64	128	256	512	1024			
Penicillin[1]	abs.	–	22	20	13	8	1	3	2	0	1	0	1	0	–	–	–	–	–			
	kum. %	–	31,0	59,2	77,5	88,7	90,1	94,4	97,2	97,2	98,6	98,6	100,0	100,0	–	–	–	–	–			
Pirlimycin[1]	abs.	–	–	0	18	26	0	1	0	2	0	2	1	0	0	20*	–	–	–			
	kum. %	–	–	0,0	25,7	62,9	62,9	64,3	64,3	67,1	67,1	70,0	71,4	71,4	71,4	100,0	–	–	–			
Quinupristin/	abs.	–	0	0	0	1	7	7	41	14	0	0	0	0	–	–	–	–	–			
Dalfopristin[1]	kum. %	–	0,0	0,0	0,0	1,4	11,4	21,4	80,0	100,0	100,0	100,0	100,0	100,0	–	–	–	–	–			
Spiramycin[1]	abs.	–	–	–	0	1	16	33	0	0	0	0	0	1	0	0	45*	–	–			
	kum. %	–	–	–	0,0	1,0	17,7	52,1	52,1	52,1	52,1	52,1	52,1	53,1	53,1	53,1	100,0	–	–			
Tetracyclin	abs.	–	–	–	–	0	1	2	1	8	9	2	0	6	32	10	0	–	–	4,2	1,4	94,4
	kum. %	–	–	–	–	0,0	1,4	4,2	5,6	16,9	29,6	32,4	32,4	40,8	85,9	100,0	100,0	–	–			
Tilmicosin[1]	abs.	–	0	0	1	0	0	0	0	0	5	44	0	0	0	0	21*	–	–			
	kum. %	–	0,0	0,0	1,4	1,4	1,4	1,4	1,4	1,4	8,5	70,4	70,4	70,4	70,4	70,4	100,0	–	–			
Trimethoprim/	abs.	–	2	12	14	15	5	8	1	2	3	2	1	0	6*	–	–	–	–			
Sulfamethoxazol[1]	kum. %	–	2,8	19,7	39,4	60,6	67,6	78,9	80,3	83,1	87,3	90,1	91,5	91,5	100,0	–	–	–	–			
Tulathromycin[1]	abs.	–	–	0	0	0	0	2	8	14	23	3	0	1	1	19*	–	–	–			
	kum. %	–	–	0,0	0,0	0,0	0,0	2,8	14,1	33,8	66,2	70,4	70,4	71,8	73,2	100,0	–	–	–			
Tylosin[1]	abs.	–	–	–	0	0	2	30	17	0	0	0	0	0	0	0	21*	–	–			
	kum. %	–	–	–	0,0	0,0	2,9	45,7	70,0	70,0	70,0	70,0	70,0	70,0	70,0	70,0	100,0	–	–			
Vancomycin	abs.	–	0	0	0	0	43	27	0	0	0	0	0	0	1*	–	–	–	–	0,0	0,0	0,0
	kum. %	–	0,0	0,0	0,0	0,0	60,6	98,6	98,6	98,6	98,6	98,6	98,6	98,6	100,0	–	–	–	–			

S [%] Prozent empfindliche Stämme; I [%] Prozent intermediäre Stämme; R [%] Prozent resistente Stämme;
abs.: absolut; kum. %: kumulativ in %; Querstrich: Konzentration nicht getestet;
[1] kein Grenzwert in CLSI M31–S1 für diese Bakterien/Indikation verfügbar;
* Anzahl Stämme, deren MIC größer als die höchste getestete Konzentration ist.

Tab. 45 Verteilung der MHK der vom Läufer mit der Indikation „Respiratorische Erkrankungen" isolierten *Streptococcus-suis*-Stämme (n = 29), 2008

Antimikrobieller Wirkstoff	MHK [mg/L]	0,008	0,015	0,03	0,06	0,12	0,25	0,5	1	2	4	8	16	32	64	128	256	512	1024	S [%]	I [%]	R [%]
Ampicillin	abs.	–	–	24	1	1	1	0	1	0	0	1	0	0	0	–	–	–	–	93,1	3,4	3,4
	kum. %	–	–	82,8	86,2	89,7	93,1	93,1	96,6	96,6	96,6	100,0	100,0	100,0	100,0	–	–	–	–			
Amoxicillin/	abs.	–	–	24	1	1	0	2	0	0	1	0	0	0	0	–	–	–	–	100,0	0,0	0,0
Clavulansäure	kum. %	–	–	82,8	86,2	89,7	89,7	96,6	96,6	96,6	100,0	100,0	100,0	100,0	100,0	–	–	–	–			
Cefoperazon[1]	abs.	–	–	–	1	5	12	6	3	0	1	1	0	0	–	–	–	–	–			
	kum. %	–	–	–	3,4	20,7	62,1	82,8	93,1	93,1	96,6	100,0	100,0	100,0	–	–	–	–	–			
Cefotaxim[1]	abs.	–	0	2	18	4	2	2	0	0	0	0	0	0	1*	–	–	–	–			
	kum. %	–	0,0	6,9	69,0	82,8	89,7	96,6	96,6	96,6	96,6	96,6	96,6	96,6	100,0	–	–	–	–			
Cefquinom[1]	abs.	–	7	12	6	1	0	0	2	0	0	0	0	1	–	–	–	–	–			
	kum. %	–	24,1	65,5	86,2	89,7	89,7	89,7	96,6	96,6	96,6	96,6	96,6	100,0	–	–	–	–	–			
Ceftiofur	abs.	–	–	0	13	9	2	1	3	0	0	0	0	1	0	–	–	–	–	96,6	0,0	3,4
	kum. %	–	–	0,0	44,8	75,9	82,8	86,2	96,6	96,6	96,6	96,6	96,6	100,0	100,0	–	–	–	–			
Cephalothin	abs.	–	–	–	0	3	0	17	3	1	3	0	1	0	1	0	–	–	–	93,1	3,4	3,4
	kum. %	–	–	–	0,0	10,3	10,3	69,0	79,3	82,8	93,1	93,1	96,6	96,6	100,0	100,0	–	–	–			
Chloramphenicol	abs.	–	–	–	–	–	–	0	0	3	25	1	0	0	0	0	0	–	–	96,6	3,4	0,0
	kum. %	–	–	–	–	–	–	0,0	0,0	10,3	96,6	100,0	100,0	100,0	100,0	100,0	100,0	–	–			
Clindamycin[1]	abs.	–	–	0	4	11	2	0	0	0	1	0	0	1	0	10*	–	–	–			
	kum. %	–	–	0,0	13,8	51,7	58,6	58,6	58,6	58,6	62,1	62,1	62,1	65,5	65,5	100,0	–	–	–			
Enrofloxacin[1]	abs.	0	1	0	0	1	7	14	5	0	0	0	1	–	–	–	–	–	–			
	kum. %	0,0	3,4	3,4	3,4	6,9	31,0	79,3	96,6	96,6	96,6	96,6	100,0	–	–	–	–	–	–			
Erythromycin	abs.	–	0	5	9	3	0	0	0	0	0	0	1	0	11*	–	–	–	–	58,6	0,0	41,4
	kum. %	–	0,0	17,2	48,3	58,6	58,6	58,6	58,6	58,6	58,6	58,6	62,1	62,1	100,0	–	–	–	–			
Gentamicin	abs.	–	–	–	–	0	1	0	0	2	13	13	0	0	0	0	0	–	–	55,2	44,8	0,0
	kum. %	–	–	–	–	0,0	3,4	3,4	3,4	10,3	55,2	100,0	100,0	100,0	100,0	100,0	100,0	–	–			
Oxacillin[1]	abs.	–	12	2	0	9	4	0	0	1	1	0	–	–	–	–	–	–	–			
	kum. %	–	41,4	48,3	48,3	79,3	93,1	93,1	93,1	96,6	100,0	100,0	–	–	–	–	–	–	–			

Fortsetzung

Antimikrobieller Wirkstoff	MHK [mg/L]	0,008	0,015	0,03	0,06	0,12	0,25	0,5	1	2	4	8	16	32	64	128	256	512	1024	S [%]	I [%]	R [%]
Penicillin[1]	abs.	–	9	10	3	1	1	2	0	1	1	0	1	0	–	–	–	–	–			
	kum. %	–	31,0	65,5	75,9	79,3	82,8	89,7	89,7	93,1	96,6	96,6	100,0	100,0	–	–	–	–	–			
Pirlimycin[1]	abs.	–	–	1	7	8	0	2	0	0	1	0	0	0	0	10*	–	–	–			
	kum. %	–	–	3,4	27,6	55,2	55,2	62,1	62,1	62,1	65,5	65,5	65,5	65,5	65,5	100,0	–	–	–			
Quinupristin/	abs.	–	0	0	0	0	2	7	13	6	0	1	0	0	–	–	–	–	–			
Dalfopristin[1]	kum. %	–	0,0	0,0	0,0	0,0	6,9	31,0	75,9	96,6	96,6	100,0	100,0	100,0	–	–	–	–	–			
Spiramycin[1]	abs.	–	–	–	1	0	7	9	0	0	0	0	0	1	1	0	10*	–	–			
	kum. %	–	–	–	3,4	3,4	27,6	58,6	58,6	58,6	58,6	58,6	58,6	62,1	65,5	65,5	100,0	–	–			
Tetracyclin	abs.	–	–	–	–	0	0	0	1	4	2	2	1	2	13	4	0	–	–	0,0	3,4	96,6
	kum. %	–	–	–	–	0,0	0,0	0,0	3,4	17,2	24,1	31,0	34,5	41,4	86,2	100,0	100,0	–	–			
Tilmicosin[1]	abs.	–	0	0	0	0	0	0	1	0	6	10	0	0	1	0	11*	–	–			
	kum. %	–	0,0	0,0	0,0	0,0	0,0	0,0	3,4	3,4	24,1	58,6	58,6	58,6	62,1	62,1	100,0	–	–			
Trimethoprim/	abs.	–	0	7	8	7	1	1	1	0	1	0	1	2	–	–	–	–	–			
Sulfamethoxazol[1]	kum. %	–	0,0	24,1	51,7	75,9	79,3	82,8	86,2	86,2	89,7	89,7	93,1	100,0	–	–	–	–	–			
Tulathromycin[1]	abs.	–	–	0	0	0	1	1	3	6	6	1	0	0	0	11*	–	–	–			
	kum. %	–	–	0,0	0,0	0,0	3,4	6,9	17,2	37,9	58,6	62,1	62,1	62,1	62,1	100,0	–	–	–			
Tylosin[1]	abs.	–	–	–	0	1	0	10	6	0	0	0	0	0	1	0	11*	–	–			
	kum. %	–	–	–	0,0	3,4	3,4	37,9	58,6	58,6	58,6	58,6	58,6	58,6	62,1	62,1	100,0	–	–			
Vancomycin	abs.	–	0	0	0	0	15	12	0	0	0	0	0	1	1*	–	–	–	–	0,0	0,0	0,0
	kum. %	–	0,0	0,0	0,0	0,0	51,7	93,1	93,1	93,1	93,1	93,1	93,1	96,6	100,0	–	–	–	–			

S [%] Prozent empfindliche Stämme; I [%] Prozent intermediäre Stämme; R [%] Prozent resistente Stämme;
abs.: absolut; kum. %: kumulativ in %; Querstrich: Konzentration nicht getestet;
[1] kein Grenzwert in CLSI M31–S1 für diese Bakterien/Indikation verfügbar;
* Anzahl Stämme, deren MIC größer als die höchste getestete Konzentration ist.

Tab. 46 Verteilung der MHK der vom Mastschwein mit der Indikation „Respiratorische Erkrankungen" isolierten *Streptococcus-suis*-Stämme (n = 32), 2008

Antimikrobieller Wirkstoff	MHK [mg/L]	0,008	0,015	0,03	0,06	0,12	0,25	0,5	1	2	4	8	16	32	64	128	256	512	1024	S [%]	I [%]	R [%]
Ampicillin	abs.	–	–	25	5	0	1	1	0	0	0	0	0	0	0	–	–	–	–	96,9	3,1	0,0
	kum. %	–	–	78,1	93,8	93,8	96,9	100,0	100,0	100,0	100,0	100,0	100,0	100,0	100,0	–	–	–	–			
Amoxicillin/	abs.	–	–	28	2	0	1	1	0	0	0	0	0	0	0	–	–	–	–	100,0	0,0	0,0
Clavulansäure	kum. %	–	–	87,5	93,8	93,8	96,9	100,0	100,0	100,0	100,0	100,0	100,0	100,0	100,0	–	–	–	–			
Cefoperazon[1]	abs.	–	–	–	0	13	11	5	0	1	2	0	0	0	–	–	–	–	–			
	kum. %	–	–	–	0,0	40,6	75,0	90,6	90,6	93,8	100,0	100,0	100,0	100,0	–	–	–	–	–			
Cefotaxim[1]	abs.	–	0	5	19	3	2	3	0	0	0	0	0	0	–	–	–	–	–			
	kum. %	–	0,0	15,6	75,0	84,4	90,6	100,0	100,0	100,0	100,0	100,0	100,0	100,0	–	–	–	–	–			
Cefquinom[1]	abs.	–	9	17	2	3	1	0	0	0	0	0	0	0	–	–	–	–	–			
	kum. %	–	28,1	81,3	87,5	96,9	100,0	100,0	100,0	100,0	100,0	100,0	100,0	100,0	–	–	–	–	–			
Ceftiofur	abs.	–	–	1	17	9	1	0	4	0	0	0	0	0	0	–	–	–	–	100,0	0,0	0,0
	kum. %	–	–	3,1	56,3	84,4	87,5	87,5	100,0	100,0	100,0	100,0	100,0	100,0	100,0	–	–	–	–			
Cephalothin	abs.	–	–	–	0	0	8	16	3	3	2	0	0	0	0	–	–	–	100,0	0,0	0,0
	kum. %	–	–	–	0,0	0,0	25,0	75,0	84,4	93,8	100,0	100,0	100,0	100,0	100,0	–	–	–	–			
Chloramphenicol	abs.	–	–	–	–	–	–	0	0	9	19	3	1	0	0	0	0	–	–	87,5	9,4	3,1
	kum. %	–	–	–	–	–	–	0,0	0,0	28,1	87,5	96,9	100,0	100,0	100,0	100,0	100,0	–	–			
Clindamycin[1]	abs.	–	–	0	5	10	0	0	0	1	1	0	0	0	0	14*	–	–	–			
	kum. %	–	–	0,0	16,1	48,4	48,4	48,4	48,4	51,6	54,8	54,8	54,8	54,8	54,8	100,0	–	–	–			
Enrofloxacin[1]	abs.	0	0	0	0	0	7	19	6	0	0	0	0	–	–	–	–	–	–			
	kum. %	0,0	0,0	0,0	0,0	0,0	21,9	81,3	100,0	100,0	100,0	100,0	100,0	–	–	–	–	–	–			
Erythromycin	abs.	–	0	1	10	6	0	0	0	0	1	0	0	0	13*	–	–	–	–	54,8	0,0	45,2
	kum. %	–	0,0	3,2	35,5	54,8	54,8	54,8	54,8	54,8	58,1	58,1	58,1	58,1	100,0	–	–	–	–			
Gentamicin	abs.	–	–	–	–	0	0	0	0	1	18	11	0	2	0	0	0	–	–	59,4	34,4	6,3
	kum. %	–	–	–	–	0,0	0,0	0,0	0,0	3,1	59,4	93,8	93,8	100,0	100,0	100,0	100,0	–	–			
Oxacillin[1]	abs.	–	10	3	4	7	4	1	0	1	0	0	1*	–	–	–	–	–	–			
	kum. %	–	32,3	41,9	54,8	77,4	90,3	93,5	93,5	96,8	96,8	96,8	100,0	–	–	–	–	–	–			

Fortsetzung

Antimikrobieller Wirkstoff	MHK [mg/L]	0,008	0,015	0,03	0,06	0,12	0,25	0,5	1	2	4	8	16	32	64	128	256	512	1024	S [%]	I [%]	R [%]
Penicillin[1]	abs.	–	18	6	5	0	0	3	0	0	0	0	0	0	–	–	–	–	–			
	kum. %	–	56,3	75,0	90,6	90,6	90,6	100,0	100,0	100,0	100,0	100,0	100,0	100,0	–	–	–	–	–			
Pirlimycin[1]	abs.	–	–	0	5	10	0	0	0	0	1	0	1	0	0	14*	–	–			
	kum. %	–	–	0,0	16,1	48,4	48,4	48,4	48,4	48,4	51,6	51,6	54,8	54,8	54,8	100,0	–	–			
Quinupristin/	abs.	–	0	0	0	0	4	5	18	2	2	0	0	0	–	–	–	–	–			
Dalfopristin[1]	kum. %	–	0,0	0,0	0,0	0,0	12,9	29,0	87,1	93,5	100,0	100,0	100,0	100,0	–	–	–	–	–			
Spiramycin[1]	abs.	–	–	–	0	0	8	10	0	0	0	0	0	0	0	0	14*	–	–			
	kum. %	–	–	–	0,0	0,0	25,0	56,3	56,3	56,3	56,3	56,3	56,3	56,3	56,3	56,3	100,0	–	–			
Tetracyclin	abs.	–	–	–	–	0	0	0	0	1	0	1	0	0	25	5	0	–	–	0,0	0,0	100,0
	kum. %	–	–	–	–	0,0	0,0	0,0	0,0	3,1	3,1	6,3	6,3	6,3	84,4	100,0	100,0	–	–			
Tilmicosin[1]	abs.	–	0	0	0	0	3	0	0	0	2	13	0	0	0	0	14*	–	–			
	kum. %	–	0,0	0,0	0,0	0,0	9,4	9,4	9,4	9,4	15,6	56,3	56,3	56,3	56,3	56,3	100,0	–	–			
Trimethoprim/	abs.	–	0	11	8	7	3	1	0	1	0	0	0	0	1*	–	–	–	–			
Sulfamethoxazol[1]	kum. %	–	0,0	34,4	59,4	81,3	90,6	93,8	93,8	96,9	96,9	96,9	96,9	96,9	100,0	–	–	–	–			
Tulathromycin[1]	abs.	–	–	0	0	0	0	0	5	3	9	1	0	1	0	11*	–	–			
	kum. %	–	–	0,0	0,0	0,0	0,0	0,0	16,7	26,7	56,7	60,0	60,0	63,3	63,3	100,0	–	–			
Tylosin[1]	abs.	–	–	–	0	1	2	11	3	0	0	0	0	0	0	0	14*	–	–			
	kum. %	–	–	–	0,0	3,2	9,7	45,2	54,8	54,8	54,8	54,8	54,8	54,8	54,8	54,8	100,0	–	–			
Vancomycin	abs.	–	0	0	0	0	21	10	0	0	0	0	0	0	–	–	–	–	–	0,0	0,0	0,0
	kum. %	–	0,0	0,0	0,0	0,0	67,7	100,0	100,0	100,0	100,0	100,0	100,0	100,0	–	–	–	–	–			

S [%] Prozent empfindliche Stämme; I [%] Prozent intermediäre Stämme; R [%] Prozent resistente Stämme;
abs.: absolut; kum. %: kumulativ in %; Querstrich: Konzentration nicht getestet;
[1] kein Grenzwert in CLSI M31–S1 für diese Bakterien/Indikation verfügbar;
* Anzahl Stämme, deren MIC größer als die höchste getestete Konzentration ist.